Gezond slank met Dr.Frank

Eerste druk, januari 2010
Tweede druk, februari 2010
Derde druk, februari 2010
Vierde druk, februari 2010
Vijfde druk, februari 2010
Zesde druk, februari 2010
Zevende druk, februari 2010
Achtste druk, april 2010
Negende druk, mei 2010

Deze uitgave is tot stand gekomen met de medewerking van *De Telegraaf*.

ART DIRECTION XXS
VORMGEVING omslag en binnenwerk DPS Design & Prepress Services, Amsterdam
TEKST Frank van Berkum en Arjan Boogerds
FOTO'S GERECHTEN Cameron Studio, Lieke Heijn & Pim Janswaard
STYLING Isabelle van der Horst, foodkok Yvonne Jimmink & Jacquelien Pietrowski
MENU'S Elly Poll en Marion Menkens
SNELMENU'S Annemieke Izeboud en Sylvia Scheepens
FOTOGRAFIE Matty van Wijnbergen en Johannus Dalhuijsen

ISBN 978 90 488 0528 0

www.uitgeverijcarrera.nl
www.eenkiloperweek.nl

Carrera is een imprint van Dutch Media Uitgevers bv.

Gezond slank met Dr. Frank

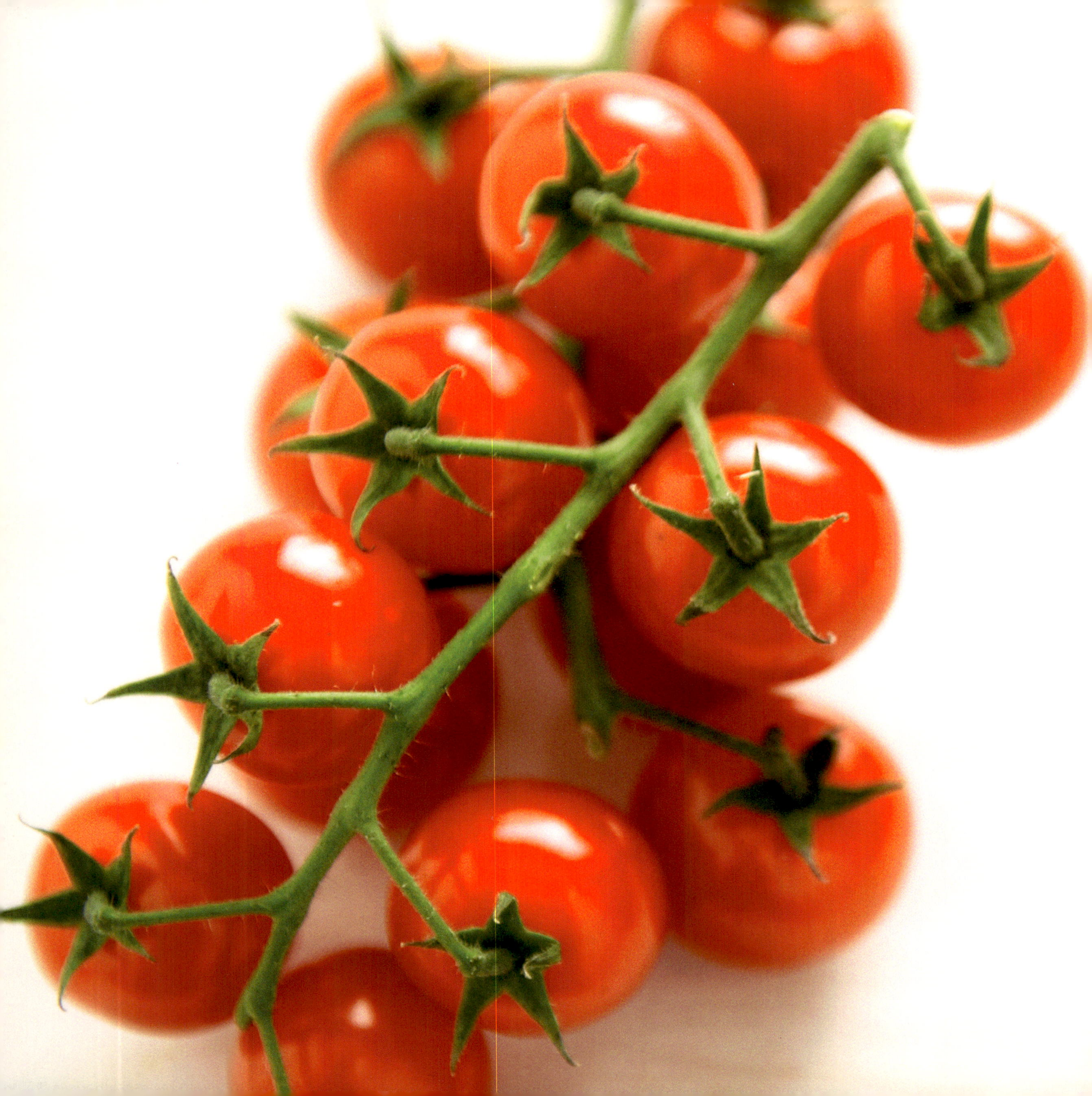

Inhoudsopgave

Gezond slank met Dr. Frank 9

William Banting, een gewichtig man... 31

Het Dr. Frank-dieet. Aan de slag! 39

Menu's 47

- *Week 1* 48
- *Week 2* 66
- *Week 3* 82
- *Week 4* 100

Snelmenu's 119

Snacks 128

Bewegen 135

De afvaller wint! 147

Referenties 161

Dankwoord 167

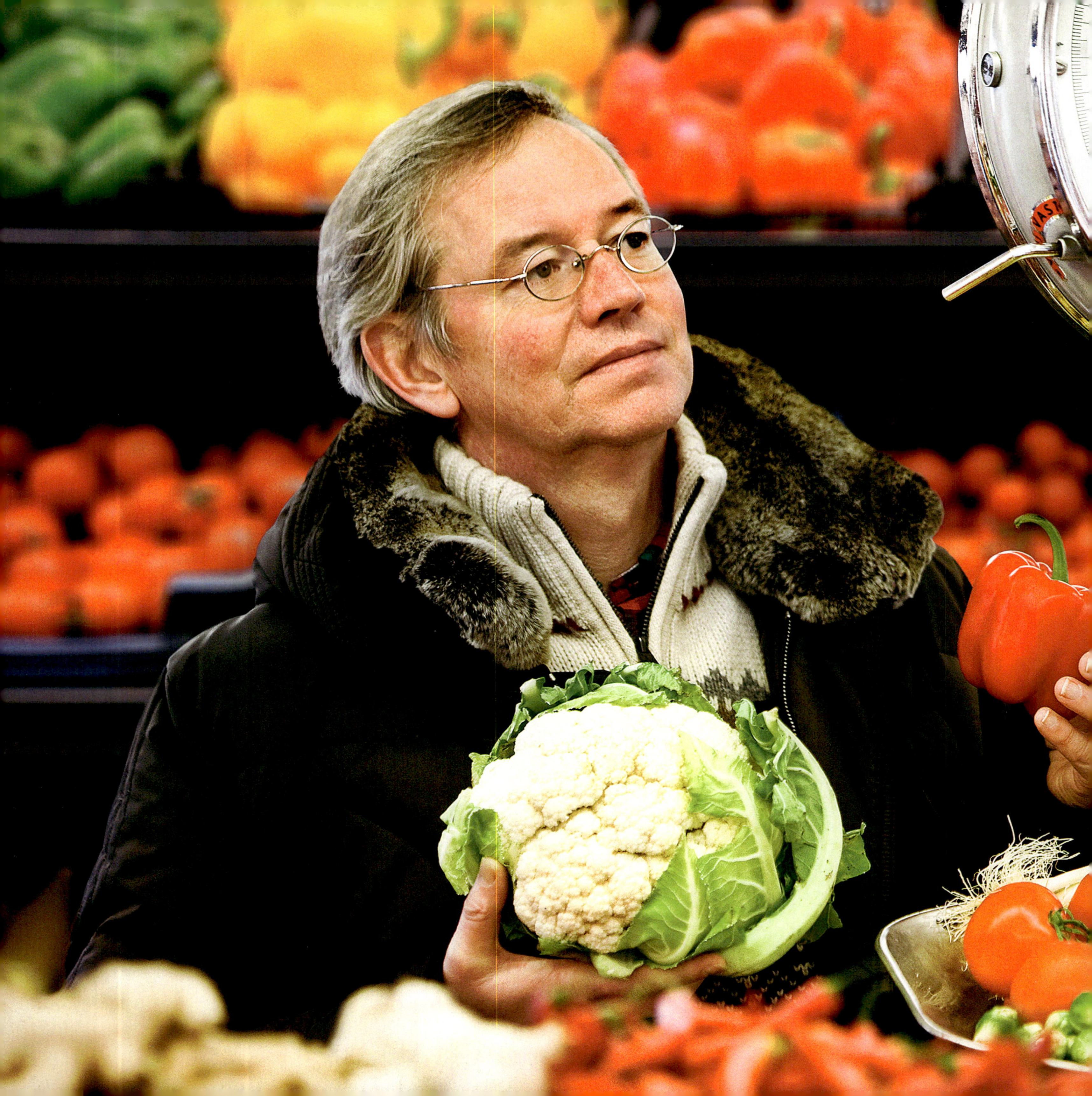

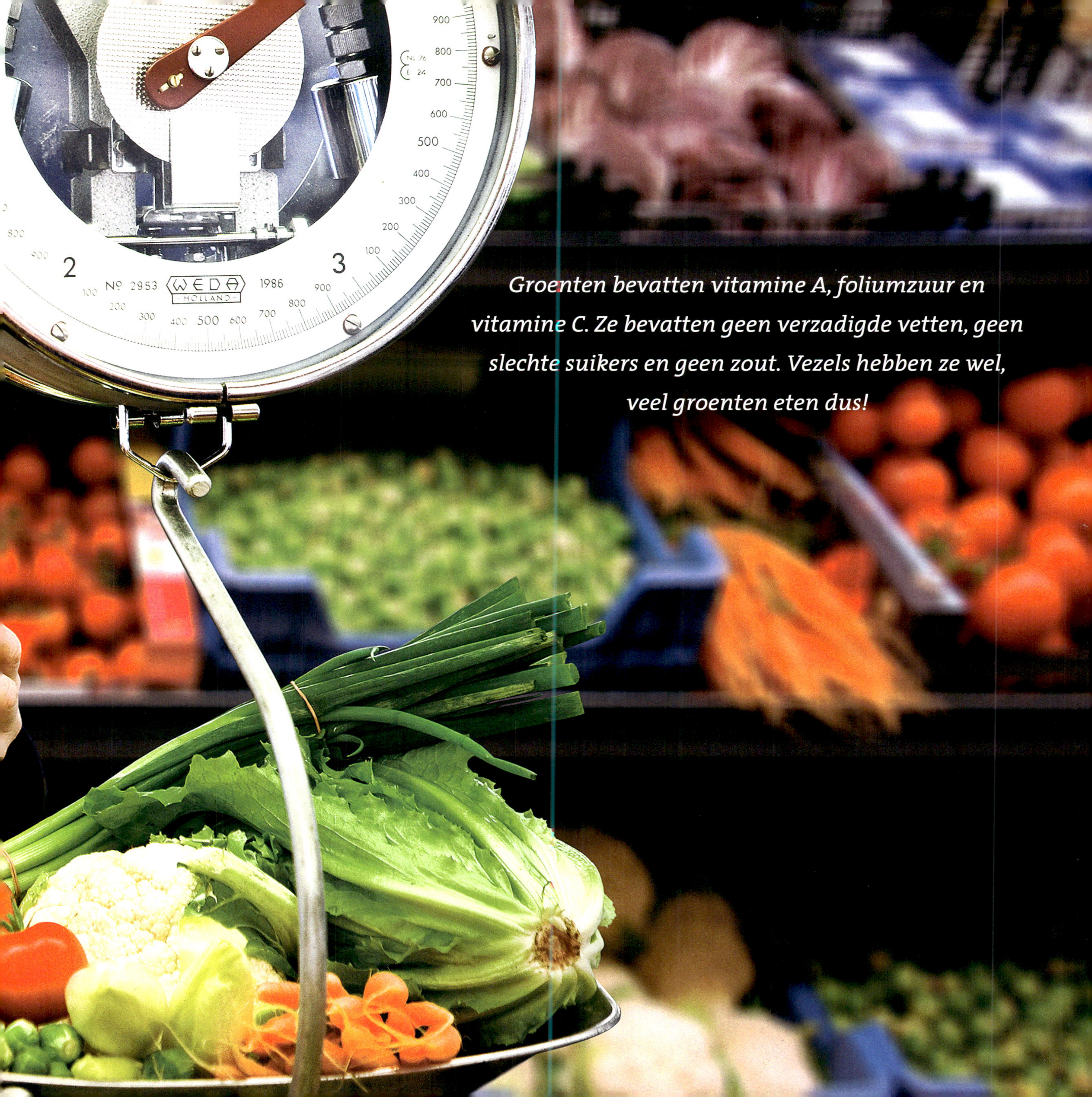

Groenten bevatten vitamine A, foliumzuur en vitamine C. Ze bevatten geen verzadigde vetten, geen slechte suikers en geen zout. Vezels hebben ze wel, veel groenten eten dus!

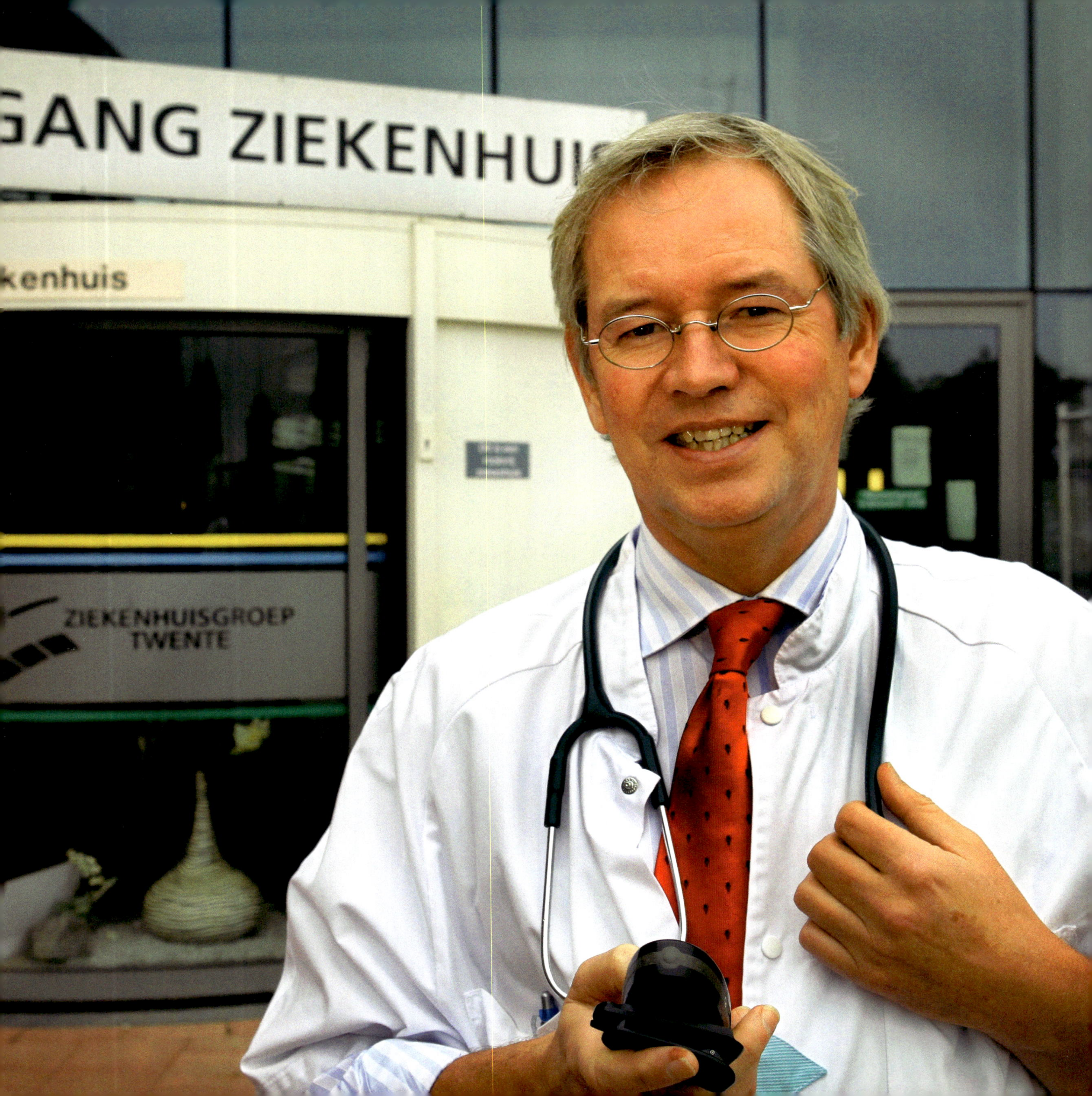
GANG ZIEKENHUI
kenhuis
ZIEKENHUISGROEP
TWENTE

Gezond slank met Dr. Frank

Verantwoord afvallen met smakelijke maaltijden en een verbazingwekkend resultaat

Mijn naam is Frank van Berkum. Ik ben internist en vasculair geneeskundige. Een internist is een dokter die zich bezighoudt met de stofwisseling en de inwendige organen, zoals de maag, lever, alvleesklier en darmen. Vasculaire geneeskunde is een specialisme dat zich – simpel gezegd – richt op het voorkomen en behandelen van hart- en vaatziekten.
In mijn praktijk behandel ik veel patiënten met ernstig overgewicht. Overgewicht is vooral vanuit medisch oogpunt zorgelijk, maar ook de patiënt zelf voelt zich er vaak zeer onprettig bij. Veel van hun klachten zijn namelijk rechtstreeks het gevolg van datzelfde overgewicht.
Overgewicht is een toenemend probleem in Nederland. Het leidt aantoonbaar tot ziekten als diabetes, hart- en vaatproblemen en in sommige gevallen zelfs kanker.

De afgelopen jaren heb ik uitgebreid onderzoek gedaan naar het behandelen van overgewicht. Het Dr. Frank-dieet is gebaseerd op dit onderzoek en 28 jaar praktijkervaring met patiënten met ernstig overgewicht. Wat mijn dieet zo bijzonder maakt is dat het wetenschappelijk verantwoord is en dat het écht werkt.
Waarom werkt het dan? Het dieet geeft een goed verzadigingsgevoel. Dit betekent dat je minder hongergevoelens hebt, waardoor het Dr. Frank-dieet voor iedereen goed vol te houden is. En wat mijn dieet ook nog leuk maakt, is dat je heel veel lekkere dingen wél mag eten! Dat veel mensen diëten niet lang volhouden wordt veroorzaakt door toenemende gevoelens van honger door te weinig verzadigende voedingsmiddelen.
Mijn geheim? Eiwitten! Een eiwittendieet heeft een aantal belangrijke voordelen: je verbrandt vet zonder je spiermassa aan te tasten en eiwitten onderdrukken je hongergevoel. Daardoor wordt de kans op het zo beruchte 'jojo-effect' al een stuk kleiner. De resultaten van dit dieet zijn op z'n zachtst gezegd opzienbarend te noemen. Dankzij mijn dieet verloren mijn patiënten al vele kilo's. En zeker niet onbelangrijk: een flink aantal patiënten met diabetes type 2 kon stoppen met hun insuline.

Laat je dus vooral inspireren door dit boek. Het staat boordevol heerlijke recepten, goede menu's en veel handige tips die je helpen bij het afvallen. Want vergeet niet: afvallen moet vooral leuk zijn. Dan houd je het veel beter vol.

Succes en heel veel plezier met het Dr. Frank-dieet!

Dr. Frank van Berkum

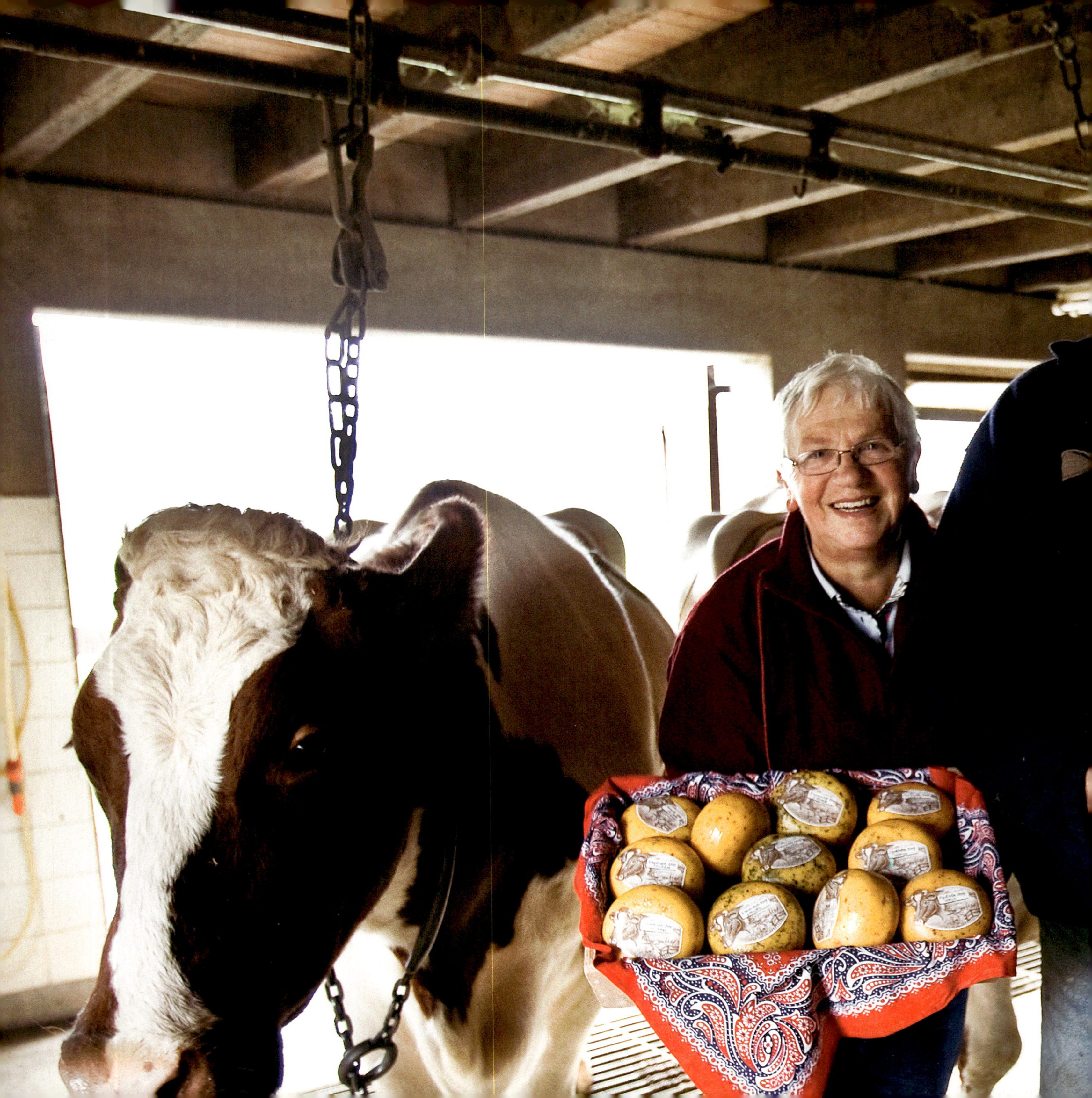

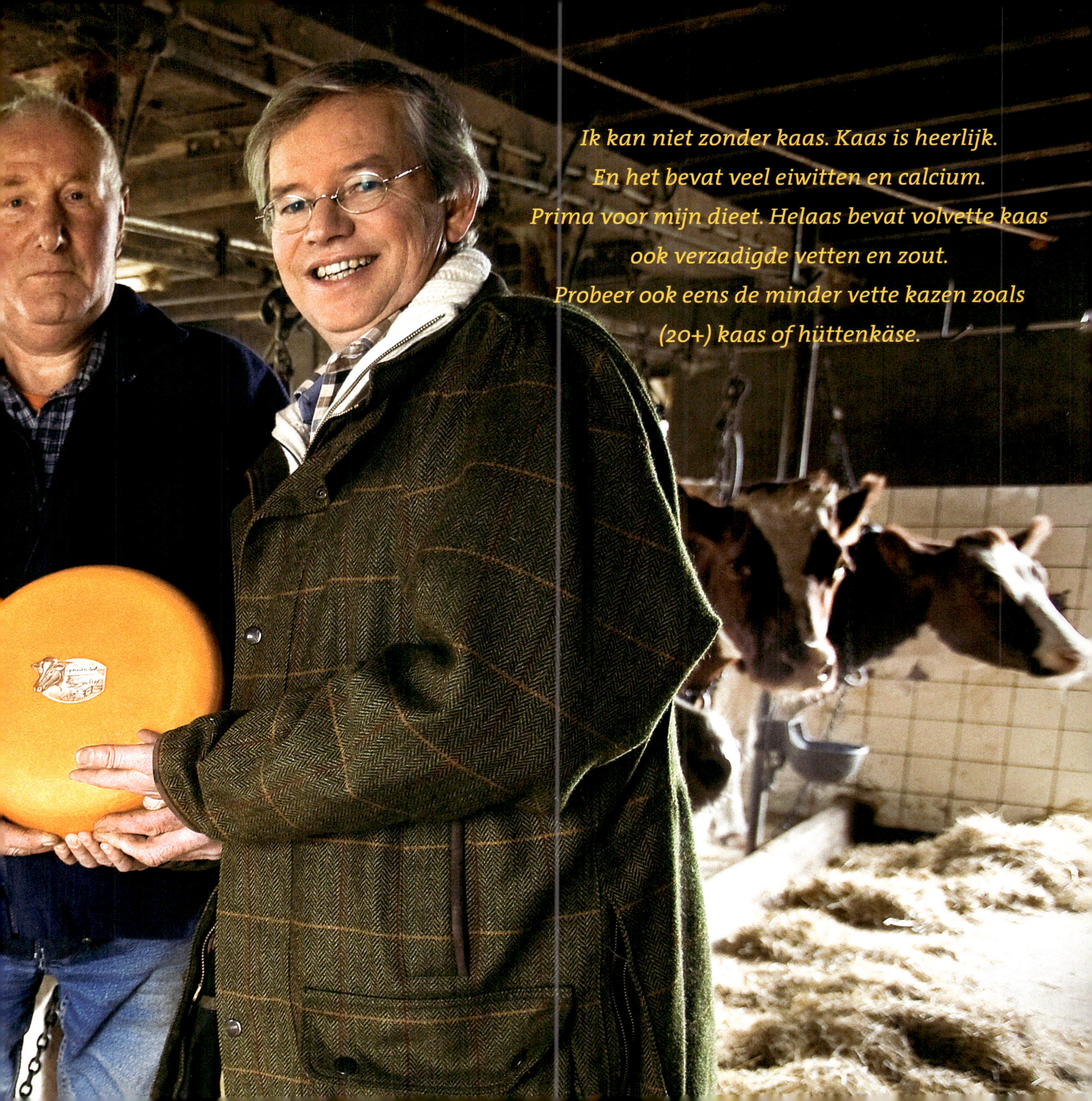

Ik kan niet zonder kaas. Kaas is heerlijk.
En het bevat veel eiwitten en calcium.
Prima voor mijn dieet. Helaas bevat volvette kaas
ook verzadigde vetten en zout.
Probeer ook eens de minder vette kazen zoals
(20+) kaas of hüttenkäse.

Overgewicht? Niet te licht over denken!

Steeds meer mensen hebben last van overgewicht. Het is een van de snelst groeiende gezondheidsproblemen in de westerse wereld. Deze verontrustende toename is gemakkelijk te verklaren. We verrichten bijvoorbeeld veel minder zwaar lichamelijke arbeid en we hebben bijna allemaal een auto. Gemaksvoedsel (junkfood) en snacks zijn bovendien overal verkrijgbaar. Ook voor vermaak hoeven we onze luie stoel niet meer uit. We zitten voor de tv en achter de computer. Bovendien hebben we het allemaal te druk. We zijn moe, gestrest en maken te weinig tijd vrij om te bewegen of te sporten. De moderne mens leidt vooral een passief en zittend leven. Hierdoor is ruim de helft van de Nederlandse volwassen bevolking te zwaar. Van de volwassenen heeft 14% zelfs ernstig overgewicht, ook wel obesitas genoemd. Overgewicht verhoogt het risico op onder andere diabetes en hart- en vaatziekten. Een grootschalig wetenschappelijk onderzoek heeft onlangs aangetoond dat als je 10 kg. zwaarder wordt tijdens je leven, de kans op een ziektevrije oude dag met 50% afneemt! Dat is slecht nieuws. Maar er is gelukkig ook goed nieuws: je kunt er namelijk zelf wat aan doen. Wanneer iemand met overgewicht en een verhoogde kans op diabetes slechts 7% afvalt, dan vermindert de kans op suikerziekte (diabetes mellitus type 2) al met 60%. Dat betekent dat je wanneer je 100 kg. weegt, maar 7 kg. hoeft af te vallen om heel veel gezondheidswinst voor jezelf te behalen. Redenen genoeg om overgewicht serieus te nemen en blijvend te werken aan een gezonder gewicht!

Hoe werkt het Dr. Frank-dieet?

Het principe is heel simpel. De meest succesvolle aanpak is een combinatie van een goed dieet en meer beweging. De praktijk is natuurlijk lastiger. Laten we met het dieet beginnen.

Mijn dieet is gebaseerd op eiwitten. Het is ontwikkeld op basis van vele wetenschappelijke studies. Een dieet gebaseerd op eiwitten heeft als effect dat je vet verbrandt zonder je spiermassa aan te tasten. Dit is belangrijk omdat juist de spieren veel energie verbruiken. Mannen hebben van nature meer spiermassa dan vrouwen, daarom vallen mannen over het algemeen makkelijker af dan vrouwen. Maar eiwitten doen nog meer: ze geven een verzadigend, vol gevoel. Dit in tegenstelling tot koolhydraten.

Over eiwitten en koolhydraten

Voeding is belangrijk voor onze gezondheid en voor de opbouw van ons lichaam. Het levert ons ook nog eens de energie om te kunnen werken en sporten. Maar te veel voeding en te weinig beweging maakt ons dik. We weten bovendien dat koolhydraten de bloedsuikers kunnen verhogen. Dat geldt vooral voor mensen die daar gevoelig voor zijn, zoals de meeste mensen met veel overgewicht en patiënten met diabetes. Natuurlijk is dat maar een deel van het verhaal, want er zijn ook andere factoren die een rol spelen bij overgewicht. Erfelijke aanleg, een verkeerde leefstijl, stressgevoeligheid en diverse ziekten spelen tevens een rol. Vast staat dat minder koolhydraten eten (en drinken) een gunstige invloed heeft op het bloedsuikergehalte en dat het helpt om af te vallen.

Waarom moet ik voldoende eiwitten eten?

Eiwitten zijn de belangrijkste bouwstoffen voor ons lichaam. Je hart, huid, spieren, haar, hersenen en zelfs je botten en nagels bestaan voor het grootste deel uit eiwit. In principe zijn eiwitten minder geschikt als brandstof. Wat zijn dan de brandstoffen voor ons lichaam? Vetten en koolhydraten zijn uitstekende brandstoffen. Heb je echter te veel brandstof aan boord (je hebt een te hoge vetmassa), dan is het logisch om de brandstoffen in je voeding te verminderen. De inname van je bouwstoffen, de eiwitten, moet je dus niet verminderen. Het Dr. Frank-dieet is dan ook gebaseerd op de inname van een constante hoeveelheid eiwitten. Waarom willen we dat? Je lichaam wordt continu 'herbouwd'. Dag en nacht verricht je lichaam als het ware reparaties en vervangt het dode cellen door nieuwe cellen. Om deze werkzaamheden te kunnen uitvoeren heeft het bouwstoffen nodig: de eiwitten. Maar eiwitten hebben nog een andere bijzondere eigenschap: ze werken verzadigend. Dat betekent dat je van eiwitten eerder een vol gevoel krijgt dan van koolhydraten. Je begrijpt dat een vol gevoel belangrijk is als je een dieet volgt. Je stopt eerder met eten en je hebt geen of weinig last van lekkere trek, waardoor je tussendoor niet of minder gaat 'snaaien'.

Het ene vet is het andere niet

Hoewel vet niet altijd slecht is, is het niet de bedoeling dat je te veel vet eet. Vetten bestaan uit vetzuren, maar het ene vetzuur is het andere niet. Er zijn namelijk twee soorten vetten: onverzadigde en verzadigde vetten. De onverzadigde vetten zijn meestal vloeibaar en de verzadigde vetten stollen in de koelkast. De gezonde vetten zijn de onverzadigde vetten. Ze verlagen het cholesterol in je bloed en in sommige onverzadigde vetten zitten zelfs onmisbare bouwstoffen: de zogenaamde essentiële (=onmisbare) vetzuren. Daarnaast geven vetten, net als eiwitten, een verzadigd gevoel en zorgen ze voor een lekkere smaak. Als je de goede onverzadigde vetten gebruikt, kun je heel lekker én toch gezond koken. Onthoud dus twee dingen:

- onverzadigde vetten zijn gezond en verlagen je cholesterol.
- vetten zijn zo belangrijk dat ze niet mogen ontbreken in je dieet. In het Dr. Frank-dieet is hier rekening mee gehouden. Er wordt gebruikgemaakt van de goede (onverzadigde) vetten in de juiste hoeveelheden.

De ene motor is de andere niet

Iedereen vindt het logisch dat je diesel tankt in een dieselauto en benzine in een benzineauto. Tank je

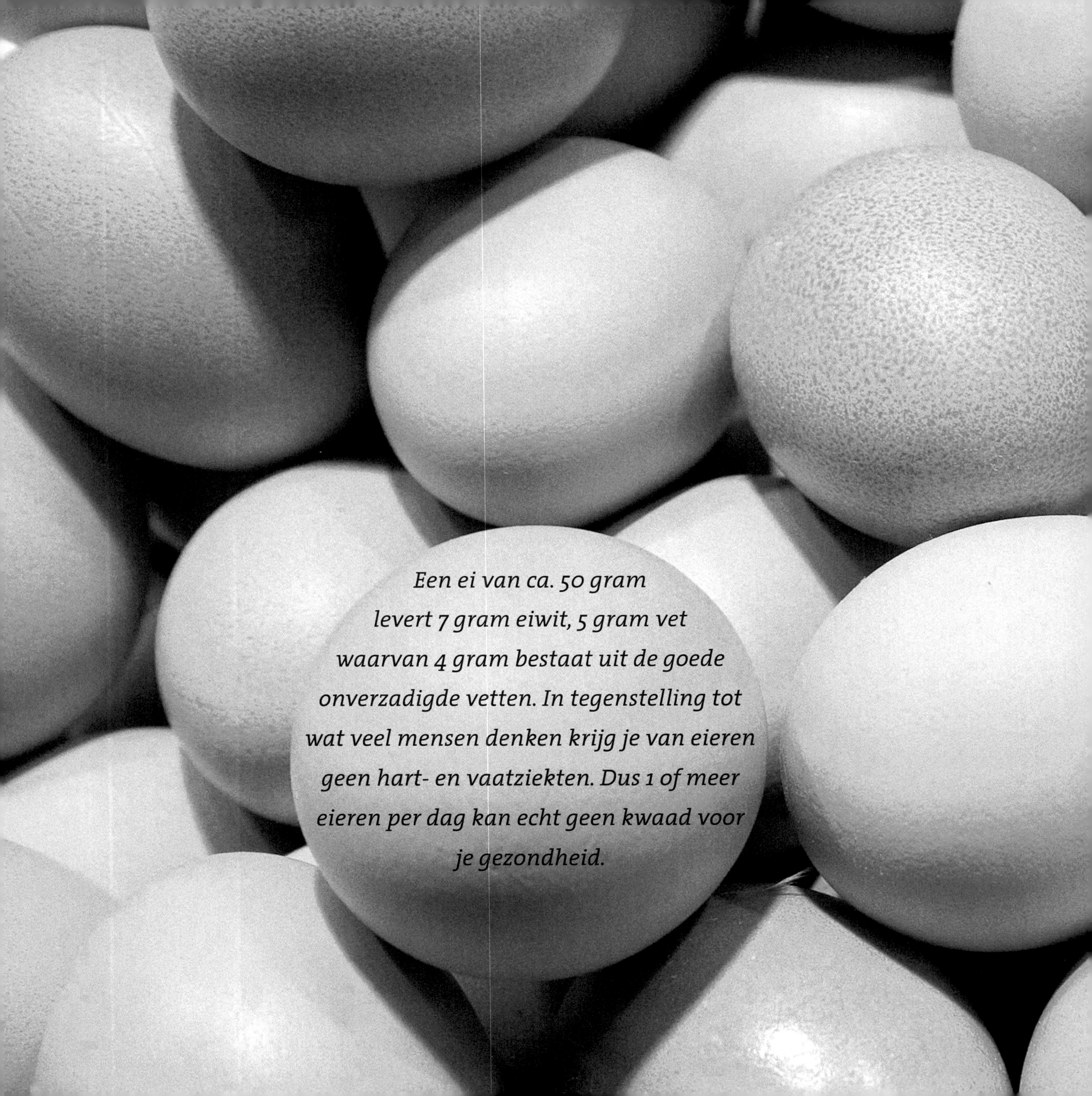

Een ei van ca. 50 gram levert 7 gram eiwit, 5 gram vet waarvan 4 gram bestaat uit de goede onverzadigde vetten. In tegenstelling tot wat veel mensen denken krijg je van eieren geen hart- en vaatziekten. Dus 1 of meer eieren per dag kan echt geen kwaad voor je gezondheid.

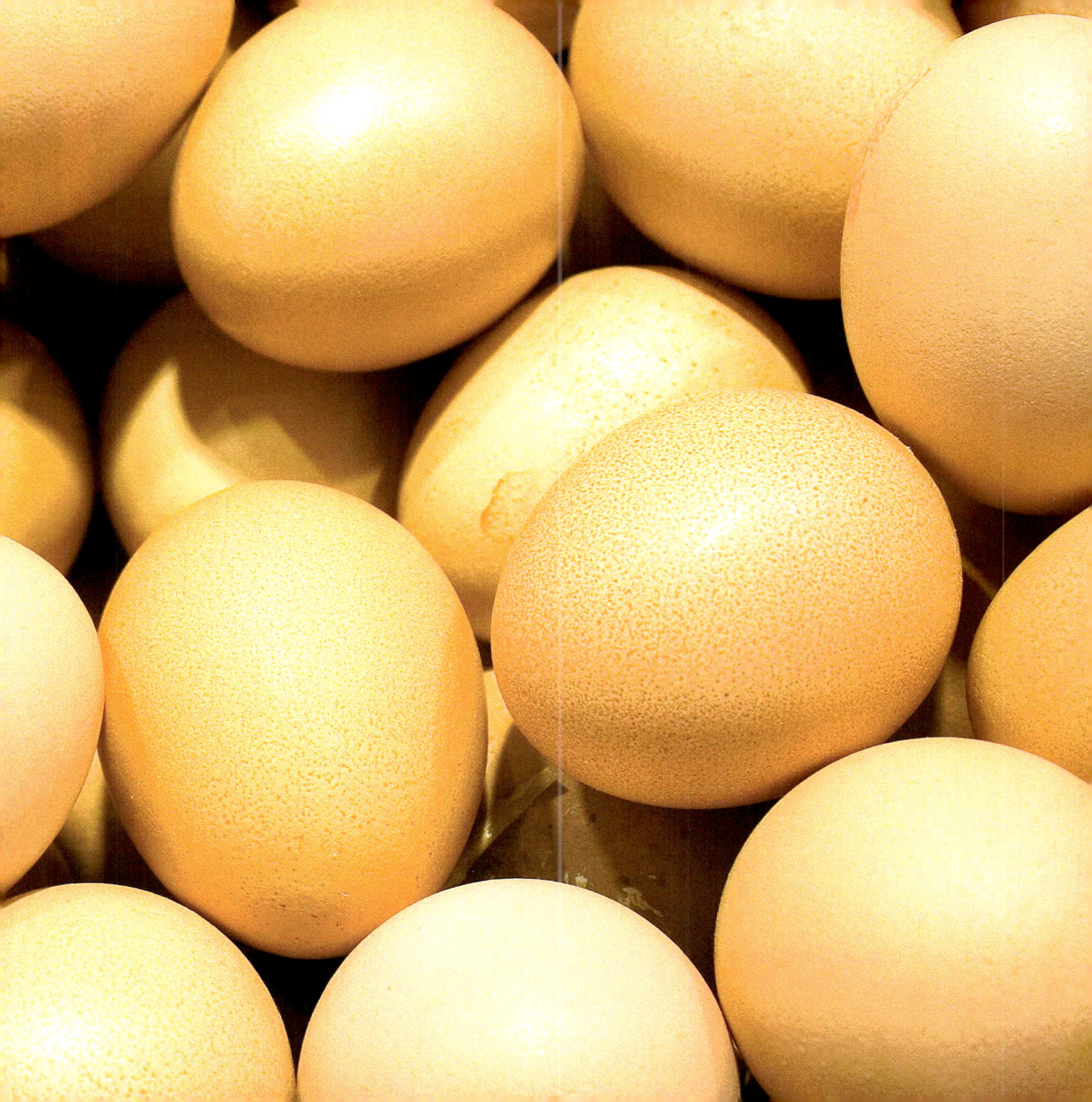

Motivatietip

Veel mensen gaan eten wanneer ze alleen zijn.

Herken je dat, zo'n zoektocht naar eten of iets lekkers als je alleen bent?

Probeer te achterhalen waarom je dat zo doet. Maakt het voor jou een verschil als er iemand bij je is? Eenzaamheid kan een verklaring zijn, maar ook verveling is een aanleiding voor dit eetgedrag.
Als je dit herkent, vraag jezelf dan af wat je het liefst zou willen op dat moment. Eet je uit eenzaamheid? Zoek dan gezelschap of bel iemand op. Eet je uit verveling? Zoek dan een leuke activiteit of hobby. Dat voorkomt dat je in je eentje gaat zitten snaaien.

diesel in een benzineauto (of andersom) dan weet je zeker dat je binnen de kortste keren in de problemen komt. De juiste brandstof is dus belangrijk.
Dit geldt ook voor de brandstof die wij voor ons lichaam 'tanken'. Het menselijk lichaam zit gelukkig behoorlijk intelligent in elkaar en heeft een goed aanpassingsvermogen, waardoor we het op verschillende brandstoffen toch nog lang goed doen. Maar er zijn omstandigheden waarin het soort brandstof dat we gebruiken wel degelijk uitmaakt.

Als je slank en gezond bent, is het geen enkel bezwaar om veel koolhydraten als brandstof te gebruiken. Zeker niet als je daarbij ook nog eens zwaar werk verricht of intensief sport. Een wielrenner verbrandt bijvoorbeeld tijdens een zware bergetappe al gauw zo'n 8000 kilocalorieën. Omdat een wielrenner nauwelijks eigen vetvoorraden heeft, haalt hij zijn energie (kilocalorieën) uit de snelst beschikbare energiebron, namelijk de koolhydraten.

Maar als je in tegenstelling tot een wielrenner wel veel vetvoorraden hebt en je wilt graag afvallen, maak dan eerst gebruik van de aanwezige 'reservetank' in je lichaam, de vetten. In dat geval moet je geen koolhydraten 'tanken'. Je lichaam wordt dan namelijk gedwongen om eerst alle vetvoorraden aan te spreken. Het resultaat is dat je afvalt. Klinkt logisch, toch?

Wetenschappelijk onderzoek

In samenwerking met de universiteiten van Groningen en Maastricht heb ik wetenschappelijk onderzoek verricht naar verschillende diëten. Tijdens dit onderzoek werd gedurende een jaar een viertal groepen met verschillende diëten gevolgd. De resultaten van dit onderzoek gaven aan dat de deelnemers uit de groep met het eiwitrijke en koolhydraatarme dieet meer afvielen dan de overige groepen. Bovendien bleek dat de groep met het eiwitrijke dieet het minst was aangekomen na een jaar. Ook verbeterden van deze personen de bloedwaarden, met als gevolg dat het risico op gezondheidsproblemen aanzienlijk verminderde. Een spectaculair en belangrijk resultaat. Ook in dit onderzoek bleek weer dat een aantal patiënten met diabetes type 2 geen insuline meer hoefde te spuiten. De resultaten van dit onderzoek vormen de basis van het Dr. Frank-dieet.

Wat maakt een dieet tot een goed dieet?

Er zijn vijf belangrijke voorwaarden waar een medisch verantwoord dieet aan moet voldoen. Hier is in de afgelopen jaren veel wetenschappelijk onderzoek naar gedaan:

1. Allereerst moet een dieet alle belangrijke bouwstoffen leveren die het lichaam nodig heeft om gezond te blijven. Ook moet het dieet de stoffen leveren die het lichaam nodig heeft om te kunnen functioneren. Die bouwstoffen zijn eiwitten en sommige vetten. De andere noodzakelijke stoffen zijn vitamines en bepaalde sporenelementen zoals calcium, jodium en ijzer.
2. Een dieet moet resultaat opleveren. Je verliest gewicht als je minder calorieën eet dan je nodig hebt. Wanneer je meer calorieën verbrandt dan je eet, ga je ook de vetvoorraden in je lichaam aanspreken als brandstof. Daarom val je af.
3. Een dieet moet verzadigend werken. Een dieet moet een vol gevoel geven tijdens of direct na de maaltijd en moet ervoor zorgen dat je niet gaat snaaien tussen de maaltijden door. Het moet dus de lekkere trek zien te voorkomen. Dit effect bereik je door voldoende juiste eiwitten, essentiële vetzuren en vezels te eten. Vezels werken niet alleen verzadigend, ze hebben ook een gunstig effect op de stoelgang.
4. Een dieet moet lekker zijn en het moet passen binnen het voedingspatroon zoals we dat in Nederland gewend zijn. Je kunt diëten op verschillende manieren samenstellen maar een dieet met meer eiwitten en (onverzadigde) vetten wordt door de meeste mensen als smakelijk ervaren en is daarom gemakkelijker vol te houden.
5. Een dieet moet een gunstig effect hebben op hart- en bloedvaten en moet helpen om een aantal vervelende ziekten te voorkomen.

Uiteraard is het Dr. Frank-dieet volledig gebaseerd op deze vijf principes.

Het Dr. Frank-dieet in grote lijnen

Volg de instructies in dit kookboek en houd je aan de hoeveelheden zoals beschreven. Luister daarnaast goed naar je verzadigingsgevoel.

Afwisseling: Dit is heel belangrijk, dus wees vooral creatief en varieer je keuzes. Probeer zo vaak mogelijk nieuwe combinaties uit. Dit boek inspireert en helpt je hier zeker bij!

Wees lekkere trek de baas: Eten is een van onze oerdriften. Een eerste levensbehoefte. Om daar niet te veel aan toe te geven, moet je jezelf overwinnen. En dat valt niet altijd mee. Snacks, snoep en ongezonde tussendoortjes zijn overal verkrijgbaar. Toegeven aan je 'lekkere trek' wordt daardoor wel heel erg eenvoudig.

Motivatietip

In de supermarkt kom je vaak aanbiedingen tegen waarbij 3 producten voor de prijs van 2 worden aangeboden, of het tweede product voor de helft van de prijs. Al deze acties zijn bedoeld om jou een grotere hoeveelheid te laten kopen dan je eigenlijk van plan was toen je de supermarkt binnenkwam.

Ben je gevoelig voor deze situaties en kom je vervolgens in verleiding om meer te kopen dan eigenlijk je bedoeling was?

Veel mensen geven als argument dat 'het toch wel op komt' of dat 'een voorraadje altijd handig is'. Maar ondertussen word je continu met de keuze geconfronteerd of je de voorraad sneller zult aanbreken dan nodig is. Het is dus beter om van tevoren een boodschappenlijstje te maken en je hier vervolgens strikt aan te houden bij het boodschappen doen.

Geen of 'goede' snacks? De eerste stap op weg naar een gezonder gewicht en leefstijl is je bewust te worden van wat je eet. Iedere avond een stukje kaas, plakje worst, bakje chips... drankje erbij, misschien wel twee, of drie... Het is vaak zo'n gewoonte dat je er niet eens meer bij stilstaat. Daarom is het belangrijk om te weten wat en hoeveel je op een dag eet. Schrijf alles maar eens op, je zult er vast van schrikken!
Probeer dus om al die tussendoortjes te laten staan of ze te vervangen door 'goede' snacks. Bij de recepten in dit boek vind je een aantal voorbeelden van lekkere, gezonde snacks.

Een dieet moet lekker zijn: Als je afvalt, voel je je prettiger en leef je gezonder, langer en misschien wel gelukkiger. Is afvallen moeilijk? Niet als je meer gaat bewegen en een dieet volgt met een verzadigende werking. Hierdoor is het gemakkelijker vol te houden en kom je minder in de verleiding om te snoepen en te snaaien.
Je zult merken hoe eenvoudig het is om het Dr. Frank-dieet vol te houden. Het dieet geeft snel resultaat, je voelt je gezonder, energieker en je kunt toch lekker eten.
Je hebt niet het gevoel dat je een dieet volgt. De recepten in dit boek zijn eenvoudig te bereiden en zó smakelijk dat iedereen ervan zal genieten. Zelfs als je geen dieet hoeft te volgen.

Doorzetten! Is afvallen met Dr. Frank dan echt zo eenvoudig? Niet altijd. Iedereen wordt vroeg of laat met zijn of haar 'moeilijke momenten' geconfronteerd. Maar ik weet uit mijn praktijk dat doorzetten altijd wordt beloond. Mijn mailbox zit vol met hartverwarmende berichten van patiënten die het dieet met succes hebben gevolgd. Juist door op de momenten dat het even moeilijk was toch door te zetten. Volhouden loont. Echt!

Kom uit je luie stoel! Uitsluitend een dieet volgen is niet voldoende. Afvallen doe je met een dieet en op gewicht blijven doe je door meer te bewegen en te sporten. Heb je veel overgewicht, begin dan stapsgewijs met meer te bewegen. Beweeg iedere dag iets meer en iets langer. In het begin zitten je overtollige kilo's je als het ware nog in de weg. Daarom is het vaak beter eerst enkele kilo's ge-

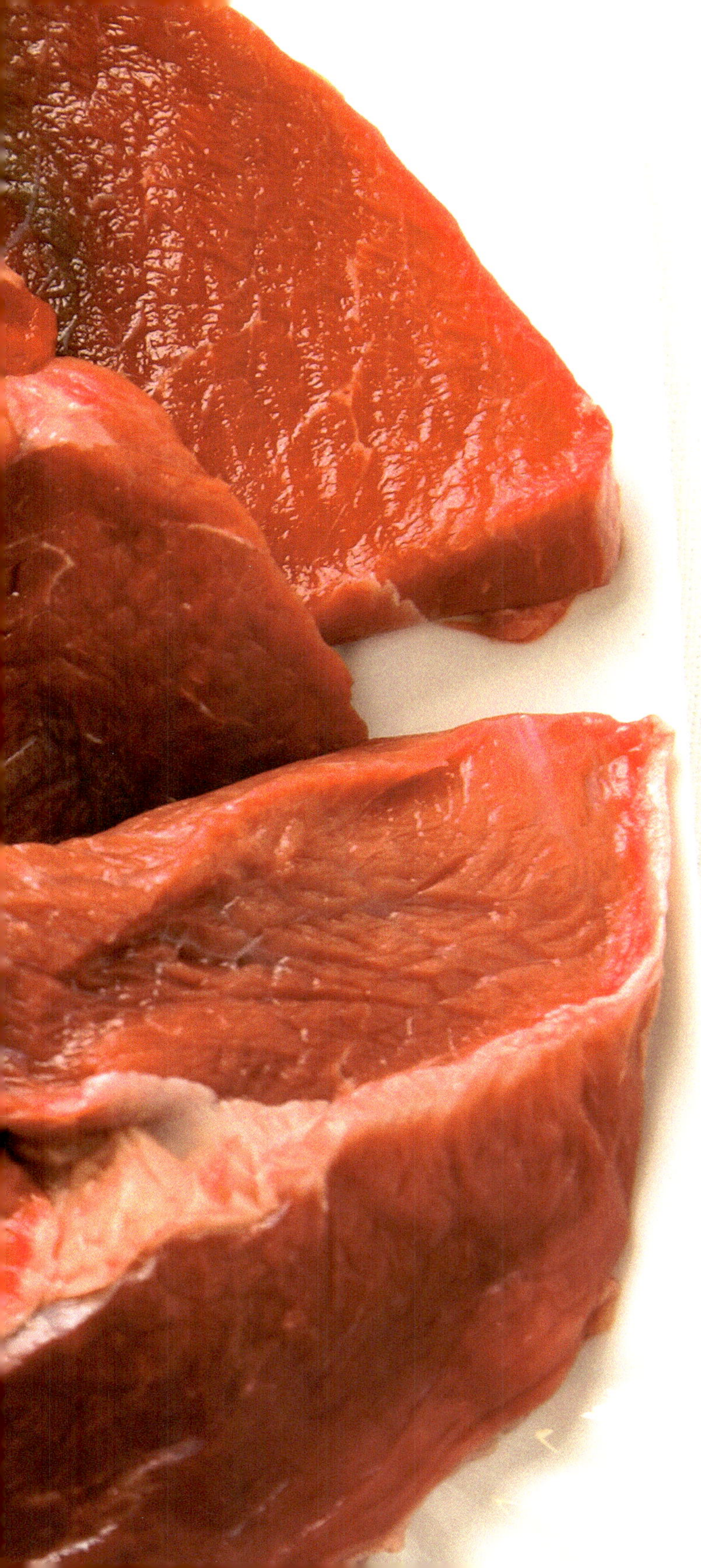

wicht te verliezen en pas dan te gaan sporten, maar meer bewegen kan altijd. Denk hierbij aan kleine verbeteringen: neem de trap in plaats van de lift, ga op de fiets naar de supermarkt of wandel met de hond (eventueel van de buren). Je zult merken dat je vanzelf meer zin krijgt om nog meer te bewegen en te gaan sporten wanneer je gewicht afneemt.

De combinatie van mijn dieet, voldoende beweging en doorzettingsvermogen is in mijn praktijk al een flink aantal jaren succesvol gebleken!

De drie L's van Dr. Frank

1. Mijn dieet is **Leuk** (je valt goed af en je weegschaal geeft je wekelijks een schouderklopje!)
2. Je moet het **Langdurig** volgen (gemiddeld 10-12 weken)
3. En mijn dieet is **Lekker** (want je mag heel veel lekkere dingen wél eten).

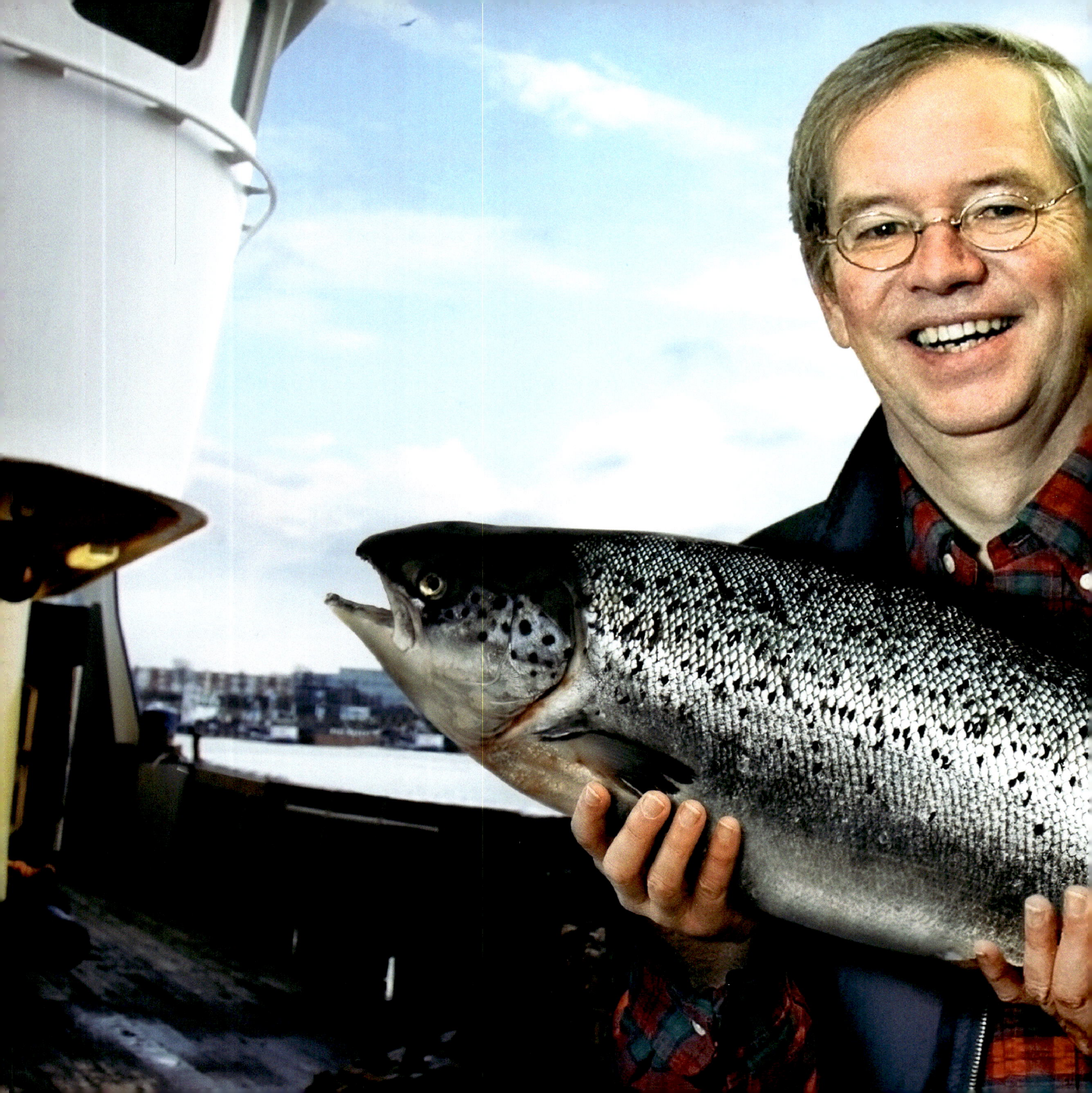

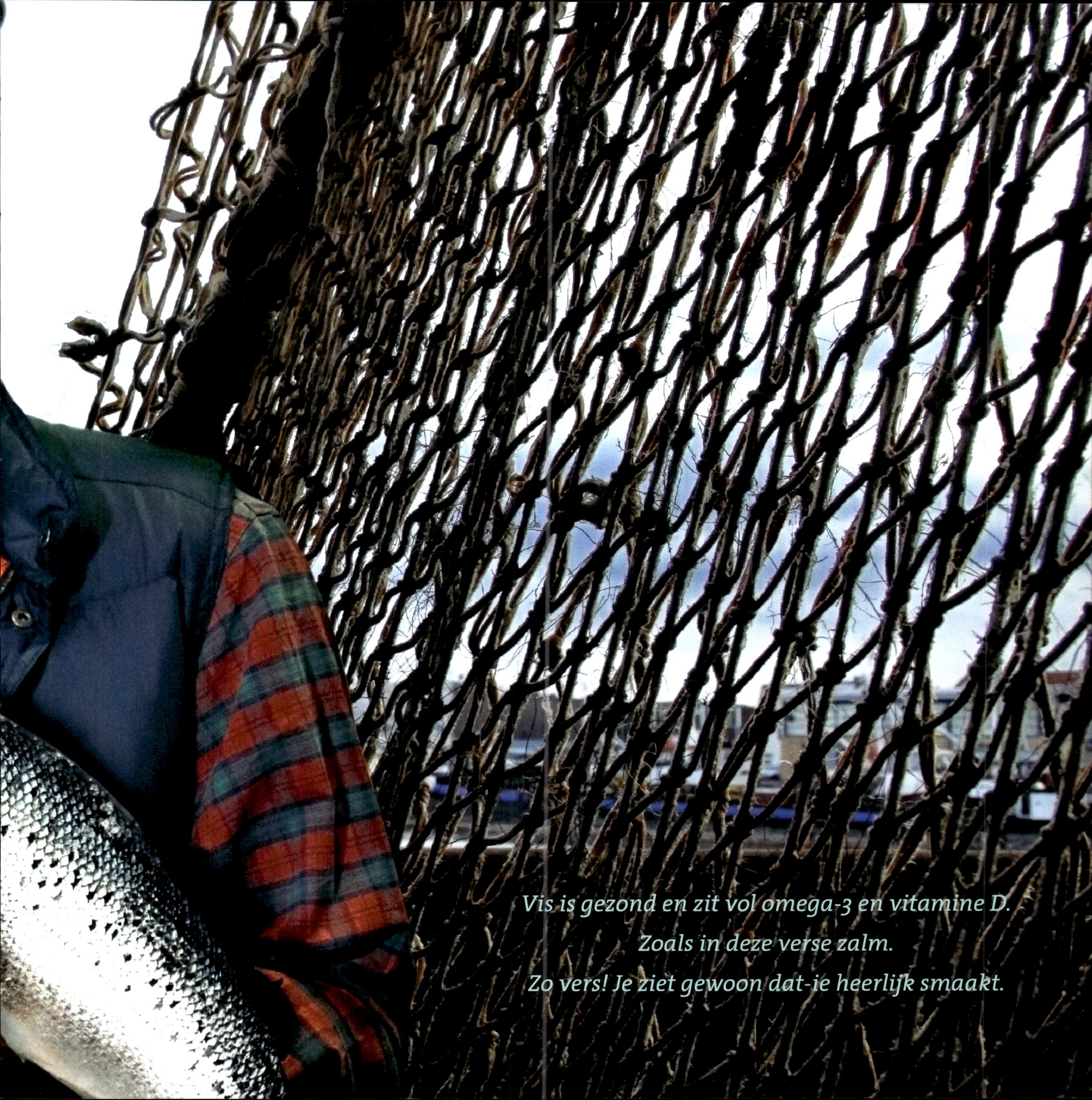

Vis is gezond en zit vol omega-3 en vitamine D.

Zoals in deze verse zalm.

Zo vers! Je ziet gewoon dat-ie heerlijk smaakt.

Is het Dr. Frank-dieet wel iets voor mij?

Misschien vraag je je af of het Dr. Frank-dieet wel geschikt is voor jou, omdat je een ziekte of aandoening hebt. Wanneer je twijfelt, moet je nooit zomaar aan een dieet beginnen. Ik geef je hierbij de antwoorden op de meest gestelde vragen in mijn praktijk.
Vooraf overleggen met je arts is natuurlijk altijd goed, maar waarschijnlijk worden veel vragen hieronder al voor je beantwoord.

Diabetes (type 2)

Juist als je diabetes type 2 en overgewicht hebt, is het erg belangrijk om gewicht te verliezen! Veel mensen met diabetes hebben al prachtige resultaten geboekt. Er is een grote kans dat je bloedsuikerspiegel verbetert. Wanneer je afvalt is het mogelijk dat je minder medicijnen kunt gebruiken of zelfs zonder insuline kunt. Let op: dit geldt alleen voor diabetes type 2 patiënten met overgewicht. Diabetes type 1 patiënten kunnen nooit zonder insuline.

Waarschuwing: Ga **nooit** zelf 'rommelen' met de medicijnen die je gebruikt! Overleg altijd eerst met je arts. Gebruik je insuline, houd dan je glucosewaarden goed in de gaten met een glucosemeter. Zit je echt te laag, neem dan extra koolhydraten om je waarden weer op peil te krijgen. Overleg daarna met je arts of de diabetesmedicatie moet worden aangepast.

Langzaam werkende schildklier

Als je een langzaam werkende schildklier hebt, dan gebruik je waarschijnlijk Thyrax® of Euthyrox®. Er is geen bezwaar om in dat geval het Dr. Frank-dieet te volgen. Wel is het verstandig om je schildklierwaarden opnieuw te laten controleren wanneer je meer dan tien kilo bent afgevallen. Soms is het dan nodig dat je arts je medicatie aanpast. Je kunt dus als schildklierpatiënt gerust mijn dieet volgen. Vooraf overleggen met je huisarts of internist als je wilt beginnen, hoeft niet.

Te hoog cholesterol

Afvallen met het Dr. Frank-dieet heeft een gunstig effect op een te hoog cholesterolgehalte, met name op het goede HDL-cholesterol en de slechte Triglyceriden. Al helemaal als je er voldoende bij beweegt. Doen dus!

Hoge bloeddruk

Bijna alle wetenschappelijke onderzoeken laten zien dat afvallen een gunstig effect heeft op de bloeddruk. Hoe groter het gewichtsverlies, hoe beter het effect op de bloeddruk. Omdat eiwitrijke en koolhydraatarme diëten meestal meer gewichtsverlies opleveren dan andere diëten, is het effect op de bloeddruk nog gunstiger.

Glutenallergie

Er is geen enkel bezwaar om met een glutenallergie het Dr. Frank-dieet te volgen. Uiteraard geen gluten gebruiken!

Heb ik extra vitamines of visolie nodig?

Nee. Veel mensen denken dat ze minder vitamines binnenkrijgen door het ontbreken van fruit tijdens mijn dieet. Maar de relatief grotere hoeveelheid aan groenten zorgt ervoor dat je toch gewoon voldoende vitamines binnenkrijgt. Zeker de eerste drie maanden hoef je niets extra's te nemen. We hebben de hoeveelheden vitamines doorgerekend. Als je het Dr. Frank-dieet gedurende drie maanden volgt, ontstaan er geen tekorten. Ga je langer door met mijn dieet, dan kun je overwegen om aanvullende vitamines (met name vitamine B1) te nemen. Overdrijf niet, houd je aan de voorgeschreven dosering. Je apotheker of drogist kan je adviseren. Wat de visolie betreft: die zit uiteraard gewoon in... vis! Geniet dus vooral van veel vis tijdens mijn dieet. Vooral in vette vissoorten, zoals tonijn, zalm, haring en paling zit veel visolie. Hou je niet van vis? Gebruik dan een omega-3 visolie-capsule.

Kinderen

Het Dr. Frank-dieet is niet bedoeld voor kinderen. Je kind op een dieet zetten en het daarbij laten is niet voldoende. Als je kind overgewicht heeft, schakel dan altijd je huisarts of je kinderarts in. En wat ook heel belangrijk is, geef zelf het goede voorbeeld: eet gezond en niet te veel en zorg voor voldoende beweging. Het is absoluut niet de bedoeling dat kinderen of pubers zonder overgewicht op eigen houtje op dieet gaan, omdat zij zelf misschien denken dat ze te dik zijn.

Fruit

Fruit is lekker en bevat vitamines en voedingsvezels. Maar fruit bevat ook natuurlijke vruchtensuikers en dit zijn ook koolhydraten. Fruit is niet ongezond, maar om af te vallen is het tijdelijk niet verstandig. Daarom liever even geen fruit tijdens mijn dieet. Ben je eenmaal genoeg afgevallen, dan kun je wel weer af en toe fruit gaan eten.

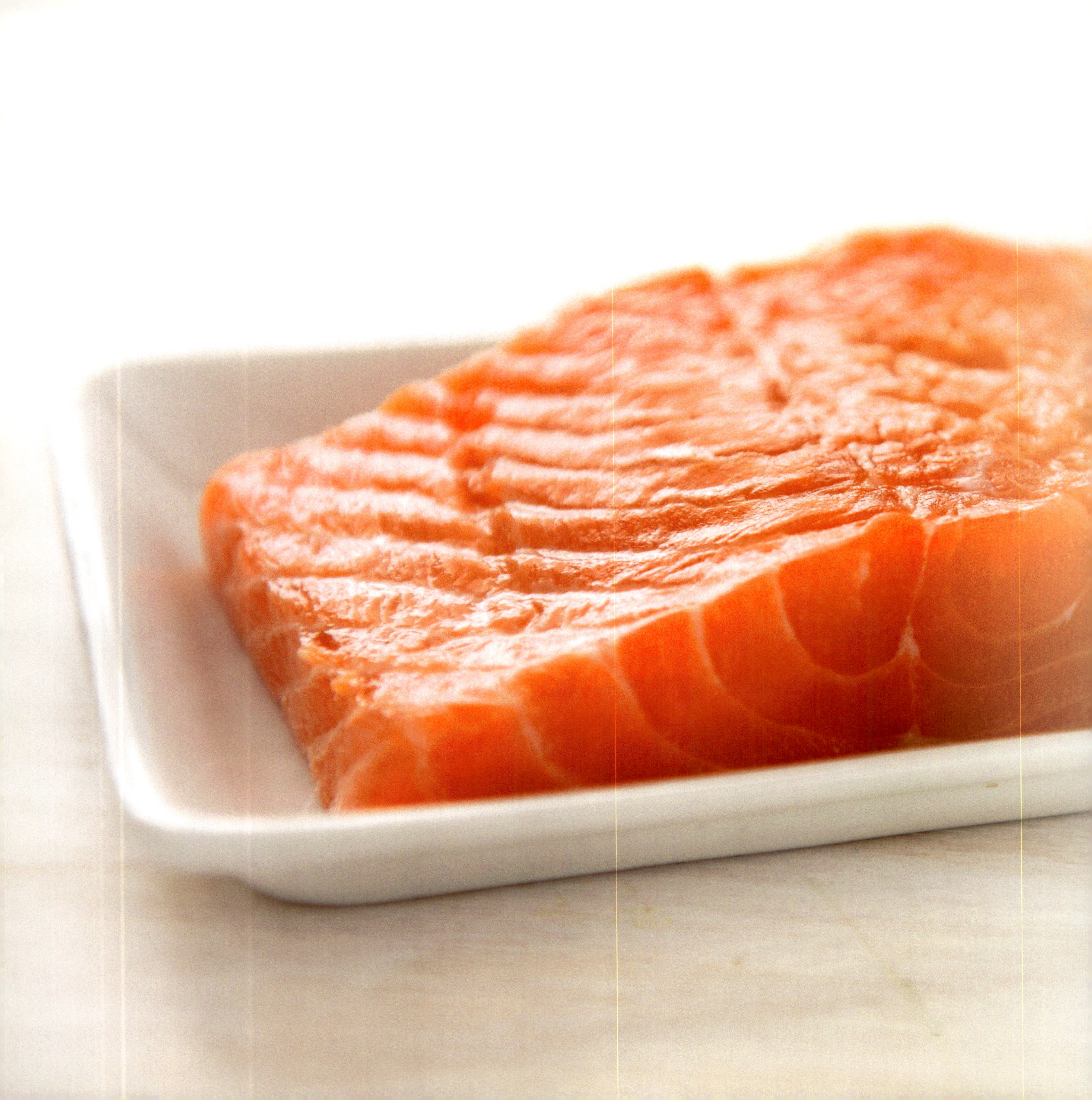

Tussendoortjes

Bij het Dr. Frank-dieet kun je meer eten dan je misschien denkt. Je mag namelijk alle producten die geen koolhydraten bevatten als tussendoortjes gebruiken. Dus: vlees, vis (zonder paneermeel), kaas, groenten, rauwkost of eieren. Maak bijvoorbeeld eens asperges met ham, augurk met boterhamworst of plakjes komkommer met roomkaas. Valt mee, hè?

Hoeveel val ik per week af?

Met het Dr. Frank-dieet val je, afhankelijk van je uitgangsgewicht, gemiddeld een kilo per week af. In de praktijk blijkt vaak dat mensen veel méér gewicht verliezen; twee kilo of meer in één week is zeker in de eerste weken geen uitzondering.

Heb je je doel bereikt, ga dan langzaam het gebruik van koolhydraten (fruit, brood, pasta, rijst, etc.) weer opbouwen (per week 15-20 gram koolhydraten erbij). Op deze manier kun je ervaren wat voor jou de optimale hoeveelheid koolhydraten per dag is. Hulp van een diëtiste met ervaring met mijn dieet is dan erg handig. Als je voorzichtig de koolhydraten opbouwt, dan is er geen reden waarom je niet op gewicht zou kunnen blijven. Behalve als je je eetpatroon van vóór het afvallen weer oppikt, natuurlijk.

Tijdens mijn dieet adviseer ik maximaal 20 tot 30 gram koolhydraten per dag. Meer informatie over koolhydraten vind je trouwens op verschillende sites op internet. Laat je niet beïnvloeden door allerlei advertenties over volstrekt zinloze producten om af te vallen.

Motivatietip

SCHRIJF ALLE REDENEN OP WAAROM JE WILT AFVALLEN.

Zet de belangrijkste redenen bovenaan en lees dit iedere dag twee keer door. Dit verhoogt je motivatie. Misschien heb je een bijzondere reden? Of ga je vooral voor een gezonder leven? Het maakt niet uit wat je motief is. Het is dan gemakkelijker om gemotiveerd te blijven en het dieet vervolgens vol te houden.

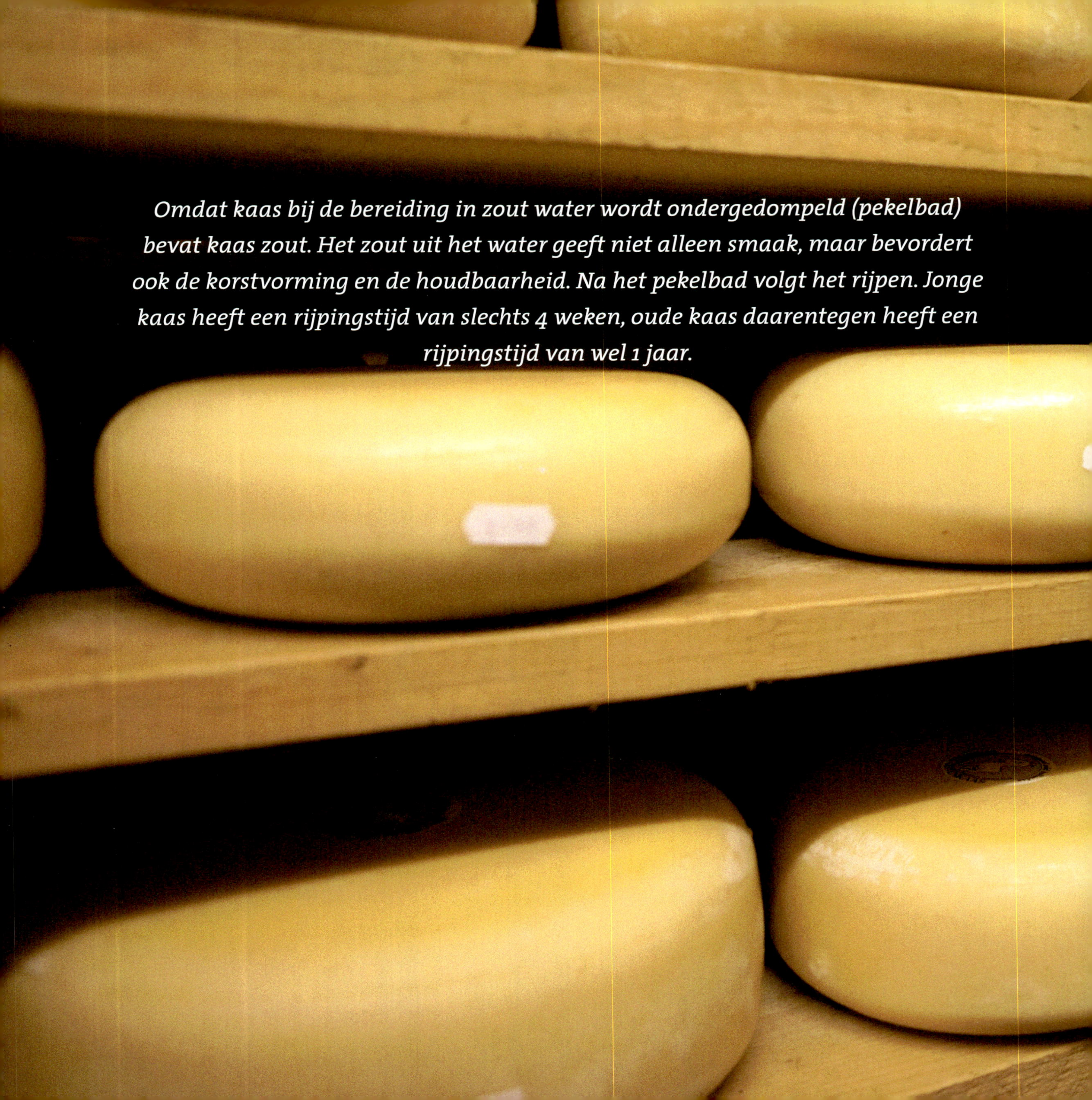

Omdat kaas bij de bereiding in zout water wordt ondergedompeld (pekelbad) bevat kaas zout. Het zout uit het water geeft niet alleen smaak, maar bevordert ook de korstvorming en de houdbaarheid. Na het pekelbad volgt het rijpen. Jonge kaas heeft een rijpingstijd van slechts 4 weken, oude kaas daarentegen heeft een rijpingstijd van wel 1 jaar.

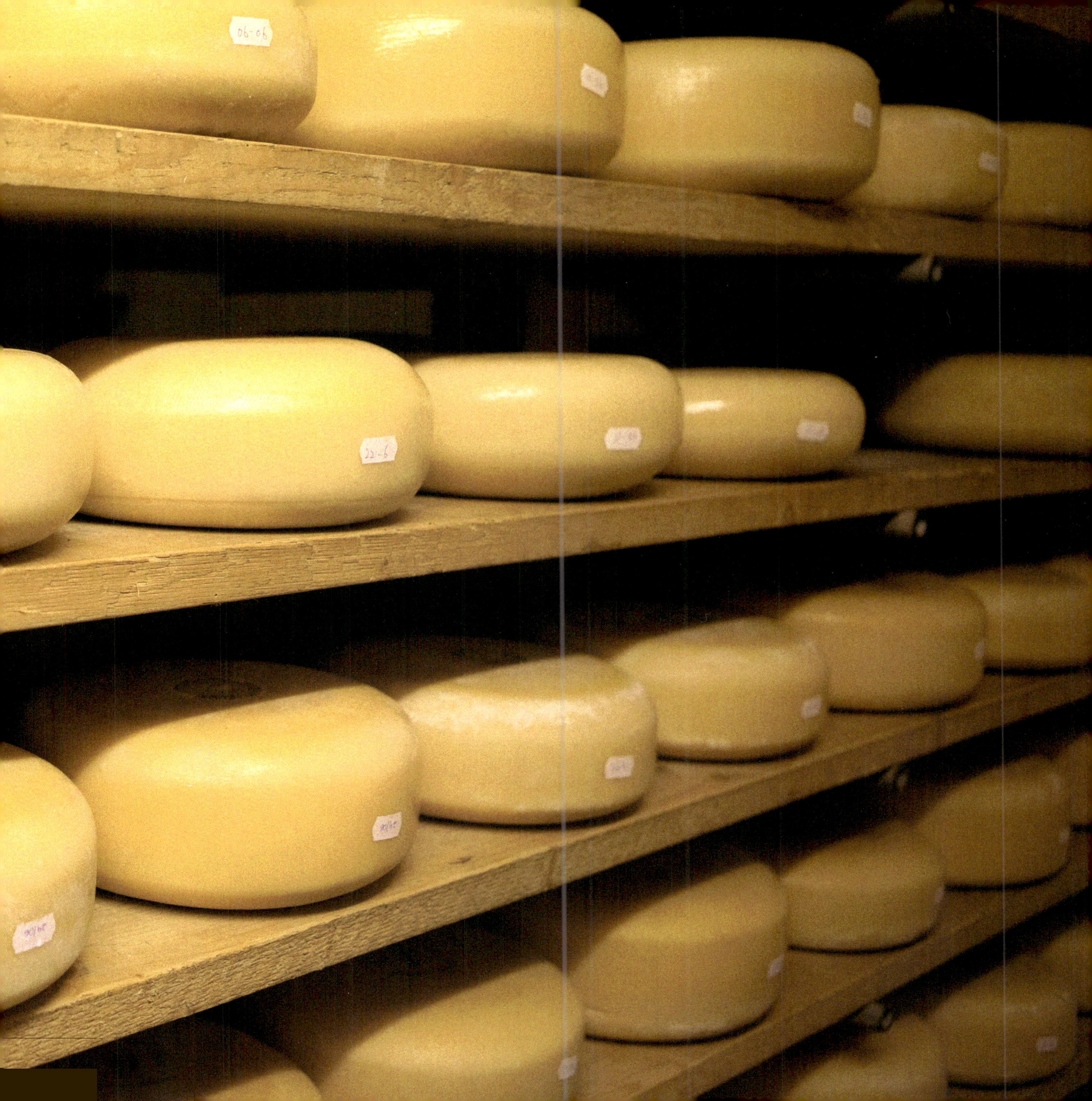

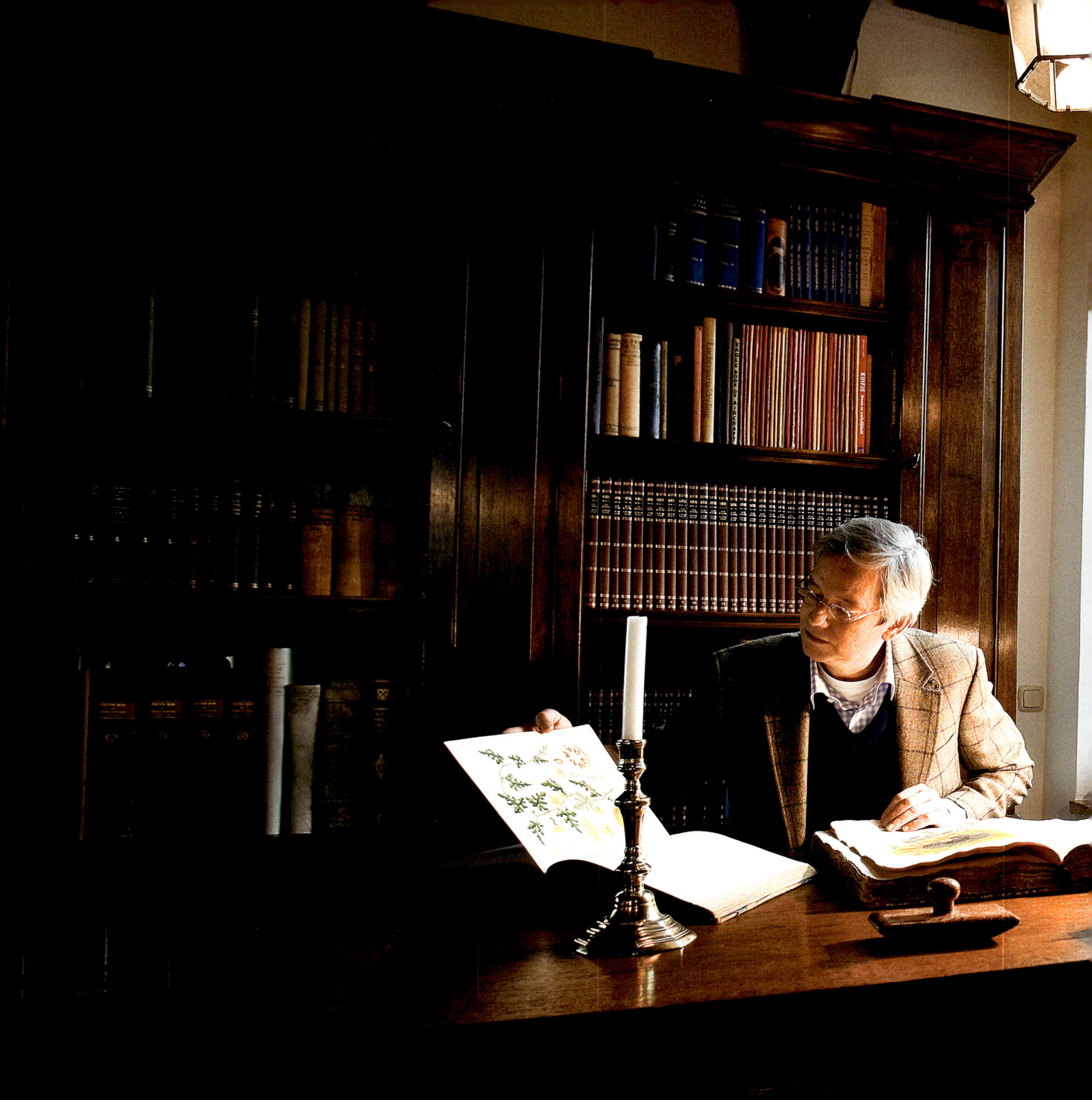

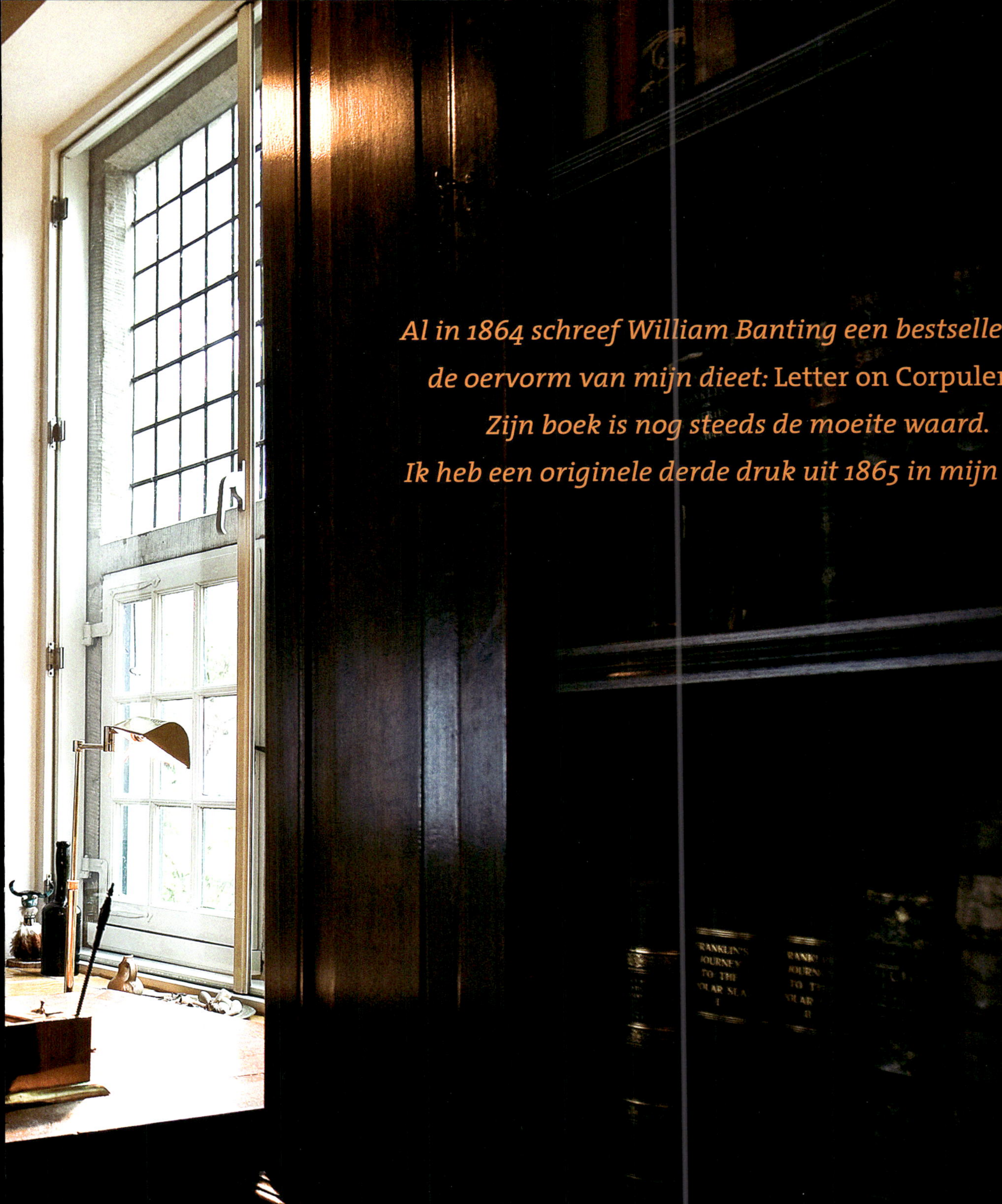

Al in 1864 schreef William Banting een bestselle

de oervorm van mijn dieet: Letter on Corpuler

Zijn boek is nog steeds de moeite waard.

Ik heb een originele derde druk uit 1865 in mijn

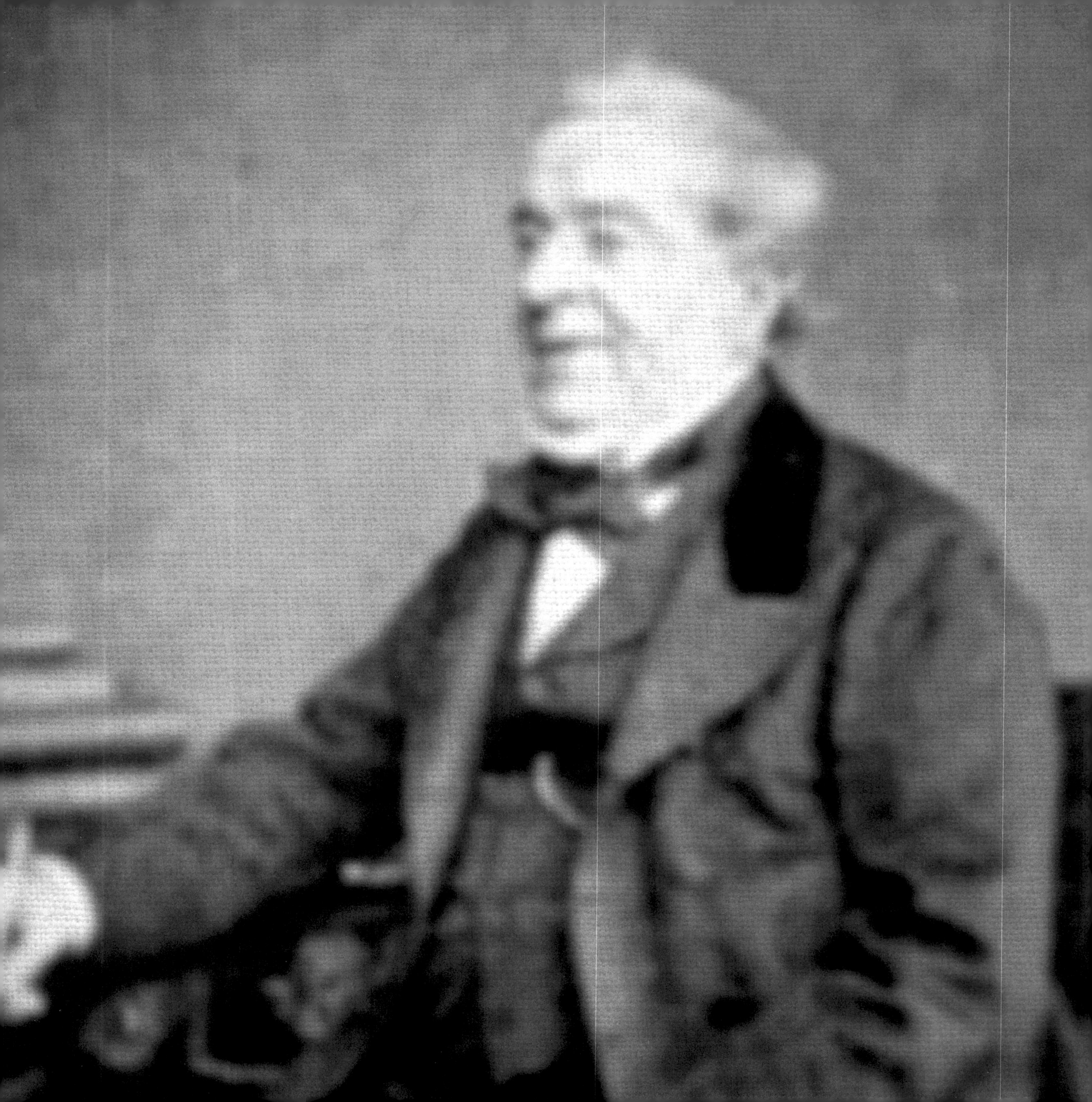

William Banting, een gewichtig man...

Het eiwitdieet door de eeuwen heen

Mijn Dr. Frank-dieet is een eigentijds, uitgebalanceerd en wetenschappelijk verantwoord dieet. Toch is de basis ervan veel ouder dan je misschien denkt. Voor de oorsprong moeten we zelfs helemaal terug naar de negentiende eeuw. Een Engelsman, William Banting, deed toen al opzienbarende ontdekkingen over het verband tussen afvallen, eiwitten en koolhydraten. Een schitterend verhaal, met hoofdrolspelers van wie de namen je ook vandaag nog heel bekend voor zullen komen...

What's in a name?

Wat hebben de namen Charles Boycott, Louis Pasteur en William Banting met elkaar te maken? Ik leg het graag uit. Boycott ken je natuurlijk. 'Boycotten' is het werkwoord geworden voor het stoppen met een handelsrelatie of, in bredere zin, uit protest weigeren iets te doen. Ook 'pasteuriseren' ken je waarschijnlijk. Louis Pasteur bedacht zo'n 150 jaar geleden dat je door verhitting bacteriën kunt doden. Zijn naam is inmiddels onlosmakelijk verbonden aan dit proces. Maar Banting? Kennen we die? Vast niet. Maar in Engeland is zijn naam het werkwoord geworden voor het volgen van een dieet. Banting = diëten!

William Banting, een ongezonde dikkerd en schrijver van een bestseller

William Banting was een begrafenisondernemer uit Londen die leefde in de negentiende eeuw. Hij is geboren in 1797 en overleed in 1878. Hij leed aan een onbehandelbare vorm van overgewicht. En dan hebben we het over écht overgewicht. Hij probeerde van alles om af te vallen: geneeskrachtige baden, purgeermiddelen... Maar niets hielp. Tot overmaat van ramp werd hij ook nog doof. Daarom ging hij naar de KNO-arts William Harvey. Die schreef hem een dieet voor, omdat hij van mening was dat de doofheid te maken had met het gigantische overgewicht van zijn patiënt. William Banting was namelijk heel erg dik. Zo dik dat hij de trap achterstevoren af liep omdat hij de treden niet meer zag. Het lukte hem zelfs niet meer zijn veters te strikken. Zijn buik zat simpelweg te veel in de weg. Als we zijn overgewicht door de ogen van vandaag bekijken had hij een BMI van rond de 34, hij woog namelijk 93 kilogram bij een lengte van 1,65 meter. Dat is veel, maar toch nog net iets lager dan de gemiddelde BMI van 37 van de patiënten die ik nu in mijn praktijk behandel. Maar we kunnen wel voorzichtig stellen dat William Banting een heel dikke buik had.

Eten maar!

Die KNO-arts, William Harvey, schreef hem een dieet voor dat bestond uit heel weinig koolhydraten en veel eiwitrijke voedingsmiddelen. Door dit dieet viel William Banting iedere week maar liefst een pond af!

Motivatietip

Stel dat je iets lekkers afslaat of laat staan, bijvoorbeeld een taartje of een ijsje, denk dan aan het volgende. Je had het waarschijnlijk in slechts 5 minuten opgegeten en misschien wel uren spijt gehad. 5 Moeilijke minuten worden een dag lang beloond met een trots gevoel.

Toen hij uiteindelijk op 81-jarige leeftijd overleed, woog hij nog maar 71 kg. Verbluffend! Het wonderlijke van dit dieet was dat het geen caloriebeperking kende. Hij kon dus in principe zoveel eten als hij wilde. William Banting mocht onbeperkt eten, als hij zich maar hield aan de door dr. Harvey aanbevolen voedingsmiddelen.

Van suikers word je dik

Maar hoe kon deze KNO-arts nu weten dat het dieet werkte? Dat zat zo: William Harvey was op een soort medische onderzoeksreis gegaan naar Parijs. Daar heeft hij een heel beroemde fysioloog ontmoet. Een fysioloog is iemand die verstand heeft van de werking van onze organen en stofwisseling. Zijn naam was Claude Bernard. Hij behoorde tot de allergrootste wetenschappers van zijn tijd en misschien wel van de afgelopen eeuwen. Hij ontdekte bij toeval dat de lever niet alleen gal produceert, maar ook een zoete stof. Hij noemde deze stof sacharine. Nu noemen we deze stof glucose. Hij kwam erachter dat de lever van eiwitten en meelachtige substanties glucose (suiker) kan maken. Met deze kennis ontwikkelde William Harvey de theorie dat overgewicht onder andere wordt veroorzaakt door meelachtige substanties (wat we nu koolhydraten noemen). Hij vond dat je overgewicht het beste kunt bestrijden door de koolhydraten weg te laten uit je dieet en door meer vlees en vis te eten.

Afvallen en nog een bestseller ook

Het succes was enorm. Banting volgde dit dieet, hij viel flink af en stak dit ook niet onder stoelen of banken. Het dieet inspireerde hem in 1864 zelfs tot het schrijven van een boek getiteld *Letter on Corpulence*. Het werd een regelrechte bestseller! Het boek verkocht in Londen zelfs beter dan de bijbel in die dagen. En dat wilde toen heel wat zeggen. William Banting, iemand die geen arts of wetenschapper was, had dus een boek geschreven dat ging over een ingewikkeld probleem als overgewicht. En het boek werd niet alleen een succes in Engeland. Tot ver buiten de grenzen werd er 'gesmuld' van zijn opzienbarende boek.

En dan nu die bekende namen...

Ook in Duitsland hoorde men over dit succesvolle boek. Felix von Niemeijer, een bekend wetenschapper, besprak de resultaten van het boek met zijn collega-wetenschapper, baron Justus von Liebig. Deze baron was een beroemde wetenschapper, die veel onderzoek heeft gedaan. Zo ontdekte hij een belangrijke stof om planten te laten groeien: kunstmest. Ook was hij de ontdekker van een bepaald vleesextract dat later vleesbouillon werd genoemd. Met zijn ontdekkingen gingen later de mannen Karl Knorr en Julius Maggi de markt op. En die namen kennen we allemaal nog steeds, toch? Van de bekende blokjes... Maar Justus von Liebig ontdekte nog meer. Zo heeft hij – vergeef me de woordspeling – ook aan de wieg gestaan van de babymelk. Hij ontwikkelde een volwaardige babymelk en heeft dat product ondergebracht in een firma, genaamd Anglo Swiss Condensed Milk Company. Een bedrijf dat wij nu allemaal kennen als... Nestlé.

Naam wordt werkwoord

Het dieet van Harvey werd heel erg beroemd in Europa. In de volksmond werd de term 'het Banting dieet' steeds vaker gebruikt. Uiteindelijk werd de naam Banting zelfs in de Engelse 'Van Dale' opgenomen. De definitie? Diëten!

En Harvey? Hoe liep het daar dan mee af? Ook Harvey schreef een boek: *On Corpulence, Relation to Disease*. Hierin beschreef hij dat het toch niet de bedoeling kon zijn dat een leek als William Banting schreef over een zo belangrijke zaak als overgewicht. Dat had hij beter niet kunnen doen. Harvey werd door zijn collega's belachelijk gemaakt en hij verdween in de anonimiteit.

100 jaar later nog actueel

Bijna 100 jaar later werd er weer wetenschappelijk onderzoek gedaan naar dit dieet. Ditmaal door prof. Kekwick. Het resultaat werd gepubliceerd in 1956 in het belangrijke wetenschappelijke tijdschrift *The Lancet*. Kekwick deed onderzoek naar drie verschillende diëten bij gezonde vrijwilligers. Hij gaf deze mensen 1000 kcal., bestaande uit alleen eiwit, alleen vet of alleen koolhydraten.

De resultaten? De vrijwilligers die koolhydraatrijke voeding aten kwamen bijna 1 ons per dag aan. De gebruikers van de vetrijke voeding verloren 4 ons per dag. De deelnemers die eiwitrijke voeding kregen, vielen bijna 3 ons per dag af! Professor Kekwick kwam er achter dat Banting met zijn dieet wel gelijk had gehad. Weer enkele jaren later verscheen er een lovend artikel in *The Journal of Clinical Nutrition* van dr. Pennington over bovenstaande diëten.

Nog een bekende

Een ijverige Amerikaanse student in opleiding tot cardioloog, die zelf kampte met fors overgewicht, las deze artikelen en besloot om dit dieet eens te gaan proberen. Hij werd er later wereldberoemd door. Zijn naam is dr. Robert Atkins. Klinkt alweer bekend, nietwaar? Maar Atkins deed zelf weinig wetenschappelijk onderzoek en besteedde zijn tijd voornamelijk aan marketing. Jaren later verschenen er steeds meer wetenschappelijke artikelen over het zogenaamde 'low carbohydrate diet', wat in het Nederlands betekent: koolhydraatarm dieet. Eigenlijk gaat het hier dus om het Banting dieet, maar door Atkins gepromoot. Hij zag echter een paar dingen over het hoofd...

William Bantings dieet (1862)

• Ontbijt: anderhalf ons rundvlees, schapenvlees, nieren, gebraden vis, of koud vlees van welke aard dan ook, behalve varkensvlees. Een klein droog koekje of 30 gram droge toast. Een grote kop thee zonder melk of suiker.

• Lunch: anderhalf ons tot 175 gram vis, behalve zalm, vlees (behalve varkensvlees), elke groente, behalve aardappels. Of elke vorm van pluimvee of wild. 150 gram droge toast, fruit, twee of drie glazen goede bordeaux, sherry of Madeira. (Champagne, port en bier waren verboden.)

• Bij de thee: twee tot drie ons fruit. Eén of twee droge koekjes, een kop thee zonder melk en suiker.

• Avondmaal: ruim een ons vlees of vis zoals bij de lunch. Een glas bordeaux, of twee. Slaapmutsje (indien nodig): een glas grog (jenever, whisky of brandewijn met water, maar zonder suiker) of een glas of twee claret (een roséwijn die in de 18e eeuw werd gemaakt) of sherry.

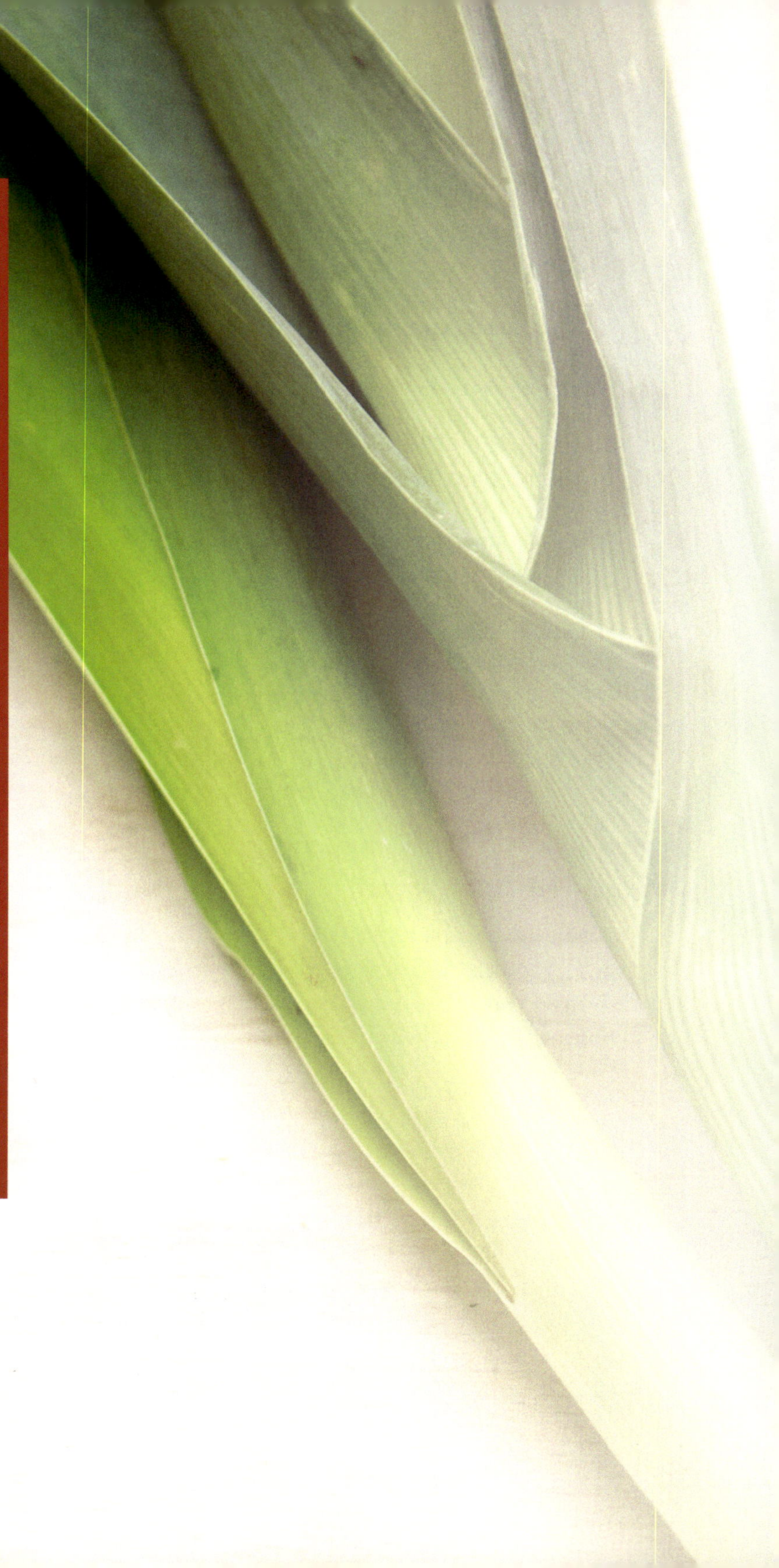

Eiwitten, eiwitten en vooruit... eiwitten!

Inmiddels weten we dat het eiwitgehalte het belangrijkste is en niet alleen het lage koolhydraatgehalte. Dus als je wilt afvallen, doe je dat het beste met voldoende eiwitten en met een laag koolhydraatgehalte. In de afgelopen jaren zijn er vele wetenschappelijke studies verschenen over dit fenomeen. Daaruit blijkt opnieuw dat eiwitten verzadigend werken. Bovendien staat vast dat als je zorgt voor voldoende eiwitten in je dieet, je meer energie verbrandt. Het verwerken van eiwitten leidt tot een hoog energieverbruik en daardoor val je ook weer af.

Motivatietip

Op sommige momenten is het moeilijk om een dieet vol te houden. Als het even wat langzamer gaat, kan de gedachte opkomen: waar doe ik dit allemaal voor? Bedenk dan: 5 kilo afvallen betekent 1 kledingmaat minder. Je kunt dus al vrij snel zoeken in een andere kledingmaat en jezelf belonen met een nieuwe (kleinere) garderobe of juist weer oude kleding aan die je al jaren niet meer gedragen hebt.

Geef je niets om kleding, denk dan na over een andere manier om jezelf wat in het vooruitzicht te stellen.

Die Banting was zo gek nog niet...

Het ziet er naar uit dat zo'n 150 jaar na William Banting de puzzelstukjes aardig op hun plaats vallen. Afvallen doe je met een caloriebeperking, dus minder energie tot je nemen dan je verbrandt. Dat kan op verschillende manieren, maar het gaat het beste wanneer je de eiwitinname op peil houdt en de hoeveelheid koolhydraten vermindert.

Maar wat doen we daar nu mee?

Dat laatste is nu precies wat we doen met het Dr. Frank-dieet. Ik zorg ervoor dat het eiwitgehalte tijdens het dieet gemiddeld zo'n 100 gram per dag bedraagt. De hoeveelheid eiwit per dag is gebaseerd op de resultaten van ons wetenschappelijk onderzoek waarin de deelnemers met het meeste gewichtsverlies een dieet kregen met 1 gram eiwit per kilogram lichaamsgewicht. Voor de eenvoud in dit kookboek heb ik gekozen voor een gemiddelde hoeveelheid eiwit van 100 gram per dag.

Tevens bevat het dieet maximaal 20 – 30 gram koolhydraten per dag.

De toekomst begint nu

Het was misschien een lang verhaal. Maar ik vind het zo'n mooi verhaal dat ik het je toch niet wilde onthouden. Grappig om te weten dat mensen al lang geleden tot verrassende inzichten konden komen. Zeker als je weet dat men toen nog lang niet zoveel wist en kon onderzoeken als nu. En toch zaten ze er niet eens zo heel ver naast! Ik vind dat knap. Het inspireert mij zeker om ook nu weer nieuwe inzichten te ontdekken en die toe te passen in mijn praktijk.

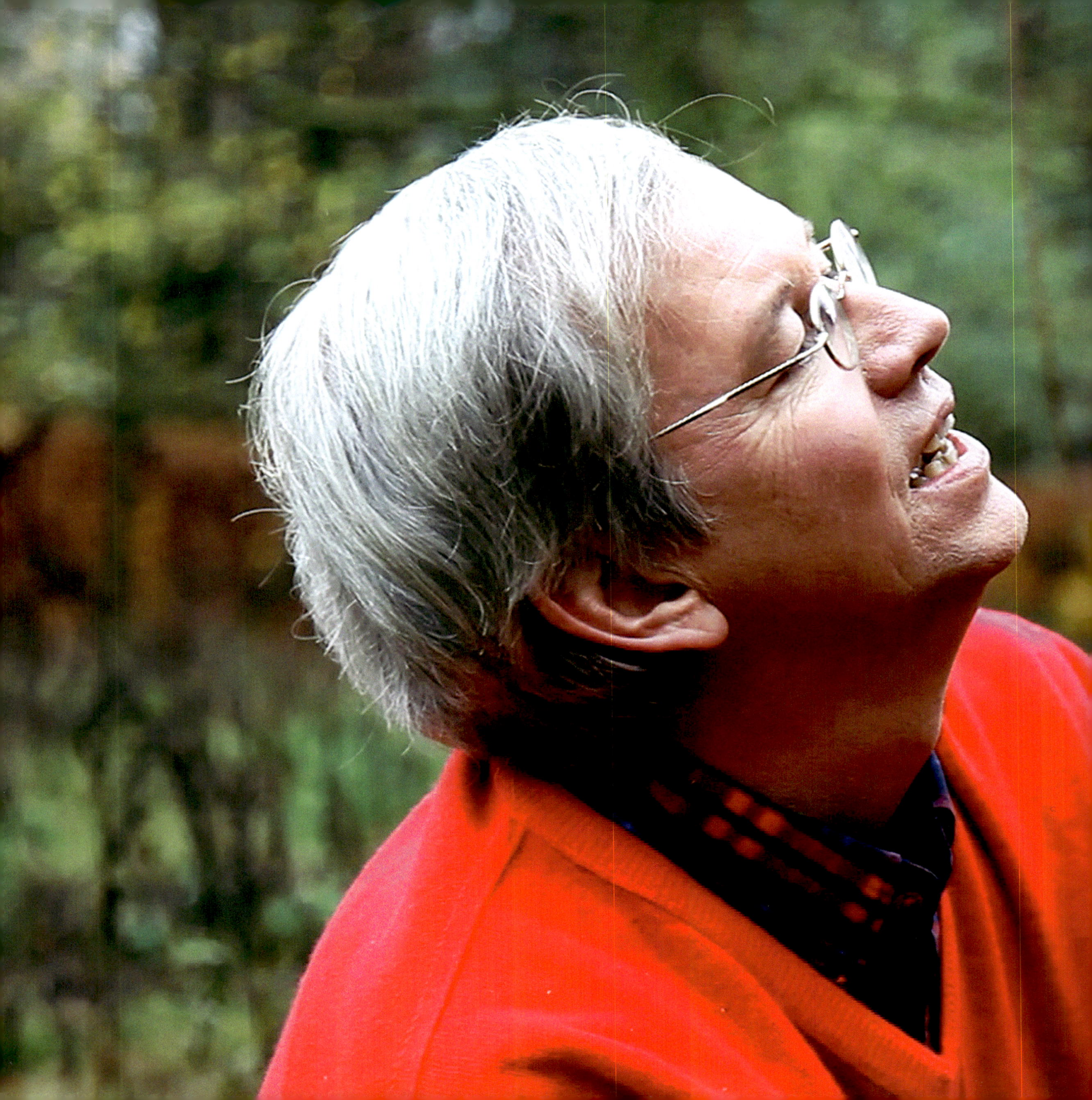

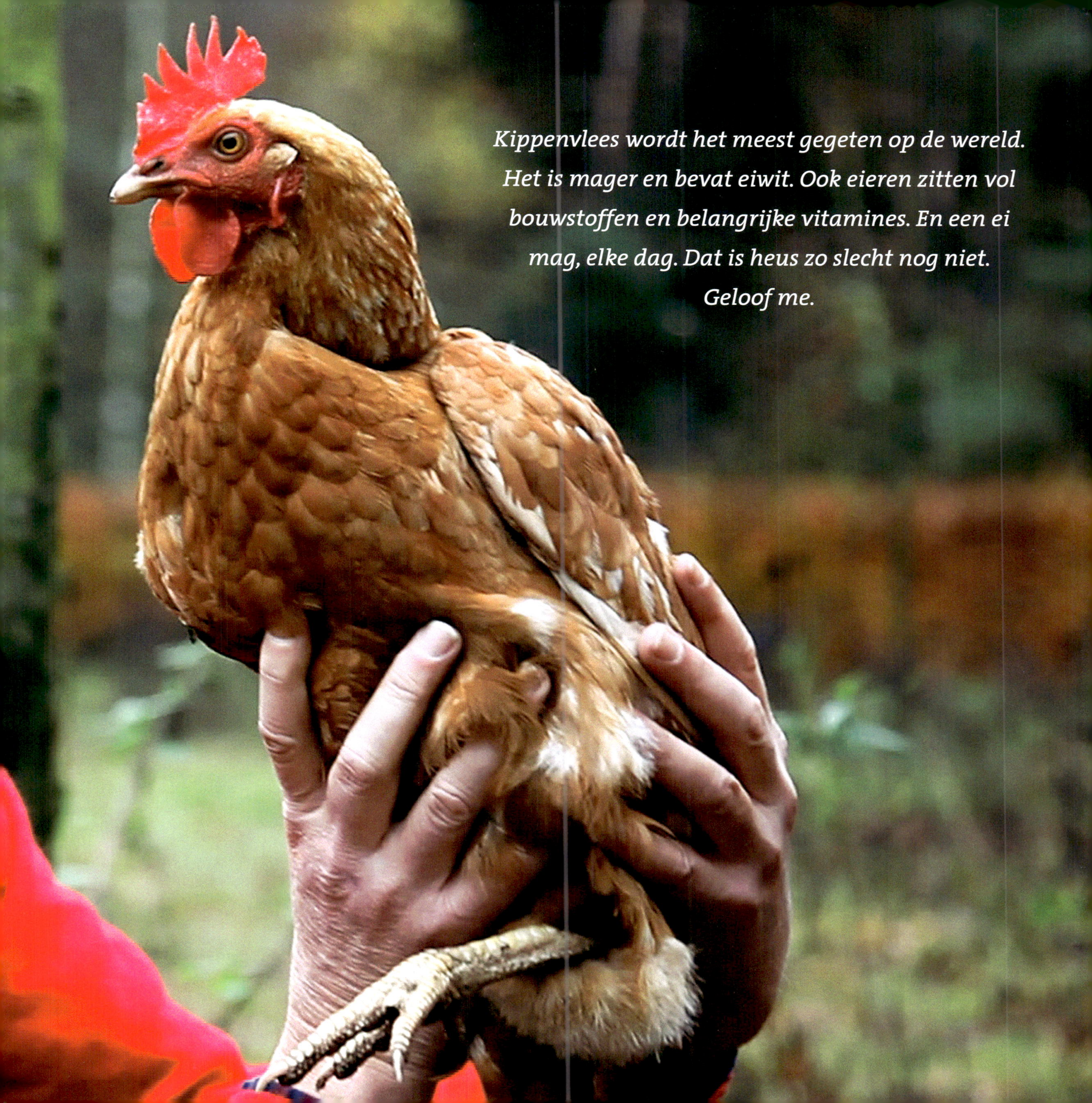

Kippenvlees wordt het meest gegeten op de wereld. Het is mager en bevat eiwit. Ook eieren zitten vol bouwstoffen en belangrijke vitamines. En een ei mag, elke dag. Dat is heus zo slecht nog niet. Geloof me.

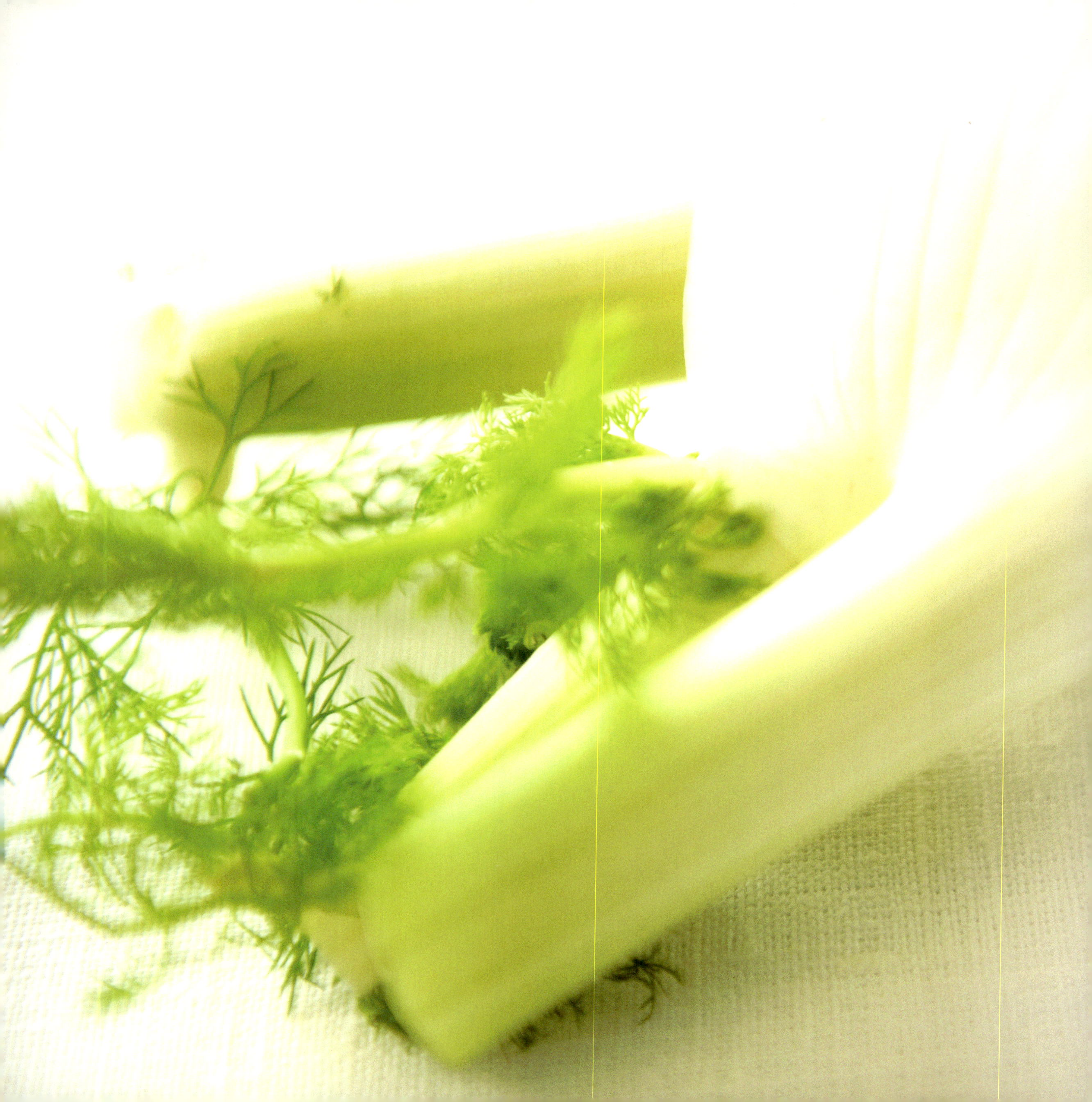

Het Dr. Frank-dieet. Aan de slag!

Eet niet meer dan 30 gram koolhydraten per dag

Alle recepten zijn beperkt in koolhydraten, per dag krijg je nooit meer dan 30 gram koolhydraten binnen.

Tel de koolhydraten

Geen zin in het recept van de dag? Kies dan een recept van een van de andere dagen. Tel het aantal grammen koolhydraten van de diners bij elkaar op en zorg dat je die dag niet boven de 30 gram koolhydraten uit komt.

Geen restjes

De recepten zijn op elkaar afgestemd, zodat je niet met diverse 'restjes' of halve potjes blijft zitten. Die worden namelijk weer gebruikt in een recept van één van de volgende dagen.

Snelmenu's

Heb je geen tijd om uitgebreid te koken? Kijk dan bij het hoofdstuk **Snelmenu's** voor een recept met een korte bereidingstijd.

Drie maanden

Als je aan het eind van de periode van 28 dagen bent, mag je dit dieet herhalen. Na 3 maanden schakel je weer over naar een voedingspatroon waar meer koolhydraten in zitten.

Geen tekorten

Meestal geeft een kortdurend gebruik van een eiwitrijk, koolhydraatarm dieet (bijvoorbeeld gedurende drie maanden) geen tekorten aan vitamines. Sommige mensen vinden het toch prettig om een multivitaminetablet te nemen. Houd je echter aan de aanbevolen dosering.

Voor mensen die niet zo van vis houden, is het misschien een goed idee om dagelijks een capsule visolie te nemen. Zo krijg je toch de belangrijke omega-3-vetzuren binnen. Binnen dit dieet is er wel kans op een tekort aan vezels. Als je last hebt van verstopping, is het verstandig om voedingsvezels te nemen. Je drogist of apotheker kan je daarover adviseren.

Etiketten lezen en koolhydraten tellen

Op bijna alle levensmiddelen zit een etiket waarop je de voedingswaarde kunt zien. Een voorbeeld van zo'n etiket met de uitleg erbij vind je hieronder. Het is misschien even wennen, maar als je regelmatig een etiket bekijkt, kun je snel zelf het aantal koolhydraten beoordelen.

VOEDINGSWAARDE	PER 100 GRAM	PER STUK
ENERGIE (KCAL)	300	30
EIWITTEN	13 G	1,5 G
KOOLHYDRATEN	48 G	5,0 G
WAARVAN SUIKERS	2,5 G	0,3 G
VETTEN	6,5 G	1,0 G
WAARVAN VERZADIGD	1,5 G	0,1 G
VOEDINGSVEZELS	24 G	2,5 G
ZOUT (NATRIUM)	0,6 G	<0,1 G

VOORBEELD VAN EEN ETIKET VAN KNÄCKEBRÖD

De waarden worden weergegeven per 100 gram (middelste kolom) en per stuk knäckebröd (rechterkolom). Zo kun je precies lezen wat er in zit aan energie en voedingsstoffen.

Energie: uitgedrukt in kilocalorieën. Dit is de energie die het knäckebröd levert.

Eiwitten: worden weergegeven in grammen. Elke gram eiwit levert 4 kcal. aan energie.

Koolhydraten worden weergegeven in grammen. Koolhydraten leveren 4 kcal. aan energie. 'Waarvan suikers' zijn de koolhydraten die door suikers worden geleverd, in dit geval dus 0,3 gram per stuk.

Vetten worden weergegeven in grammen. Elke gram vet levert 9 kcal. aan energie. Het bovenste getal is de totale hoeveelheid vet, dus de verzadigde en onverzadigde vetten samen. Het tweede getal geeft alleen de verzadigde vetten weer.

Voedingsvezels worden weergegeven in grammen. Vezels zijn delen van planten die de mens niet verteert. Vezels zijn belangrijk voor een goede darmwerking, oftewel een goede stoelgang.

Zout (natriumchloride) wordt in grammen weergegeven. Het advies van het Voedingscentrum is maximaal 6 gram per dag. In Nederland zitten we daar met een gemiddeld gebruik van 9 gram ruim boven. Voor patiënten met diabetes is het extra belangrijk om niet teveel zout te nemen om hun bloedvaten, hart, nieren en ogen te sparen.
Wees dus zeer matig met zout. Zout bestaat uit natriumchloride. Meestal wordt op verpakkingen het aantal grammen natrium weergegeven. Om dat om te rekenen naar grammen keukenzout moet je het aantal grammen natrium vermenigvuldigen met 2,5. Dan weet je het aantal grammen keukenzout dat in het product zit.

Maten en afkortingen

TL	= 1 theelepel = 5 gram
EL	= 1 eetlepel = 10 gram = 10 ml
ML	= milliliter
DL	= 1 deciliter
1DL	= 100 ml
KH	= koolhydraten
VV	= verzadigde vetten
OVV	= onverzadigde vetten
KCAL	= kilocalorie
O	= ontbijt
L	= lunch
D	= diner
S	= snack
T	= totaal

Motivatietip

Bepaal voor de komende week één doel dat je wilt behalen. Zorg dat het ook goed te toetsen is. Dit betekent dat het meetbaar en controleerbaar moet zijn.

Voorbeeld van hoe je dit concreet kunt aanpakken:

Niet goed: ik wil deze week meer gaan bewegen. Dit doel is niet concreet en toetsbaar genoeg.

Goed: ik wil deze week op maandag, woensdag en vrijdag op de fiets naar het werk, school, kinderopvang, etc. en communiceer dit van tevoren naar m'n collega's, studiegenoten, kinderen, partner, etc.

Het gaat erom dat je een doel stelt dat deze week haalbaar is maar ook te controleren is. Met andere woorden: je kunt er niet onderuit. Zoek uiteraard een doel dat met je gewicht te maken heeft.

Bijzondere ingrediënten

- **Balsamico-azijn** is een rode, Italiaanse azijn met een heel eigen, iets zoetige smaak.
- **Chorizo** is een pittige Spaanse worst.
- **Dille** is een kruid dat meestal in kleine doosjes in de diepvries bij de supermarkt te vinden is. Gedroogd verliest dit kruid zijn smaak, kies dus voor de verse of bevroren dille of neem bieslook, peterselie of selderij.
- **Fibrex*** is een vezelproduct en te koop bij natuurwinkels. Fibrex wordt in diverse recepten gebruikt, omdat het belangrijk is om voldoende vezels te eten. Daarnaast heeft het ook de functie van bindmiddel. Het is eventueel te vervangen door tarwezemelen.
- **Gorgonzola** is een sterk smakende Italiaanse blauwschimmelkaas.
- **Herbamare*** is een plantaardige bouillonbasis
- **Jumbogarnalen** zijn extra grote garnalen. Je kunt ook voor een kleinere soort kiezen, die garnalen zijn meestal iets goedkoper.

- **Karwijzaad** wordt ook wel kummel genoemd. Niet te verwarren met komijn, dat wordt in de Indische keuken djinten genoemd. De zaadjes lijken veel op elkaar, maar hebben toch een eigen smaak. Karwijzaad of kummel is veel sterker van smaak dan komijnzaad en is een onmisbaar ingrediënt in de Hongaarse goulash.
- **Kikkomansaus** is een licht smakende, natuurlijk gegiste sojasaus. Kikkoman lijkt op de smaak van ketjap manis. Ketjap manis is echter sterk gezoet en bevat veel koolhydraten.
  Kies dus liever voor de Japanse variant. Kikkoman is ook bij de gewone supermarkt te koop.
- **Kookroom** is een lekkere smaakmaker. Kies een soort met weinig vet en koolhydraten.
- **Limoen** is een kleine, groene, citroenachtige vrucht. Je kunt ook citroen nemen, de smaken lijken op elkaar.
- **Mierikswortel** (saus) is een zeer pittige saus, gewoon in potjes te koop bij de supermarkt.
- **Mozzarella** is een Italiaanse kaassoort, die veel wordt gebruikt in combinatie met tomaten en basilicum.
- **Olijfolie**, kijk op het etiket of de olijfolie geschikt is om in te bakken. Voor salades is extra vergine kwaliteit, een olijfolie die koud geperst is, de beste keus.
- **Oesterzwammen** zijn paddenstoelen met een heerlijke smaak. Ze worden soms zo groot als een hand en bevatten veel gezonde stoffen.
- **Sojameel*** is meel van sojabonen.
- **Sojaroom** is te gebruiken in plaats van koffieroom.
- **Vijfkruidenpoeder** is een mengsel van kruiden. Je kunt hiervoor ook kerrie gebruiken, hoewel dat een heel andere smaak is.

* **te koop bij de natuurvoedingswinkel**

Motivatietip

Bedenk het volgende: soms is het moeilijk om strikt het dieet te volgen en lijkt het bijna niet te doen. Maar: een week heeft 7 dagen van 24 uur, dat is 168 uur per week. Daarvan gaat het mogelijk elke dag een halfuur moeilijk. Dat is maximaal 3,5 uur in de week, in procenten: 2,1%. Dat is heel weinig op die 168 uur.

CONCLUSIE: 97,9 % VAN DE TIJD GAAT HET GOED!

Koop bij voorkeur vis met het MSC-keurmerk, vraag er naar bij je vishandel of supermarkt. Draagt de vis het MSC-keurmerk dan weet je zeker dat deze vis duurzaam is gevangen.
MSC is een onafhankelijke, internationale organisatie die zich inzet om de visstand in de zee voor de lange termijn te garanderen.

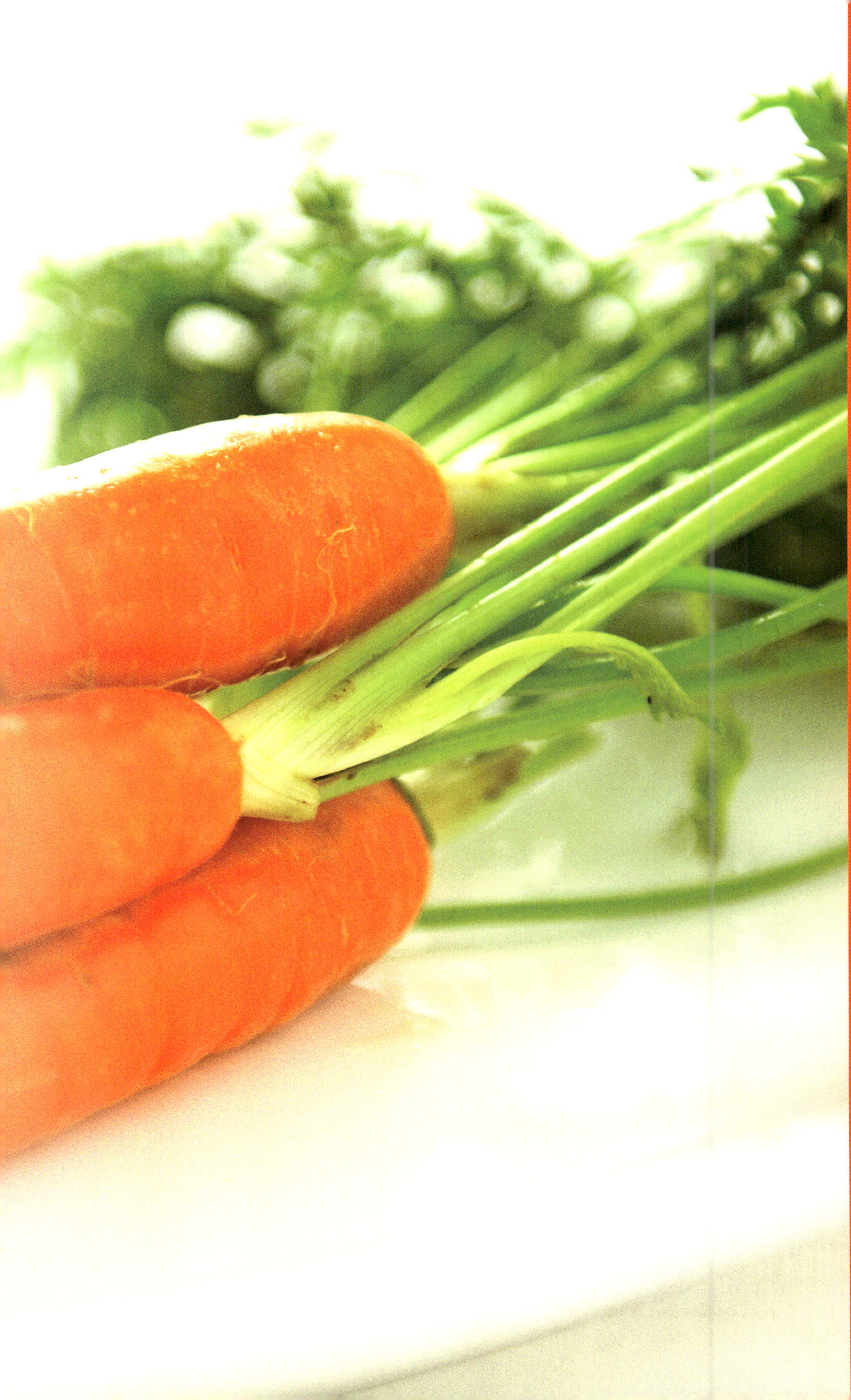

Dranken tijdens dieetfase:

Wat wel:

- Koffie zonder suiker, eventueel met een scheutje halfvolle koffiemelk.
- Thee zonder suiker, bij voorkeur groene thee.
- Water, bronwater, koolzuurhoudend water, eventueel met een paar druppels vers citroensap.
- Bouillon of drinksoep. Lees het etiket om de koolhydraten en het zoutgehalte te controleren.

Af en toe:

- Frisdrank light. Mijn advies is om maximaal 3 glazen per dag te nemen.

Wat niet:

- Alle alcoholische dranken: wijn, bier, sterkedrank, mixdrankjes, enz.
- Alle gewone frisdranken.
- Alle vruchtendranken.
- Alle zuiveldranken zoals melk, karnemelk, yoghurtdranken, chocolademelk, ook niet de light-varianten.
- Alles waar suiker in zit.

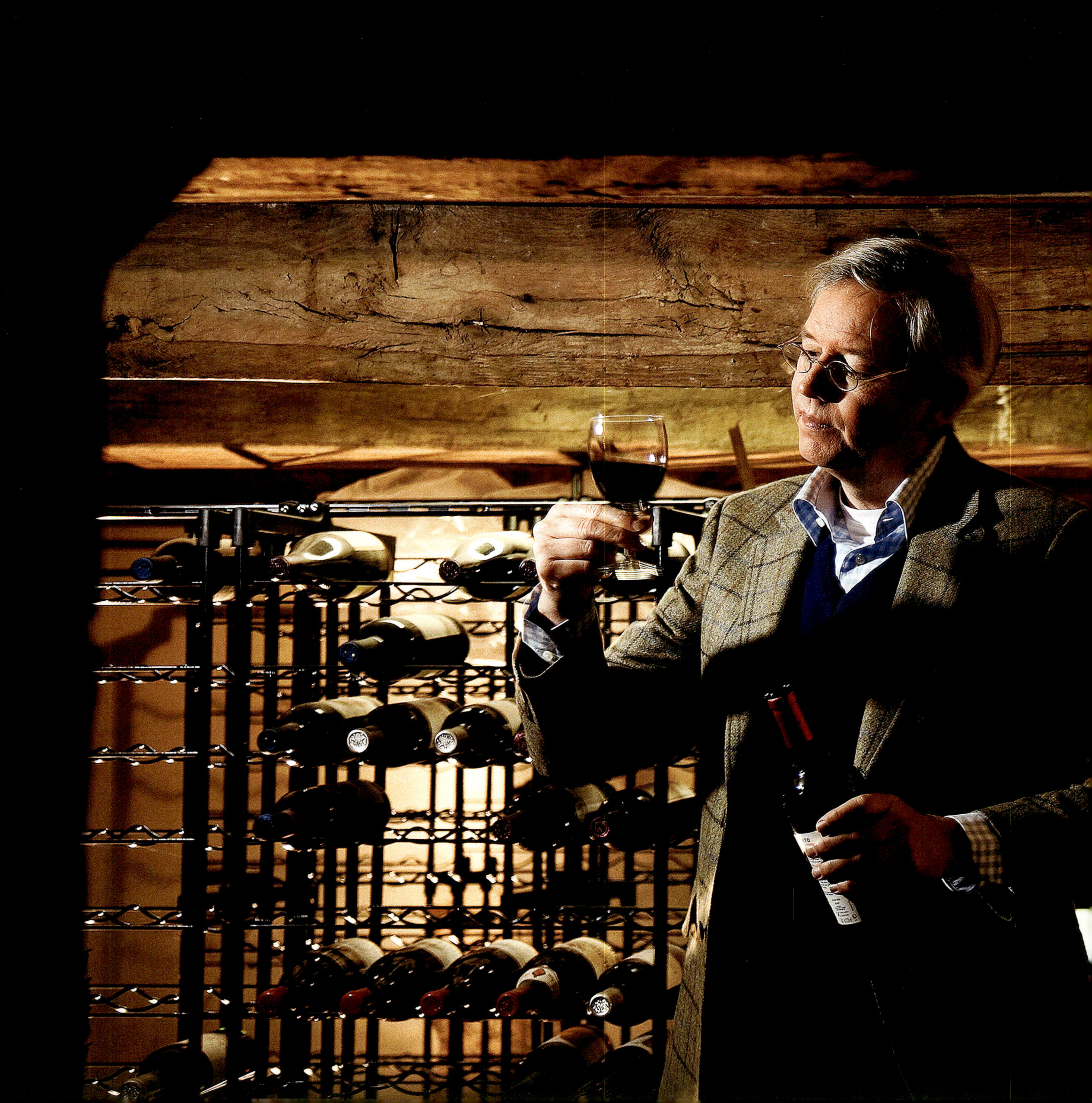

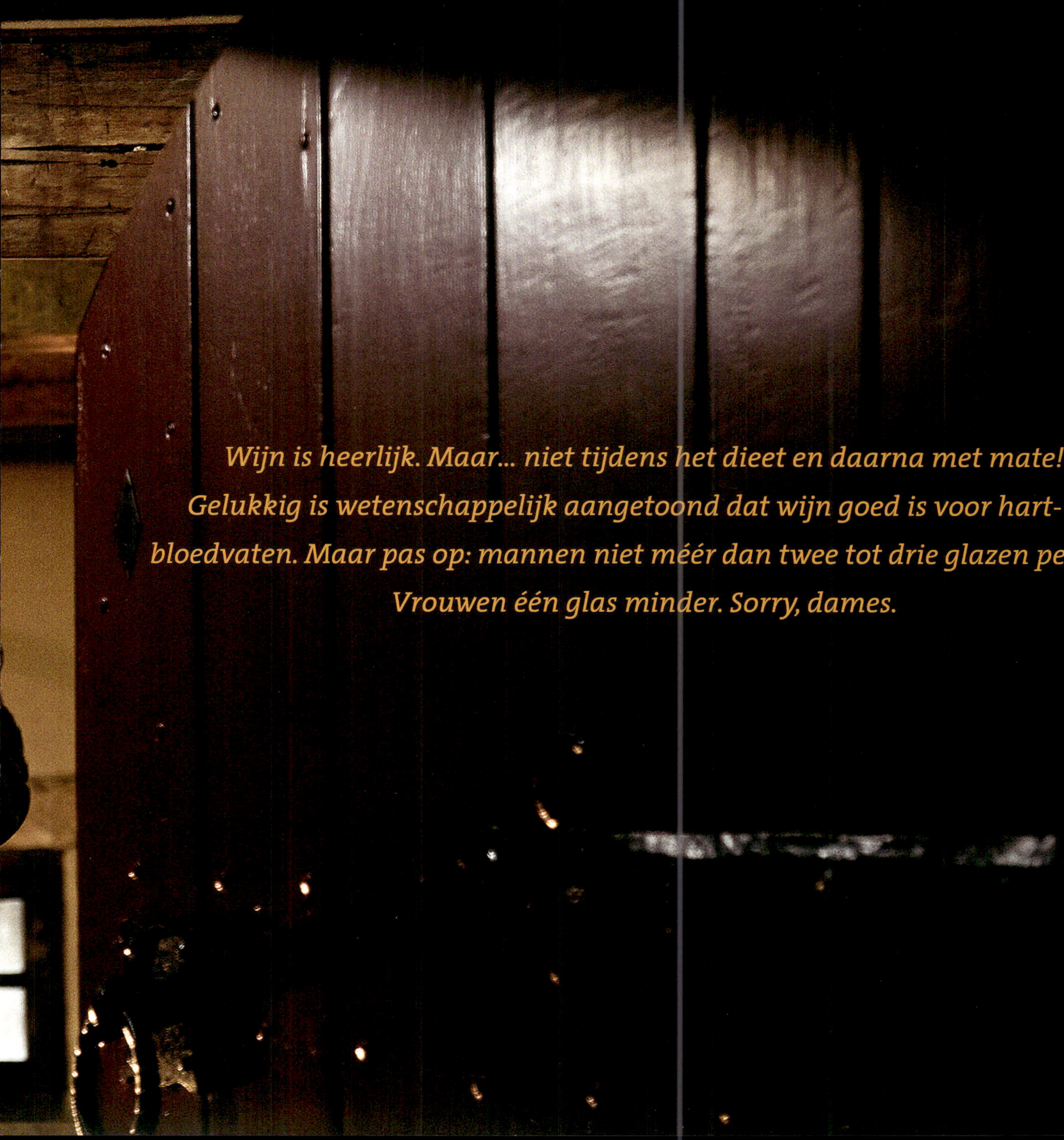

Wijn is heerlijk. Maar... niet tijdens het dieet en daarna met mate!
Gelukkig is wetenschappelijk aangetoond dat wijn goed is voor hart-
bloedvaten. Maar pas op: mannen niet méér dan twee tot drie glazen pe
Vrouwen één glas minder. Sorry, dames.

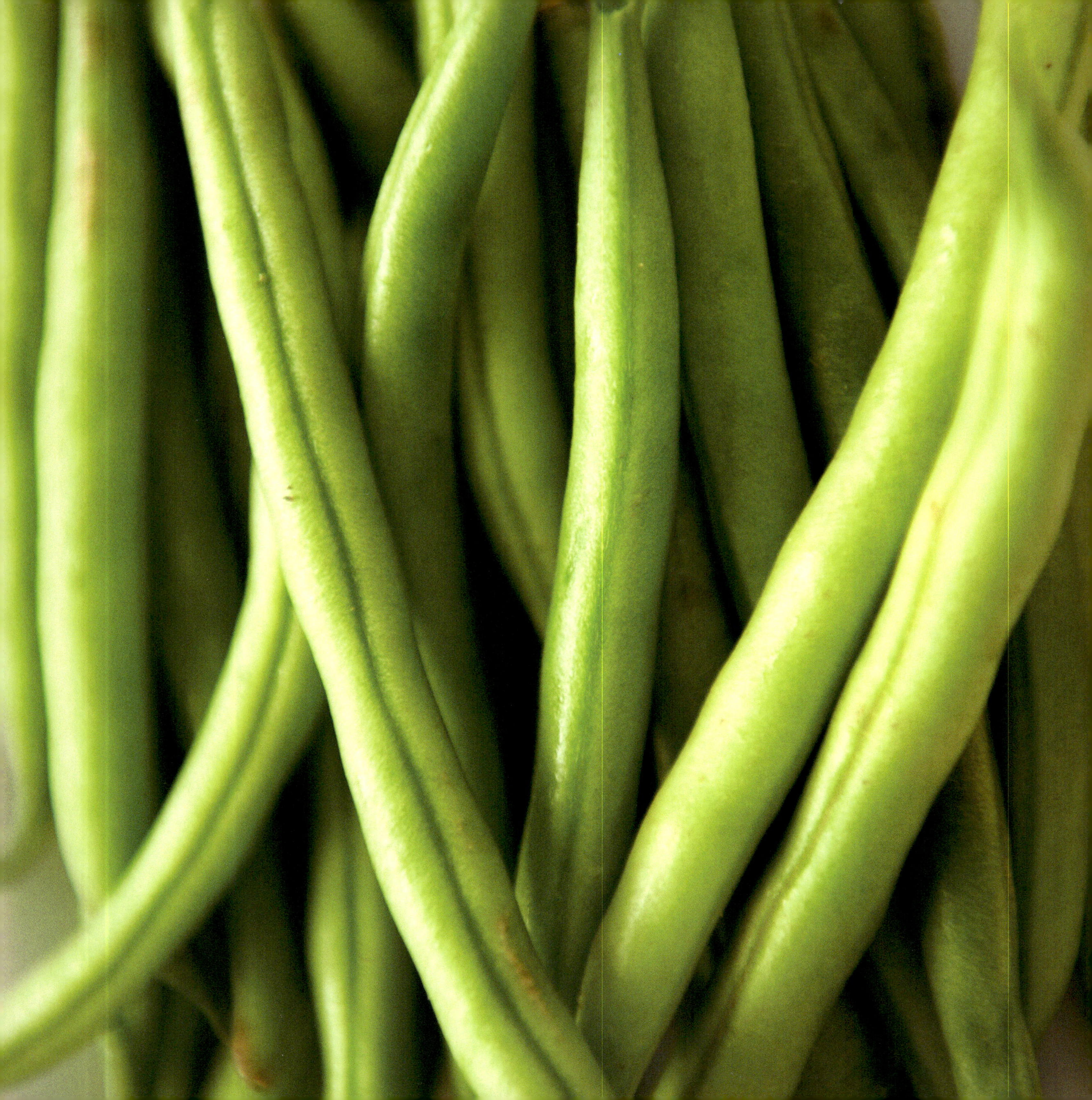

Menu's

boodschappenlijstje

Voorraadkast week 1

ansjovisfilets, 1 blikje
azijn
bouillonbasis
bouillonblokjes
cajunkruiden
chilikruiden
citroensap
Fibrex* of tarwezemelen*
karwijzaad (wordt ook kummel genoemd)
keukengaren of cocktailprikkers
Kikkomansaus
kippenbouillonblokje
laurierblaadje
mayonaise light
mosterd
olijfolie
paprikapoeder
peper
sambal
sesamolie
sojameel*
tijm
vijfkruidenpoeder of kerrie
vloeibaar bak-en-braadproduct
walnoten
worcestersaus
zout

*deze zijn te koop in de natuurwinkel
Alle andere producten zijn in de supermarkt te koop

Materialen week 1

aluminiumfolie of bakpapier
bakvorm
keukengaren en cocktailprikkers
ovenschaal
ovenschaaltje
staafmixer

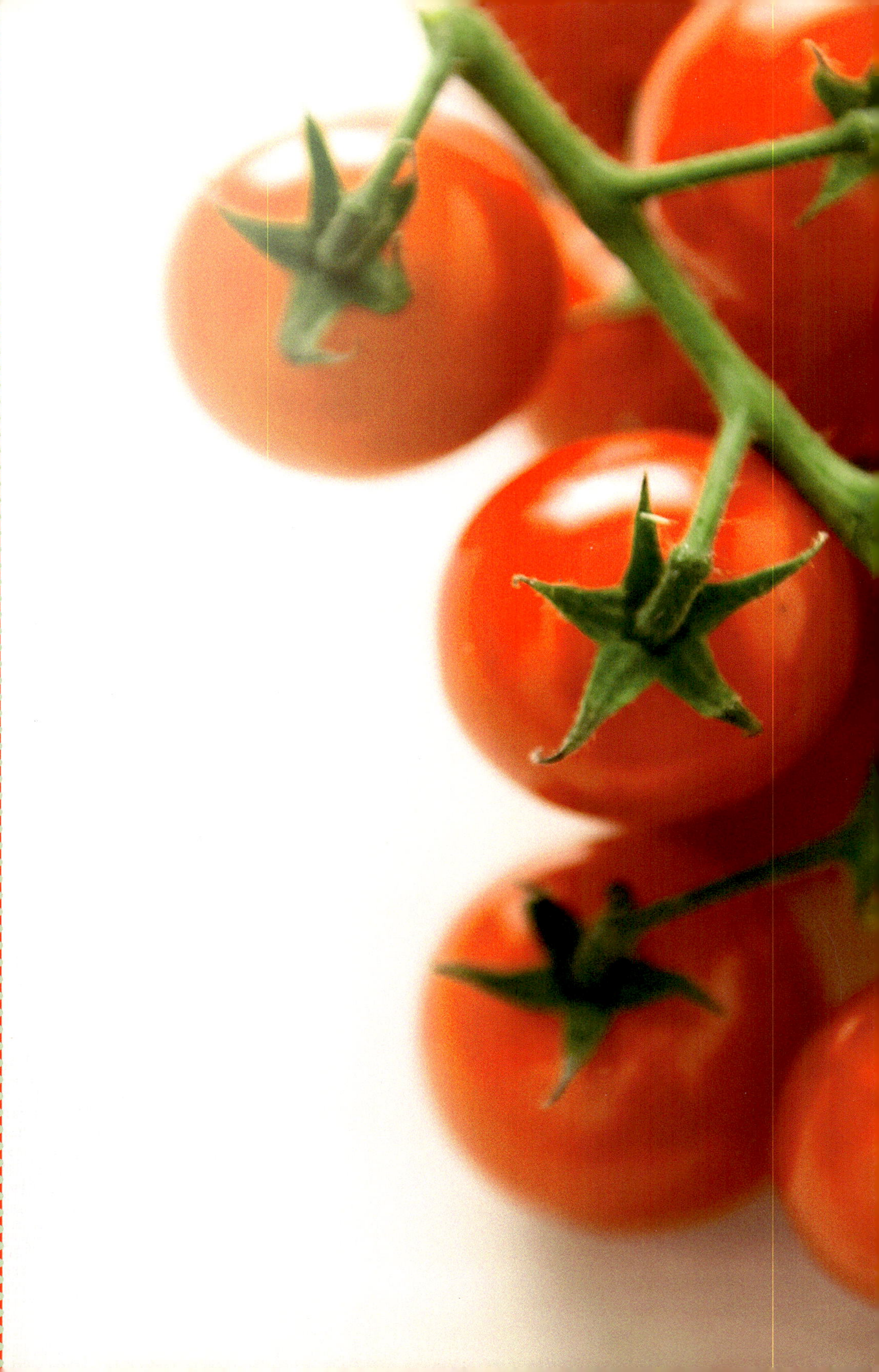

Verswaren boodschappenlijst week 1

Week 1	Ontbijt 1 persoon	Lunch 2 personen	Diner 2 personen
Dag 1	2 eieren 2 tomaten ½ avocado 1 plakje gegrilde achterham	2 struikjes witlof 1 avocado 1 el citroensap 150 – 200 gram kiprollade	500 gram spitskool 1 teentje knoflook rode peper of een theelepel sambal 2 sjalotjes of uitjes 300 gram rundergehakt 1 ei
Dag 2	100 gram kiprollade 2 tomaten	4 eieren 200 – 250 gram voorgesneden boerensoepgroenten	300 gram zalmmoten 1 venkelknol, 200 gram 250 gram winterwortelen 2 el crème fraîche light
Dag 3	3 eieren 2 plakjes (30+) kaas of 2 plakjes ontbijtspek	1/2 teentje knoflook 1 tl citroensap 3 el Parmezaanse kaas of Hollandse (30+) kaas 1 krop groene sla 1 kipfilet van 200 - 250 gram	500 gram zuurkool 1 el crème fraîche light 100 gram vers zuurkoolspek 1 magere rookworst van 250 gram
Dag 4	150 ml magere kwark 1 ei	200 gram zuurkool 1 el crème fraîche light 150 gram casselerrib of gekookte ham in dikke plakken	600 gram voorgesneden Chinese roerbakgroenten 150 gram oesterzwammen 1 kipfilet van ongeveer 300 gram
Dag 5	50 gram ham 2 hardgekookte eieren	70 gram groene sla 4 plakjes bacon 1/2 komkommer 2 tomaten groene kruiden zoals bieslook of peterselie 2 tartaartjes	400 gram vis, bijv. tilapia 300 gram broccoli 100 gram prei 225 gram courgette 1 el dille
Dag 6	1 komkommer 100 gram hüttenkäse (half bakje) 20 gram geraspte (30+) kaas	2 tomaten 1 klein uitje 250 gram champignons 4 eieren 2 el melk	250 gram kipfilet 400 gram voorgesneden soepgroenten 1 kipbouillonblokje selderij of peterselie 2 struikjes witlof 80 gram groene sla ½ bosje radijs 100 gram (1 klein doosje) Boursin met knoflook en kruiden 100 gram rosbief 2 walnoten
Dag 7	2 eieren 1 tomaat 40 gram (30+) kaas	2 courgettes 1 ui 1 teentje knoflook 1 el crème fraîche light peterselie, selderij of bieslook 4 el geraspte Parmezaanse kaas 2 zoute haringen 1 komkommer	2 ongepaneerde schnitzels 50 gram gemengd gehakt 1 ei 200 gram broccoli 250 gram bloemkool

aanvulling voor de partner
rijst, aardappelen, mie of mihoen, meergranen brood

DAG 1 **ONTBIJT**

Omelet met 2 eieren en avocado

1 persoon
20 minuten
2 eieren en 2 tomaten
½ avocado
1 plakje gegrilde achterham
zout en peper
½ el olijfolie
PER PERSOON KH 4 | VV 5 | OVV 28
EIWIT 19 | VEZELS 6 | KCAL 388

1. Klop de eieren los met een beetje zout en peper
2. Snijd de tomaten in dunne plakjes
3. Schil de avocado en snijd het vruchtvlees. Doe de avocadostukjes bij het eimengsel en roer het voorzichtig door
4. Verwarm de olie in een bakpan met antiaanbaklaag en giet het eimengsel erin
5. Leg de tomatenplakjes op het eimengsel
6. Leg de ham daar weer bovenop
7. Laat het geheel langzaam gaar worden in ongeveer 10 minuten

DAG 1 **LUNCH**

Witlofsalade met koude kiprollade

2 personen
10 – 15 minuten
2 struikjes witlof, gewassen en in stukjes gesneden (150 gram)
1 avocado, 1 el citroensap
1 tl azijn, 2 el mayonaise
200 gram kiprollade, zout en peper
PER PERSOON KH 7 | VV 5 | OVV 27
EIWIT 27 | VEZELS 5 | KCAL 424

1. Was de witlof, snijd het bittere gedeelte aan de binnenkant weg en snijd de rest in fijne reepjes
2. Klop de mayonaise los met 1 el water en een 1 tl azijn. Schep deze saus door de witlof
3. Schil de avocado en snijd het vruchtvlees in blokjes. Doe er een beetje zout, peper en 1 el citroensap overheen
4. Snijd de kiprollade in plakken en serveer alles naast elkaar op een bord

TIP: *Je kunt ook een koude varkensrollade of varkensfricandeau bij dit recept gebruiken*

DAG 1 **DINER**

Spitskool met gehaktbal

2 personen
30 – 35 minuten
500 gram spitskool, in reepjes gesneden
1 teentje knoflook, geplet en in stukjes gesneden stukje rode peper, zeer fijngesneden of een theelepel sambal
2 sjalotjes of uitjes, fijngesneden
½ tl karwijzaad (wordt ook kummel genoemd), 1 el olijfolie, 300 gram rundergehakt, 1 el vloeibaar bak-en-braadproduct,
1 ei, 2 el Fibrex of tarwezemelen
peper, zout, chilikruiden, paprikapoeder
1 el Kikkomansaus
PER PERSOON KH 10 | VV 13 | OVV 27
EIWIT 36 | VEZELS 9 | KCAL 545

Gehaktbal

1. Meng het gehakt met Fibrex, ei, peper, zout, chilikruiden of paprikapoeder en een scheutje Kikkomansaus
2. Maak er twee platte gehaktballen van
3. Verhit het bak-en-braadproduct en bak de gehaktballen snel aan beide zijden bruin, temper het vuur en laat ze in ongeveer 20 minuten gaar worden

Spitskool

1. Verwarm de olie en fruit hierin de sjalotjes 3 minuten, voeg daarna de knoflook en rode peper of sambal toe
2. Schep de kool en het karwijzaad erdoor en laat de kool ongeveer 15 minuten zachtjes stoven. Af en toe omscheppen. Als het te droog wordt enkele eetlepels water toevoegen

Partner: gekookte rijst met Kikkomansaus

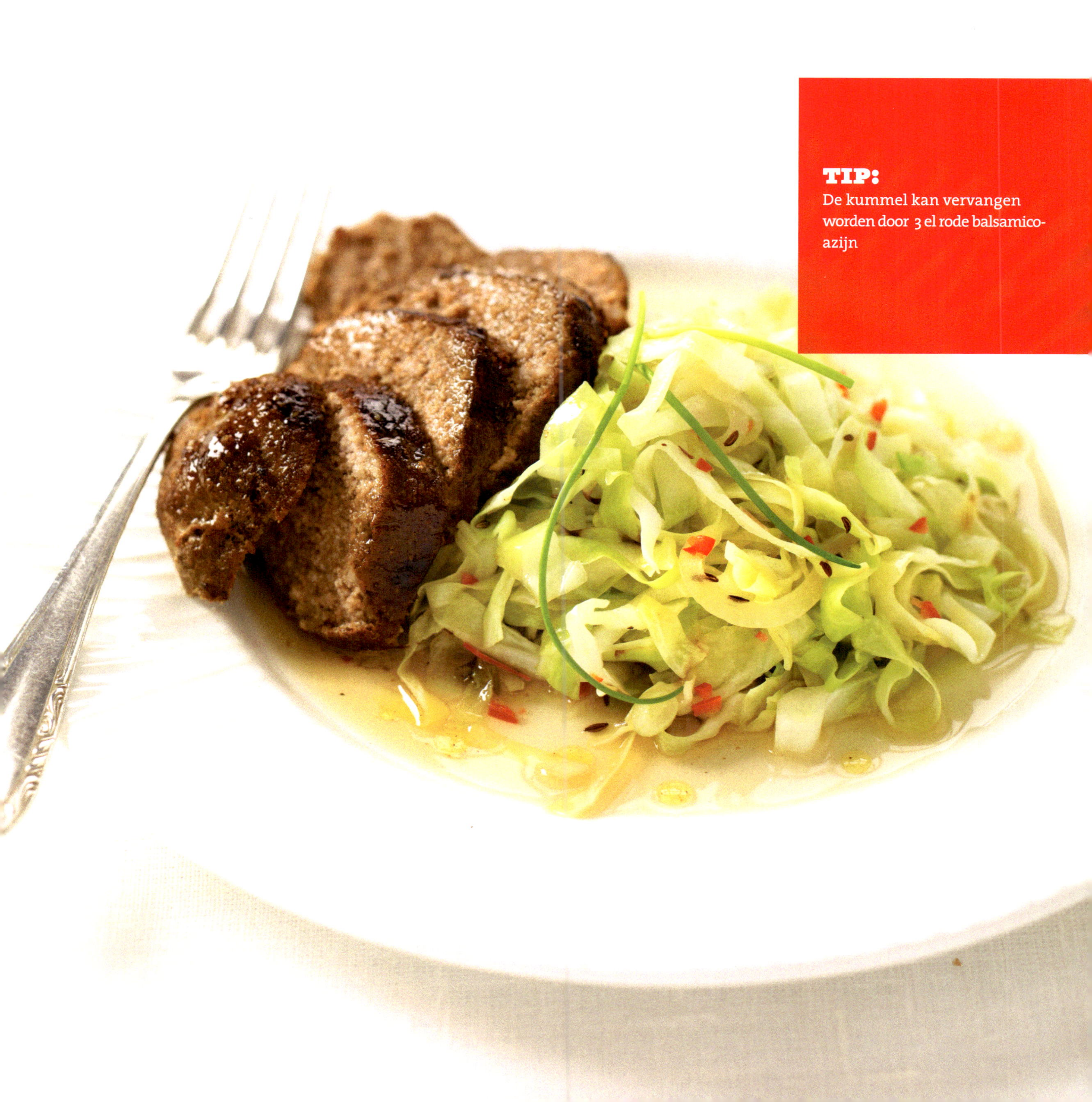

TIP:
De kummel kan vervangen worden door 3 el rode balsamico-azijn

DAG 2 **ONTBIJT**

Koude kiprollade met 2 gebakken tomaten

1 persoon
5 – 10 minuten
100 gram kiprollade
2 tomaten in dikke plakken gesneden
1 tl mosterd, 1 tl mayonaise,
zout en peper
½ el olijfolie
PER PERSOON KH 6 | VV 4 | OVV 12
EIWIT 26 | VEZELS 2 | KCAL 272

1 Snijd de kiprollade in plakken en leg deze op een bord met een theelepel mosterd en een theelepel mayonaise
2 Bak in een klein pannetje de tomatenplakken gedurende enkele minuten in een klein beetje olijfolie
3 Bestrooi ze met zout en peper

DAG 2 **LUNCH**

Boerenomelet

2 personen
10 – 15 minuten
4 eieren
250 gram voorgesneden boerensoep-groenten
peper en zout
1 el olijfolie
PER PERSOON KH 4 | VV 3 | OVV 12
EIWIT 15 | VEZELS 4 | KCAL 209

1 Klop de eieren los met zout en peper
2 Roerbak de soepgroenten in de olijfolie in enkele minuten beetgaar
3 Giet de losgeklopte eieren hierover, schep even door en laat de eieren stollen op matig vuur

DAG 2 **DINER**

Zalm met venkel

2 personen
30 – 35 minuten
300 gram zalmmoten
1 flinke venkelknol, 200 gram
250 gram wortelen
2 el crème fraîche light
1 blikje ansjovis
1 el olijfolie
peper en zout
PER PERSOON KH 7 | VV 6 | OVV 22
EIWIT 33 | VEZELS 6 | KCAL 415

1 Verwarm de oven voor op 200°C
2 Bestrooi de zalmmoten met peper en zout
3 Verdeel een scheutje olijfolie over de bodem van een ovenschaal en leg hierop de zalmmoten
4 Prak 2 ansjovisfilets door de crème fraîche
5 Verdeel de crème fraîche over de zalm
6 Dek de ovenschaal af met aluminiumfolie of bakpapier en laat de vis ongeveer 20 minuten in de oven garen
7 Was intussen de venkelknol, halveer hem en verwijder het harde bodemdeel. Snijd de venkelknol in fijne reepjes
8 Maak de winterwortels schoon en snijd ze in fijne plakjes
9 De venkelreepjes en de wortelplakjes samen in een bodem water aan de kook brengen en in ongeveer 10 minuten beetgaar koken. Op smaak brengen met peper en zout

Partner: witte rijst

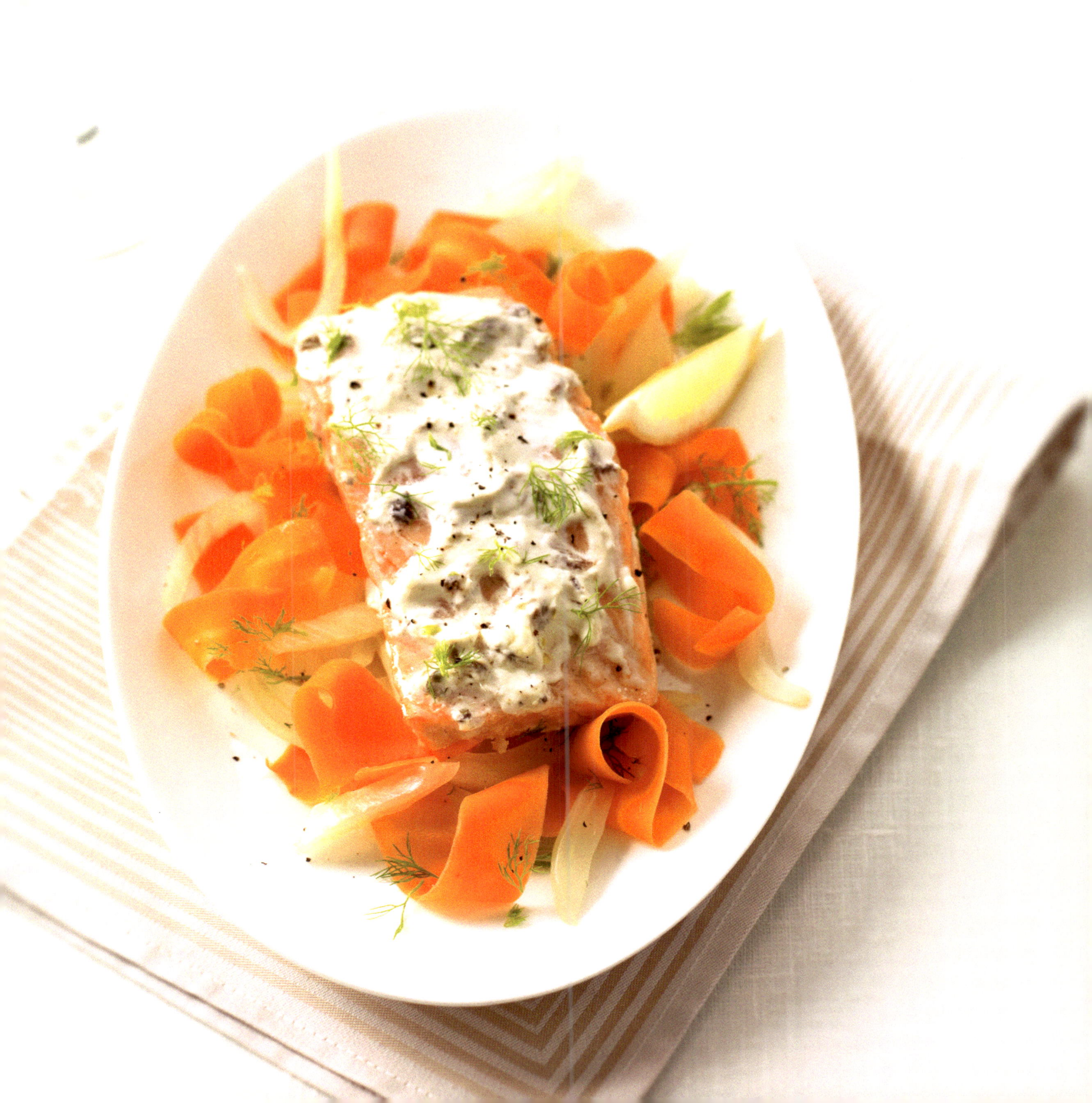

DAG 3 ONTBIJT

Sojapannenkoekjes met kaas of spek

2 personen of voor meerdere dagen
15 – 20 minuten
75 gram sojameel, 3 eieren
125 ml water, zout
1 el vloeibaar bak-en-braadproduct of olie
2 plakken 30+ kaas of 2 plakjes ontbijtspek (20 gram)

EÉN PANNENKOEKJE BEVAT KH 8 | VV 8 | OVV 32 | EIWIT 36 | VEZELS 0 | KCAL 528

1 Klop het sojameel, eieren, water en zout door elkaar
2 Laat de olie in de pan heet worden en schep een deel van het beslag over de bodem
3 Laat een kant gaar worden, draai de pannenkoek om en leg er spek of kaas over. Leg een deksel op de pan om de kaas mooi te laten smelten

TIP: *Helft van het deeg mengen met geraspte kaas en andere helft van het deeg mengen met kaneel voor wat smaakafwisseling*

DAG 3 LUNCH

Groene salade met ansjovis en lauwwarme kip

2 personen
20 – 25 minuten
½ teentje knoflook, 2 el mayonaise
1 ansjovisfilet uit blik afgespoeld
1 tl citroensap, ½ tl worcestersaus
2 el olijfolie, 3 el Parmezaanse kaas of Hollandse (30+) kaas
½ krop groene sla, gewassen en gedroogd
1 kipfilet van 200 gram

PER PERSOON KH 2 | VV 6 | OVV 18 | EIWIT 30 | VEZELS 0 | KCAL 345

1 Kruid de kipfilet met zout en peper.
2 Bak de halve kipfilet goed gaar in 1 eetlepel olie in een grillpan of een gewone koekenpan
3 Pureer met een vork de ansjovisfilet met de mayonaise, citroensap en worcestersaus
4 Voeg een half teentje knoflook toe, zeer fijngesneden of uit de knoflookpers. Doe hierbij 1 el olijfolie en klop dit tot een sausje
5 Leg de gewassen slablaadjes op een bord en verdeel hier de saus over
6 Snijd de kipfilet in reepjes en leg ze naast de salade op het bord. Strooi als laatste de Parmezaanse kaas erover

DAG 3 DINER

Zuurkool met zuurkoolspek en rookworst

2 personen
30 – 35 minuten
500 gram zuurkool
1 el crème fraîche light
1 el paprikapoeder
100 gram vers, mager zuurkoolspek
1 magere rookworst (250 gram), de helft bewaren voor de lunch van dag 4

PER PERSOON KH 6 | VV 10 | OVV 18 | EIWIT 20 | VEZELS 9 | KCAL 350

1 Leg het verse zuurkoolspek op de zuurkool
2 Kook de zuurkool samen met het zuurkoolspek in een klein laagje water in ongeveer 30 minuten gaar
3 In een andere pan de rookworst intussen in een laagje water leggen en het water ongeveer 15 - 20 minuten tegen de kook aanhouden
4 Haal het zuurkoolspek uit de pan en snijd het in dikke plakken
5 Giet de zuurkool af, doe het terug in de pan en meng de crème fraîche en de paprika-poeder erdoor
6 Verdeel de zuurkool over twee borden, leg de plakken zuurkoolspek erover en per persoon een kwart van de rookworst

Partner: gekookte aardappelen

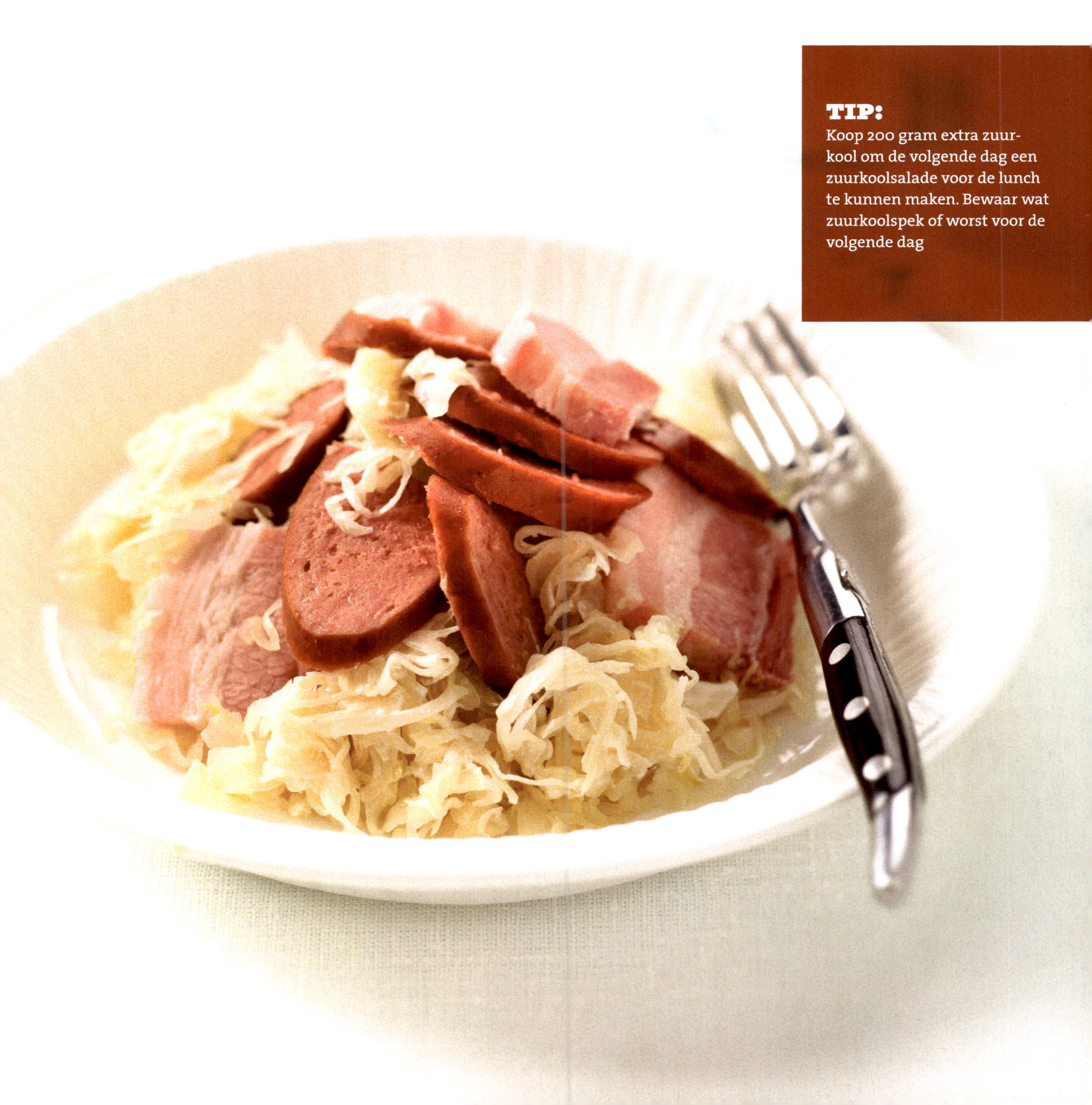

TIP:
Koop 200 gram extra zuurkool om de volgende dag een zuurkoolsalade voor de lunch te kunnen maken. Bewaar wat zuurkoolspek of worst voor de volgende dag

DAG 4 **ONTBIJT**

Magere kwark en 1 ei

1 persoon
6 – 8 minuten
150 ml magere kwark
tarwezemelen (ongezoet, zonder rozijnen of nootjes) of Fibrex
1 ei
PER PERSOON KH 7 | VV 2 | OVV 4
EIWIT 23 | VEZELS 2 | KCAL 176

1. Doe 150 ml kwark in een schaaltje
2. Voeg hier 1 eetlepel zemelen of Fibrex bij en roer dit goed door
3. Eet er een gekookt of geroerbakt eitje bij

TIP: *Zemelen of Fibrex bevorderen een goede stoelgang. Het is wel belangrijk om voldoende te drinken als er zemelen of Fibrex worden genuttigd*

DAG 4 **LUNCH**

Zuurkoolsalade met casselerrib

2 personen
5 – 10 minuten
200 gram ongekookte zuurkool
2 el mayonaise
1 tl cajunkruiden of paprikapoeder
1 el crème fraîche light
150 gram casselerrib in 2 dikke plakken
PER PERSOON KH 5 | VV 3 | OVV 10
EIWIT 18 | VEZELS 3 | KCAL 203

1. Roer de cajunkruiden en crème fraîche door de mayonaise
2. Meng dit sausje door de (rauwe) zuurkool. De zuurkool kan met 2 vorken wat uit elkaar gehaald worden om het mengen te vergemakkelijken
3. Naar smaak de casselerrib in reepjes erdoor mengen of als plak ernaast serveren

TIP: *Als er van dag 3 nog wat rookworst en/of zuurkoolspek over is, kan dit gebruikt worden in plaats van casselerrib*

DAG 4 **DINER**

Chinese roerbakgroenten, oesterzwammen en kipfilet

2 personen
20 minuten
600 gram voorgesneden Chinese roerbakgroenten
150 gram oesterzwammen
1 kipfilet van ongeveer 300 gram
1 el olijfolie, zout en peper
1 tl vijfkruidenpoeder of kerrie
1 el roomboter
PER PERSOON KH 13 | VV 5 | OVV 9
EIWIT 43 | VEZELS 11 | KCAL 347

1. Snijd de kipfilet in reepjes en kruid dit met zout, peper en vijfkruidenpoeder of kerrie
2. Bak de kipfilet in olijfolie in ongeveer 10 minuten gaar. Van tijd tot tijd omscheppen
3. In een andere bakpan de Chinese groenten in olijfolie 5 – 10 minuten roerbakken
4. De oesterzwammen schoonvegen en de dikke stelen in de lengte insnijden
5. Bak de oesterzwammen aan beide kanten lichtbruin en gaar in roomboter. Dit duurt slechts enkele minuten
6. Kruiden met peper en zout
7. Meng het geheel door elkaar

Partner: mie of mihoen

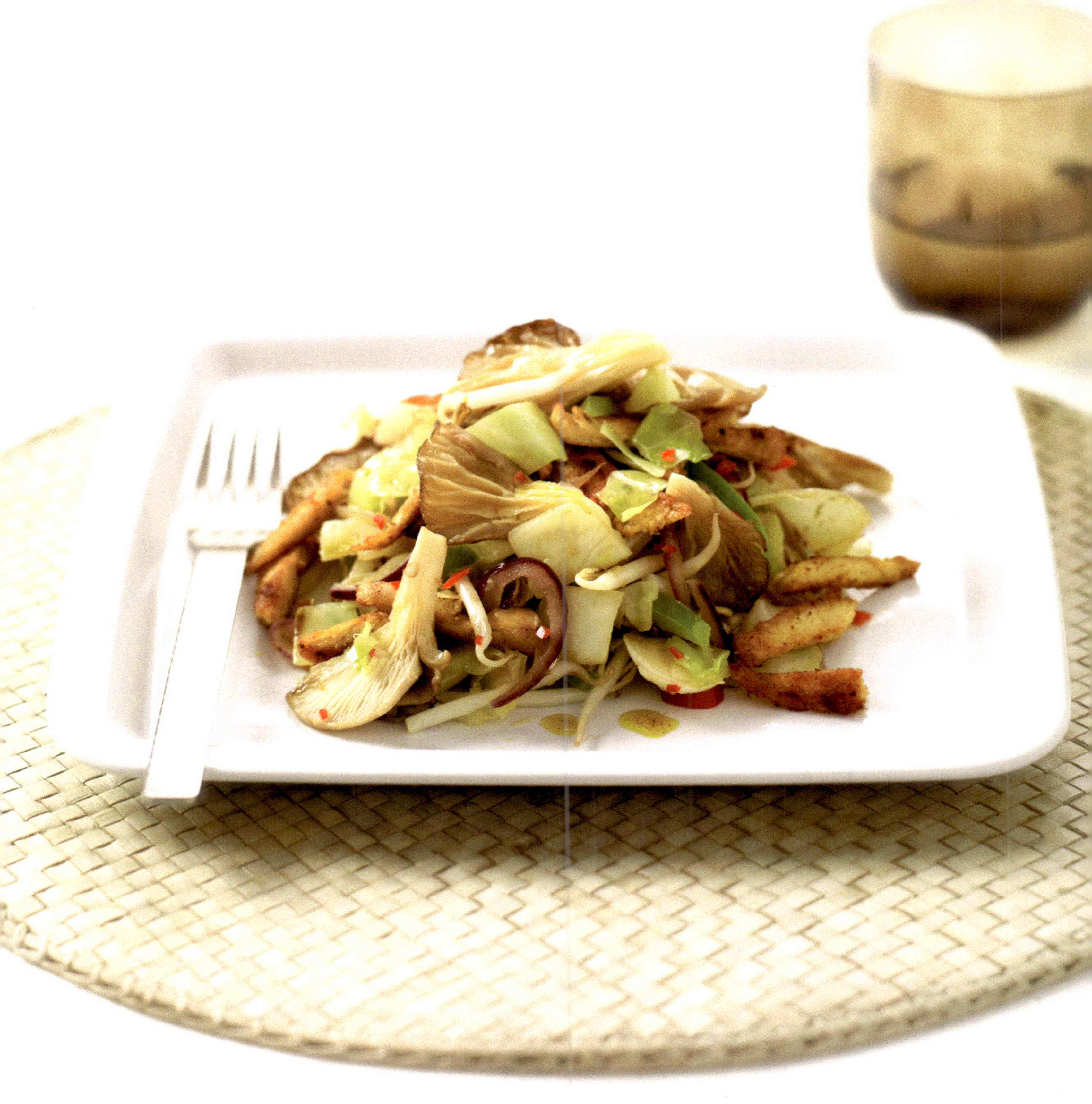

DAG 5 **ONTBIJT**

Ham en eieren

1 persoon
5 – 8 minuten
50 gram ham, 5 plakjes
2 hardgekookte eieren
1 el mayonaise
peper
PER PERSOON KH 1 | VV 5 | OVV 25
EIWIT 22 | VEZELS 0 | KCAL 360

1 Snijd de hardgekookte eieren in plakjes en schep er een eetlepel mayonaise op
2 Serveer de eieren met 5 plakjes ham. Er hoeft geen extra zout bij
3 Strooi er voor wat extra smaak een beetje versgemalen peper over

DAG 5 **LUNCH**

Groene sla met rundertartaartjes

2 personen
25 – 30 minuten
70 gram groene sla, gewassen en fijn gescheurd
4 plakjes bacon, krokant gebakken
½ komkommer in plakjes (100 gram)
2 tomaten in schijfjes, 4 el olijfolie
1 el azijn of citroensap , 1 tl mosterd
groene kruiden zoals bieslook of peterselie
2 tartaartjes, peper en zout
PER PERSOON KH 2 | VV 5 | OVV 17
EIWIT 23 | VEZELS 2 | KCAL 303

1 Maak een dressing door 3 el olijfolie, 1 el azijn of citroensap en een ½ tl mosterd met een vork of kleine garde stevig door elkaar te kloppen
2 Smeer de tartaartjes aan beide zijden in met mosterd en bak ze in een el olijfolie. Bak ze enkele minuten om en om. Daarna peper en zout erover
3 Verdeel de salade over twee borden. Leg de tomaten en komkommerplakjes erop en giet de dressing erover
4 Bak de plakjes bacon in een hete bakpan in de vetrestjes van de tartaartjes snel krokant
5 Leg de gebakken bacon op de salade en het tartaartje ernaast

DAG 5 **DINER**

Tilapia met broccoli, prei en courgette

2 personen
25 – 30 minuten
400 gram vis, bv. tilapiafilet
300 gram broccoli
100 gram prei
225 gram courgette
1 el dille
2 el olijfolie, zout en peper
PER PERSOON KH 10 | VV 4 | OVV 13
EIWIT 44 | VEZELS 7 | KCAL 366

1 Maak de groenten schoon en snijd ze in stukjes
2 Breng een laagje water met zout aan de kook, voeg de groenten toe en kook ze ongeveer 10 minuten
3 Kruid de vis met peper en zout
4 Verwarm intussen 2 el olijfolie in een bakpan en bak de vis om en om gaar in ongeveer 10 minuten
5 Strooi wat fijngesneden dille over de vis

Partner: 2 – 3 gekookte aardappels

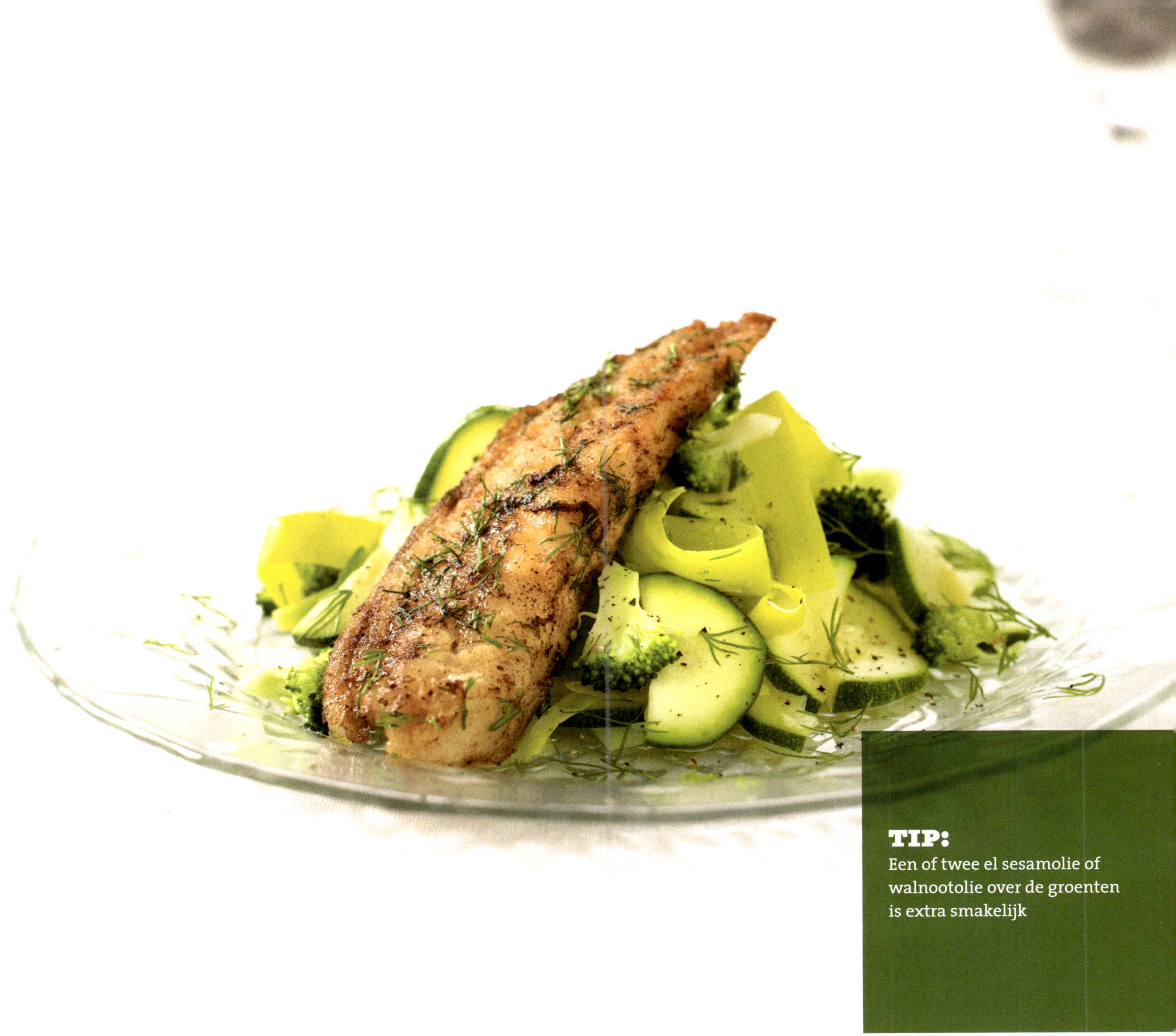

TIP:
Een of twee el sesamolie of walnootolie over de groenten is extra smakelijk

DAG 6 ONTBIJT

Komkommer met hüttenkäse

1 persoon
20 – 25 minuten
1 komkommer
100 gram hüttenkäse (half bakje)
20 gram geraspte (30+) kaas
PER PERSOON KH 5 | VV 5 | OVV 3
EIWIT 19 | VEZELS 2 | KCAL 164

1 Verwarm de oven tot 175°C
2 Schil de komkommer en snijd de komkommer in stukken van ca 5 cm. Hol deze stukken uit maar laat een kleine bodem over.
3 Vul de komkommerstukken met hüttenkäse en rasp er eventueel wat pittige kaas overheen
4 Doe dit in een ovenschaaltje en zet het 10 – 15 minuten in een oven van 175°C

Dit kan ook met tomaten, gebruik dan 2 tomaten

DAG 6 LUNCH

Omelet met tomaat en champignons

2 personen
25 – 30 minuten
2 tomaten, 1 klein uitje
250 gram champignons
½ tl tijm, 4 eieren, 2 el melk
peper, zout, 1 el olijfolie
PER PERSOON KH 3 | VV 3 | OVV 12
EIWIT 16 | VEZELS 3 | KCAL 210

1 Was de tomaten en snijd ze in blokjes
2 Pel de ui en snipper hem fijn
3 Veeg de champignons schoon en snijd ze in plakjes
4 Fruit de uitjes in olie gedurende een minuutje, bak daarna de champignons mee. Als deze bijna gaar zijn de tomatenstukjes toevoegen en een halve theelepel tijm erover strooien. Bak dit samen nog even door
5 Klop de eieren los met de melk en wat peper en zout
6 Verhit olijfolie in een grote koekenpan en giet de losgeklopte eieren in de pan. Temper het vuur en bak de omelet tot de onderkant goed gestold en lichtbruin is
7 Laat de omelet op een voorverwarmd bord glijden, schep het groentemengsel erop, vouw de omelet dubbel en snijd hem doormidden

DAG 6 DINER

Kippengroentesoep en rosbiefsalade

2 personen
30 – 35 minuten
Soep, *250 gram kipfilet*
400 gram voorgesneden soepgroenten
½ liter water, 1 (kip)bouillonblokje
selderij of peterselie
PER PERSOON KH 8 | VV 1 | OVV 2
EIWIT 33 | VEZELS 7 | KCAL 196

1 Zet de hele kipfilet op in een ½ liter koud water en doe er een bouillonblokje bij
2 Breng dit aan de kook en voeg de soepgroenten toe
3 Laat dit ongeveer 15 – 20 minuten zachtjes koken
4 Haal de kipfilet uit de bouillon, snijd hem in kleine stukjes en voeg deze weer toe aan de bouillon
5 Haal de pan van het vuur en strooi er wat fijngeknipte selderij of peterselie over

Witlofsalade met rosbief

Witlofsalade met rosbief
2 personen, 15 – 20 minuten
2 struikjes witlof, gewassen en in stukjes gesneden, 80 gram groene sla, ½ bosje radijs, in plakjes gesneden, 2 el mayonaise, 2 el water, 100 gram (1 klein doosje) Boursin met knoflook en kruiden, 100 gram rosbief, 2 walnoten, in stukjes

1 Meng driekwart van de Boursin samen met 1 el mayonaise en 1 tl water tot een dressing
2 Schep de fijngesneden witlof en groene sla om met deze dressing
3 Leg de radijsjes, de walnoten en de rosbiefplakjes op de witlof en groene salade

PER PERSOON KH 8 | VV 14 | OVV 21 | EIWIT 18 | VEZELS 3 | KCAL 412
SOEP EN WITLOF PER PERSOON KH 16 | VV 15 | OVV 23 | EIWIT 51 | VEZELS 10 | KCAL 608

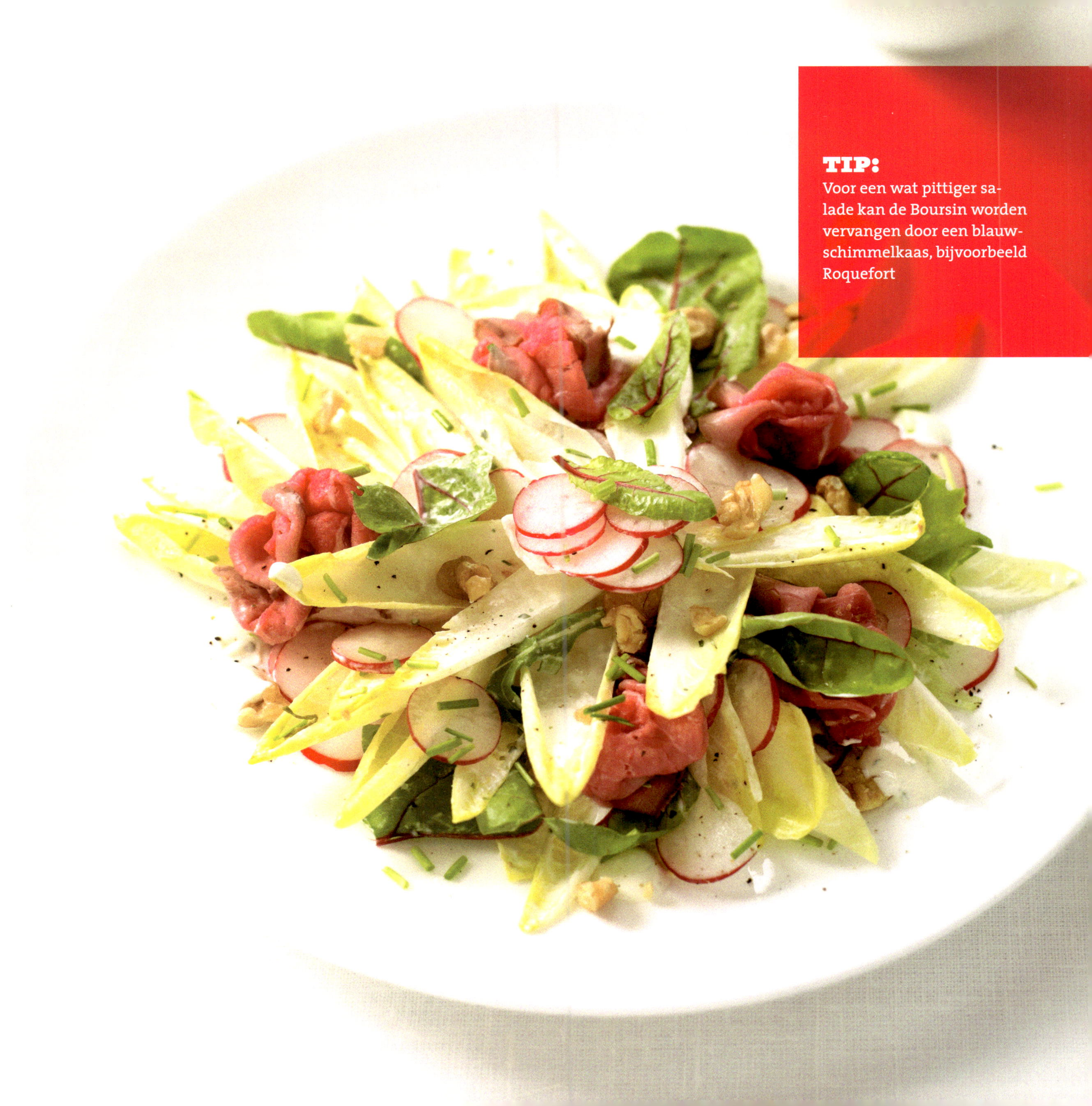

TIP:
Voor een wat pittiger salade kan de Boursin worden vervangen door een blauwschimmelkaas, bijvoorbeeld Roquefort

DAG 7 ONTBIJT

Omelet met kaas en tomaat

1 persoon, 10 – 15 minuten
2 eieren, 1 tomaat in plakjes gesneden 40 gram (30+) kaas in plakken , peper, zout, ½ el olijfolie, PER PERSOON KH 1 | VV 8 OVV 14 | EIWIT 25 | VEZELS 1 | KCAL 300

1 Klop de eieren los met peper en zout
2 Verhit de olijfolie en giet het eimengsel hierin
3 Leg er direct de plakjes tomaat op en daarover de 2 plakken kaas
4 Plaats de deksel op de pan en laat het ei op een matig vuur stollen en de kaas smelten

DAG 7 LUNCH

Courgettesoep en haringsalade

2 personen, 20 – 25 minuten
2 courgettes, gewassen en in plakjes of blokjes gesneden, 1 bouillonblokje, ½ liter water, 1 ui, gepeld en fijn gesnipperd, 1 el olijfolie1, teentje knoflook 1 el crème fraîche light, 1 el gehakte peterselie, selderij of bieslook 4 el geraspte Parmezaanse kaas 2 zoute haringen, 1 komkommer, gewassen, geschild en in schijfjes gesneden.
COURGETTESOEP PER PERSOON KH 6 | VV 5 OVV 7 | EIWIT 12 | VEZELS 2 | KCAL 185
HARING EN KOMKOMMER PER PERSOON KH 2 | VV 2 OVV 5 | EIWIT 15 | VEZELS 1 KCAL 134 SOEP, HARING EN KOMKOMMER PER PERSOON KH 8 | VV 7 OVV 12 | EIWIT 27 VEZELS 3 | KCAL 319

1 Breng het water aan de kook met een bouillonblokje
2 Bak de gesnipperde ui in 1 el olijfolie. Knijp er een teentje knoflook boven uit als de ui zacht is en goudbruin
3 Voeg de courgetteplakjes toe en bak alles samen even door
4 Doe de gebakken groenten in de hete bouillon en laat het samen garen in ongeveer 10 minuten
5 Maak van het vuur af de soep fijn met een staafmixer
6 Serveer de haringen met de schijfjes komkommer op een apart bord
7 Serveer de soep in een diep bord, leg per bord in het midden een ½ el crème fraîche, doe daarop een ½ el peterselie, bieslook of selderij en strooi ten slotte de geraspte Parmezaanse kaas eromheen

TIP: *In plaats van Parmezaanse kaas kan ook Hollandse (30+) kaas gebruikt worden. Snijd bijvoorbeeld een dikke plak, leg die op de soep en zet dit onder een voorverwarmde grill tot de kaas gesmolten is. Strooi dan de kruiden er pas over*

DAG 7 DINER

Twentse rolletjes met bloemkool en broccoli

2 personen, 45 – 55 minuten
2 ongepaneerde schnitzels, 50 gram gemengd gehakt, ½ ei, zout, peper en tijm 3 el Fibrex, keukengaren of cocktailprikkers, 1 tl bouillonpoeder, 100 ml water, 1 laurierblaadje, 1 el vloeibaar bak-en-braadproduct, 200 gram broccoli 250 gram bloemkool , 1 el sesamolie
PER PERSOON KH 9 | VV 6 | OVV 18 EIWIT 42 | VEZELS 10 | KCAL 408

1 Sla met de platte kant van een groot mes de schnitzels extra plat of vraag de slager om dit te doen
2 Meng het gehakt met peper, zout, een ½ ei en Fibrex
3 Verdeel dit mengsel over de uitgespreide schnitzels
4 Rol de schnitzels op en bind ze vast met keukengaren of prik ze vast met cocktailprikkers.
5 Bak de rolletjes aan alle kanten bruin in 1 el bak-en-braadproduct
6 Voeg water met een tl bouillonpoeder of een half bouillonblokje en 1 tl tijm toe. Doe er een laurierblaadje bij
7 Leg een deksel op de pan en laat het geheel ongeveer 35 - 40 minuten zachtjes sudderen. Let op dat het niet droogkookt, dan eventueel wat water toevoegen
8 Intussen bloemkool en broccoli in kleine roosjes verdelen en samen in ongeveer 7 – 9 minuten gaarkoken in een klein beetje water met zout
9 Afgieten en 1 el sesamolie erover verdelen

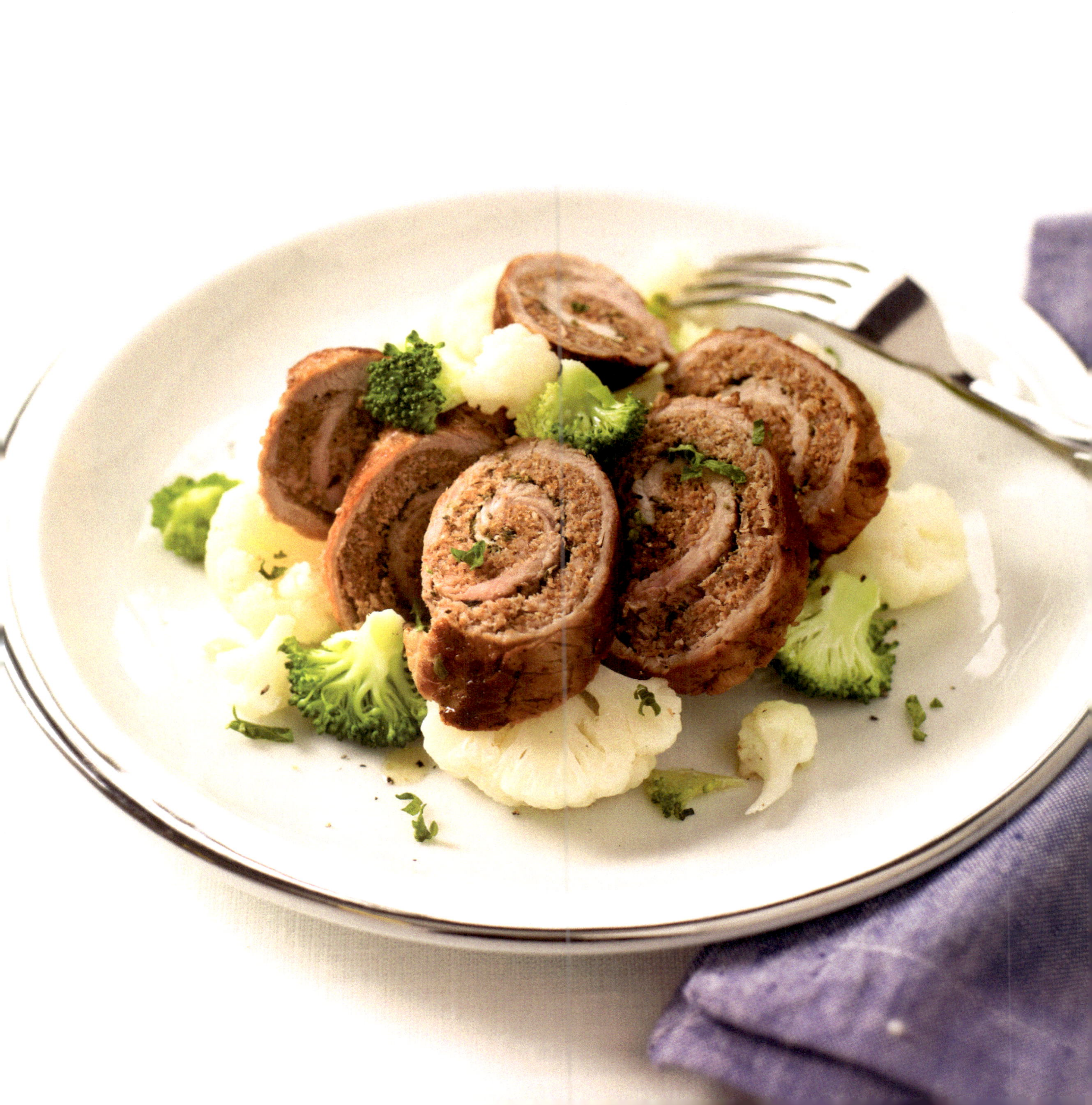

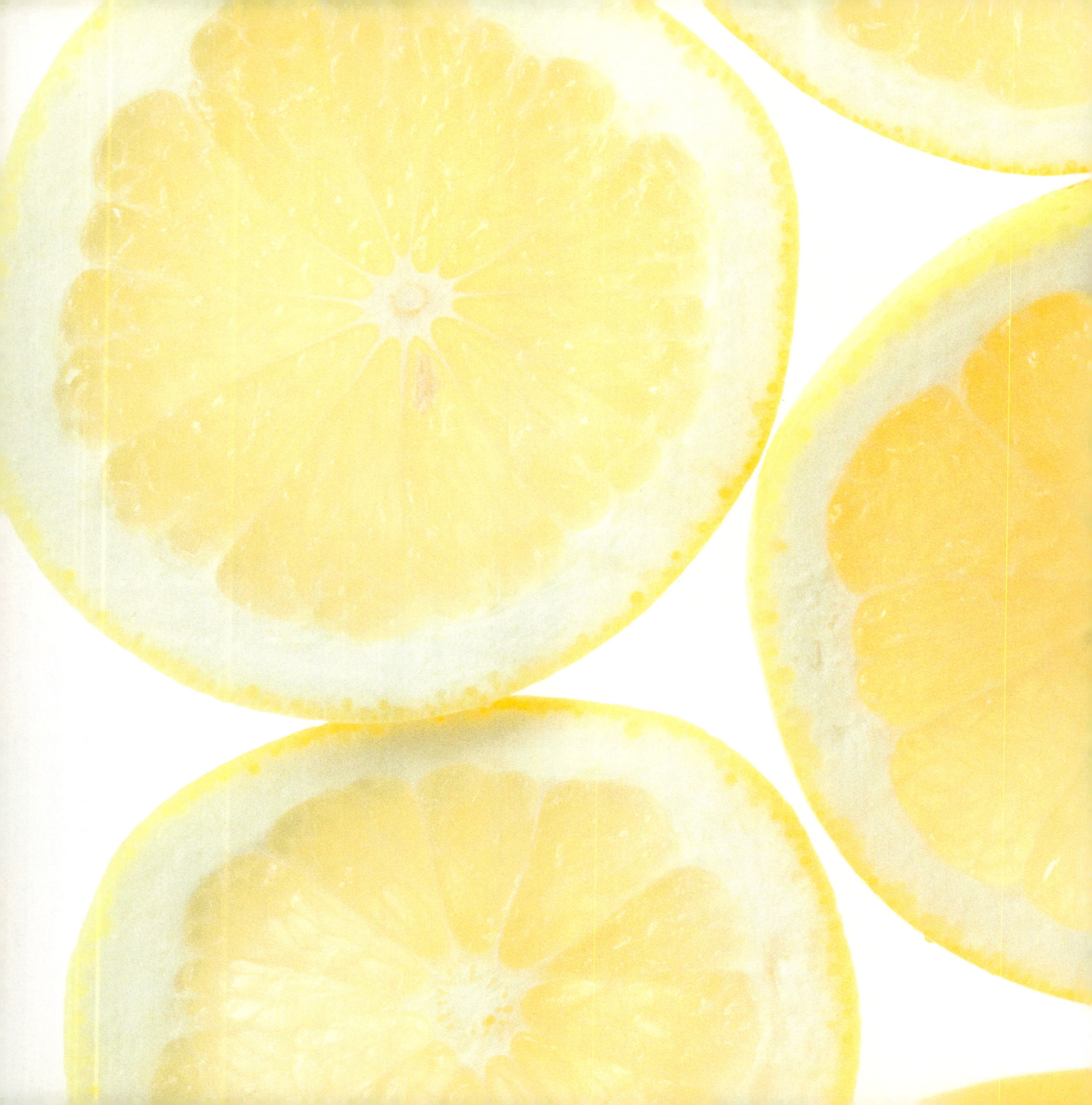

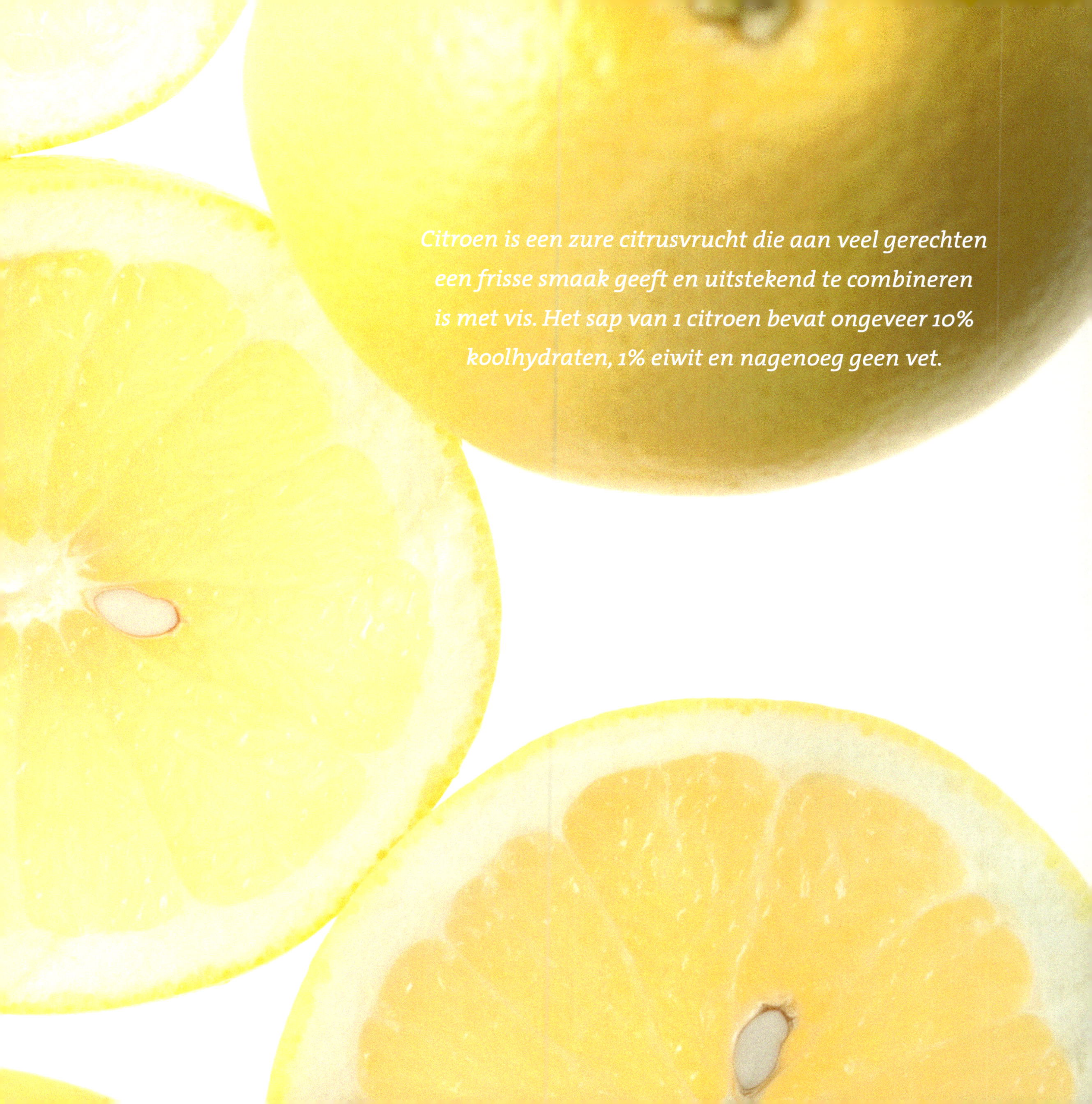

Citroen is een zure citrusvrucht die aan veel gerechten een frisse smaak geeft en uitstekend te combineren is met vis. Het sap van 1 citroen bevat ongeveer 10% koolhydraten, 1% eiwit en nagenoeg geen vet.

boodschappenlijstje

Voorraadkast week 2

bouillonbasis of bouillonblokjes
Fibrex *of tarwezemelen
gist, zakjes
kerrie
mayonaise light
mierikswortel, potje
mosterd
nootmuskaat
olijfolie
peper
Provençaalse of Italiaanse kruiden
roomboter
sojameel*
tijm
tonijn naturel, blikje
vloeibaar bak-en-braadproduct
wijnazijn, rode
zout

*deze zijn te koop in de natuurwinkel
Alle andere producten zijn in de supermarkt te koop

Materialen week 2

aluminiumfolie
blender
cakevorm
citruspers
ovenschaal

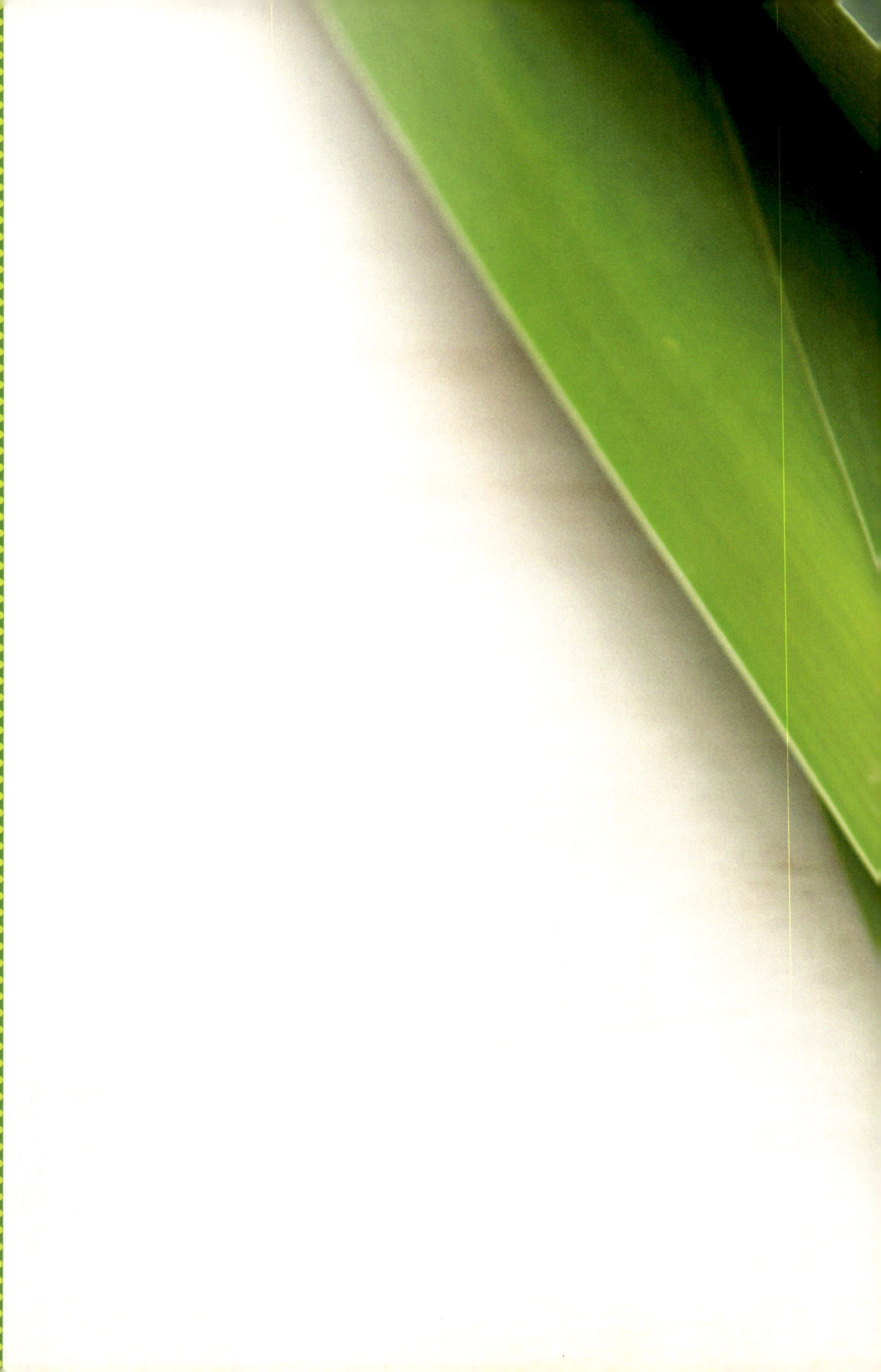

VERSWAREN BOODSCHAPPENLIJST WEEK 2

Week 2	Ontbijt 1 persoon	Lunch 2 personen	Diner 2 personen
Dag 8	3 eieren 2 plakjes kaas of 2 plakjes ontbijtspek	3 grote uien 2 el geraspte (30+) kaas 2 sojapannenkoekjes overgebleven van het ontbijt dag 8	300-400 gram zalmmoten 60 - 70 ml (half bekertje) crème fraiche light 1 kilo verse spinazie
Dag 9	1 el slagroom of sojaroom 2 eieren 1 el geraspte (30+) kaas	70 gram sla, bijv. little gem, rucola of ijsbergsla 6 cherrytomaatjes 100 gram jonge geitenkaas, bv. Bettine Blanc 2 walnoten	1 kilo andijvie 100 gram hüttenkäse (half bakje) 50 gram Mon Chou (half pakje) 1 ei 500 gram fricandeau
Dag 10	150 ml magere kwark 1 ei	1 aubergine 100 gram (30+) kaas 1 teen knoflook 2 tomaten	2 karbonaden of de rest van de fricandeau van dag 9 6 struikjes witlof 4 – 6 el geraspte Parmezaanse kaas of (30+) kaas 4 el sojaroom ½ glas melk 1 komkommer
Dag 11	1 courgette 100 gram hüttenkäse (half bakje) 20 gram (30+) kaas	1 gestoomde makreel 50 gram roomkaas, bijv. Mon Chou peterselie of selderij 1 el citroensap 2 tomaten 150 gram verse spinazie	100 gram roomkaas, bv. Mon Chou 250 gram kipfilet 50 gram Gorgonzola, of geraspte 30+kaas 2 courgettes 200 gram broccoli 2 tomaten
Dag 12	100 gram kipfilet, vleeswaren 2 tomaten 1 klein uitje	200 gram witte kool 150 gram ham in blokjes 250 gram champignons 1 el sojaroom	400 gram witte vis (bijv. tilapia, pangasius, kabeljauw) 500 gram venkelknollen 1 citroen 2 tomaten of 6 kerstomaatjes bieslook evt. wat knoflook
Dag 13	2 eieren 2 tomaten 1 tl bieslook	1 komkommer 100 gram taugé ½ limoen of citroen 1 tomaat	500 gram voorgesneden Italiaanse roerbakgroenten 400 gram shoarmareepjes 3 el magere yoghurt 1 teentje knoflook
Dag 14	½ bolletje mozzarella 1 tomaat 1 ei	600 gram voorgesneden Italiaanse groenten 100 gram salami in dikke plakken 2 el geraspte (30+) kaas	300 gram biefstuk 400 gram sperziebonen of snijbonen 250 gram champignons

aanvulling voor de partner
aardappelen, rijst, macaroni, shoarmabroodjes, krieltjes

DAG 8 **ONTBIJT**

Sojapannenkoekjes met kaas of spek

2 personen of voor meerdere dagen
15 – 20 minuten
75 gram sojameel
3 eieren
125 ml water
zout
vloeibaar bak-en-braadproduct of olie
2 plakken (30+) kaas of 2 plakjes ontbijtspek (20 gram)
EÉN PANNENKOEKJE BEVAT KH 8 | VV 8
OVV 32 | EIWIT 36 | VEZELS 0 | KCAL 528

1 Klop de eieren, het sojameel en water en zout door elkaar
2 Laat de olie in de pan heet worden en schep een deel van het beslag over de bodem
3 Laat een kant gaar worden, draai de pannenkoek om en verdeel er spek of kaas over. Leg de deksel op de pan om de kaas mooi te laten smelten

DAG 8 **LUNCH**

Uiensoep met sojapannenkoekjes

2 personen
20 – 25 minuten
½ liter water, 1 bouillonblokje
3 grote uien, in snippers of dunne schijven gesneden
peper, 2 el olijfolie
½ tl tijm, 2 el geraspte 30+ kaas
1 sojapannenkoekje overgebleven van het ontbijt
INCLUSIEF ÉÉN SOJAPANNENKOEKJE
PER PERSOON KH 9 VV 8 | OVV 26 | EIWIT 22
VEZELS 1 | KCAL 422

1 Bak in een soeppan de gesnipperde ui met een ½ tl tijm en wat peper in 2 el olijfolie tot de ui zacht is
2 Voeg een halve liter water en een bouillonblokje toe en breng het samen aan de kook
3 Laat de soep met het deksel op de pan 10 minuten zachtjes koken
4 Schep de soep in 2 soepkommen en strooi er geraspte kaas over
5 Serveer de sojapannenkoekjes erbij

TIP: *Met een teentje knoflook wordt de soep extra geurig en smakelijk*

DAG 8 **DINER**

Gebakken zalm met mierikswortelsaus en spinazie

2 personen
20 –25 minuten
300 - 400 gram zalmmoten
1 tl mierikswortelsaus (potje supermarkt)
60 - 70 ml (half bekertje) crème fraîche light, zout en peper, nootmuskaat, olijfolie
2-3 el Fibrex, 2 el olijfolie
1 kilo verse spinazie
PER PERSOON KH 8 | VV 9 | OVV 30
EIWIT 47 | VEZELS 14 | KCAL 571

1 Spinazie grondig wassen en met een klein laagje water opzetten op een halfhoog vuur
2 Spinazie laten slinken, af en toe omscheppen en gaar laten worden in ongeveer 10 minuten. In een vergiet goed laten uitlekken en er 2 – 3 el Fibrex door mengen. Dit bindt enigszins het vocht van de spinazie. Kruiden met zout en nootmuskaat
3 Intussen de zalmmoten 5 minuten aan elke kant in 2 el olijfolie bakken. Kruiden met peper en zout
4 Maak een sausje van de crème fraîche met 1 tl mierikswortel. Deze is vrij scherp en zeer geurig, naar smaak dus meer of minder door de crème fraîche roeren. Eventueel wat zout of citroensap toevoegen. De saus kan op of naast de vis geserveerd worden

Partner: gekookte aardappelen met wat extra mierikswortelsaus

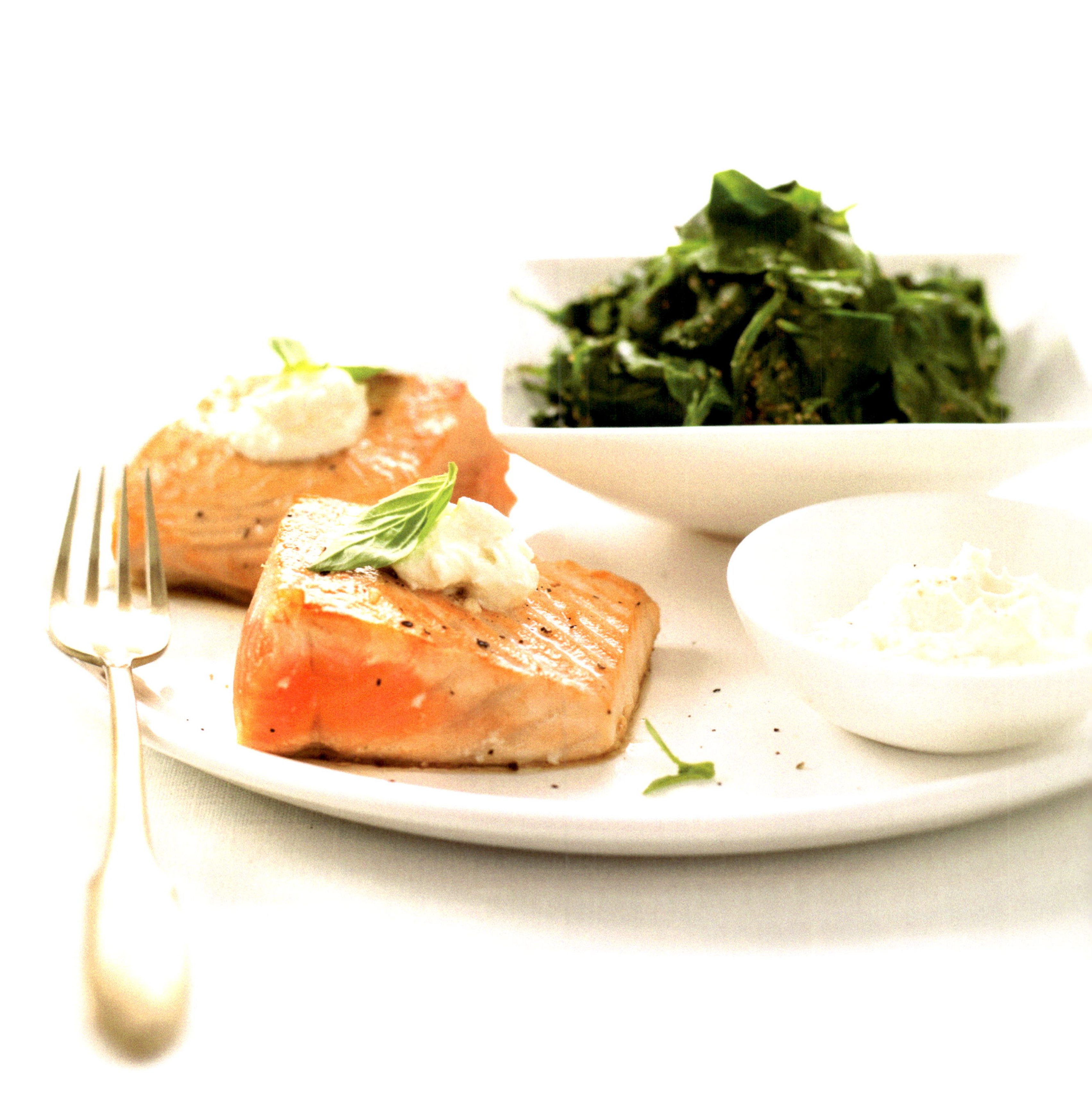

DAG 9 ONTBIJT

Tomaten met hüttenkäse

1 persoon
20 – 25 minuten

2 tomaten
100 gram hüttenkäse (half bakje)
20 gram geraspte (30+) kaas

PER PERSOON KH 5 | VV 5 | OVV 3
EIWIT 19 | VEZELS 2 | KCAL 164

1 Verwarm de oven tot 175°C
2 Snijd de tomaten doormidden en haal het middengedeelte en het vocht eruit
3 Vul de tomaten met hüttenkäse en rasp er eventueel wat pittige kaas doorheen
4 Doe ze in een ovenschaaltje en zet dit 10 – 15 minuten in de oven

DAG 9 LUNCH

Salade met geitenkaas, tomaat en walnoot

2 personen
10 – 15 minuten

70 gram gewassen en fijn gescheurde sla, bijv. little gem, rucola of ijsbergsla
6 cherrytomaatjes
100 gram jonge geitenkaas, bv. Bettine Blanc , 2 walnoten, 3 el olijfolie
1 el rode wijnazijn of citroensap
zout en peper

PER PERSOON KH 2 | VV 8 | OVV 20
EIWIT 9 | VEZELS 1 | KCAL 285

1 Klop een dressing van de olijfolie en wijnazijn of citroensap en breng het op smaak met wat zout en peper
2 Leg de geitenkaas op een vuurvast bordje en grill deze kort tot hij warm en zacht is
3 Verdeel de sla over twee borden en giet er de dressing over
4 Leg de warme geitenkaas op de salade, verkruimel er per persoon een walnoot over en leg er drie doormidden gesneden cherrytomaatjes bij

DAG 9 DINER

Andijvieschotel met hüttenkäse en fricandeau

2 personen
30 minuten oventijd en 45 minuten sudderen

1 kilo andijvie, fijngesneden
100 gram hüttenkäse (half bakje)
50 gram (half pakje) Mon Chou
peper en zout, 1 ei

Varkensfricandeau
2 personen

500 gram fricandeau, een deel voor lunch of avondeten van de volgende dag bewaren, 2 el vloeibaar bak-en-braadproduct, zout, peper, kruiden naar keuze, bijv. tijm, rozemarijn, ½ glas water

PER PERSOON KH 3 | VV 10 | OVV 17
EIWIT 94 | VEZELS 11 | KCAL 632

Andijvieschotel

1 Oven voorverwarmen op 200°C
2 Andijvie wassen en in fijne reepjes snijden. In een klein beetje water 2 minuten laten slinken en daarna in een vergiet goed laten uitlekken
3 Meng de hüttenkäse, de Mon Chou, het ei, peper en zout door elkaar. Dit mengsel door de andijvie scheppen en alles in een ingevette ovenschaal doen
4 De andijvieschotel 30 minuten in de voorverwarmde oven zetten

Varkensfricandeau

1 Wrijf het vlees in met peper en zout, braad het aan in het bak-en-braadproduct en bak het rondom bruin
2 Voeg een ½ glas water toe, met naar smaak een ½ tl tijm en een klein takje rozemarijn. Laat het vlees ongeveer drie kwartier sudderen met een deksel op de pan
3 Regelmatig keren om uitdrogen te voorkomen

Partner: witte gekookte rijst

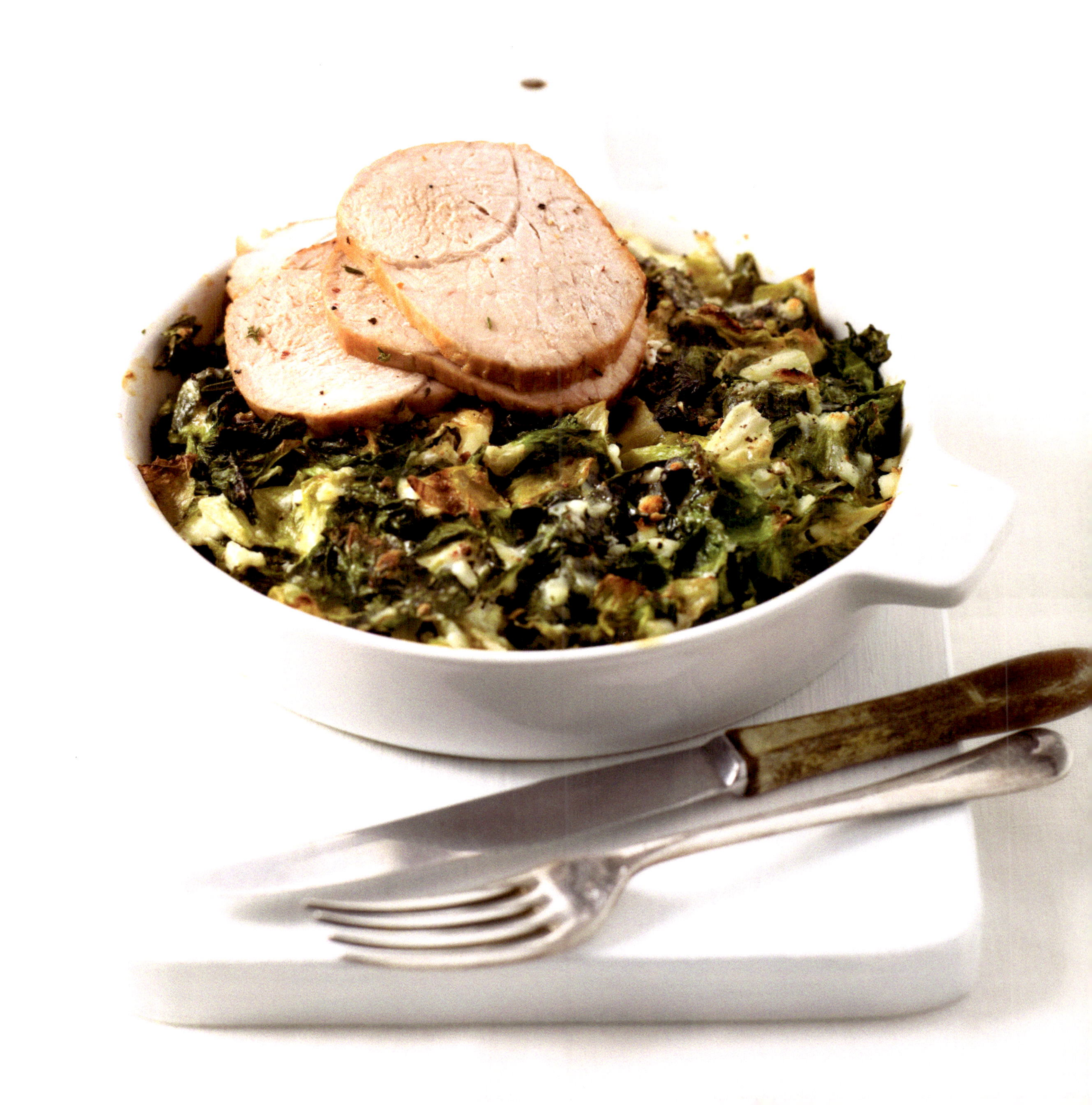

DAG 10 **ONTBIJT**

Magere kwark en 1 ei

1 persoon
6 – 8 minuten
150 ml magere kwark
1 eetlepel tarwezemelen (ongezoet, zonder rozijnen of nootjes) of Fibrex, 1 ei
PER PERSOON KH 7 | VV 2 | OVV 4
EIWIT 23 | VEZELS 2 | KCAL 176

1. Doe 150 ml kwark in een schaaltje
2. Voeg hier 1 eetlepel zemelen of Fibrex bij en roer dit goed door
3. Eet er een gekookt of roerei bij

DAG 10 **LUNCH**

Gegrilde aubergine met kaas

2 personen
15 – 20 minuten
1 aubergine
100 gram (30+) kaas in plakken
2 el olijfolie, 1 tl tijm en/of rozemarijn
1 teentje knoflook, 2 tomaten, peper en zout
PER PERSOON KH 5 | VV 7 | OVV 12
EIWIT 16 | VEZELS 4 | KCAL 252

1. Meng de olijfolie met tijm, rozemarijn, uitgeperste knoflook, peper en zout
2. Snijd de aubergine in plakjes
3. Bestrijk de auberineplakken met de gekruide olie
4. Grill de aubergine in de oven of in een grillpan, ongeveer 5 minuten aan elke kant
5. Plakjes kaas erover en deze nog even laten smelten
6. Leg de aubergine op een bord en serveer de tomaten in plakjes erbij

DAG 10 **DINER**

Karbonade met een witlofschoteltje

2 personen
30 – 40 minuten
2 karbonades of de rest van de fricandeau van dag 9,
6 struikjes witlof
4 el Parmezaanse kaas of geraspte (30+) kaas , 4 el room of sojaroom
½ glas melk, peper, zout, nootmuskaat
1 el mosterd,
1 el olijfolie of vloeibaar bak-en-braadproduct,
1 komkommer
PER PERSOON KH 8 | VV 11 | OVV 21
EIWIT 36 | VEZELS 4 | KCAL 472

Karbonades

1. Vlees aan beide zijden insmeren met mosterd, peper en zout
2. Bak-en-braadproduct verhitten en de karbonades bakken tot ze gaar zijn, ongeveer 15 minuten

Witlofschotel

1. Witlof wassen, het bittere bodemdeel verwijderen en de stronken in reepjes snijden
2. De witlof gaar koken in de melk, afgieten en op smaak brengen met de room, zout, peper en nootmuskaat
3. Strooi wat geraspte kaas over de witlof en zet dit even onder de grill tot de kaas gesmolten is. Om de kaas te laten smelten kan de witlof ook even in de pan met een deksel erop blijven staan
4. Schil de komkommer en schaaf de komkommer in plakjes
5. Serveer de witlof met de karbonade en enkele plakjes komkommer erbij

Partner: aardappelen

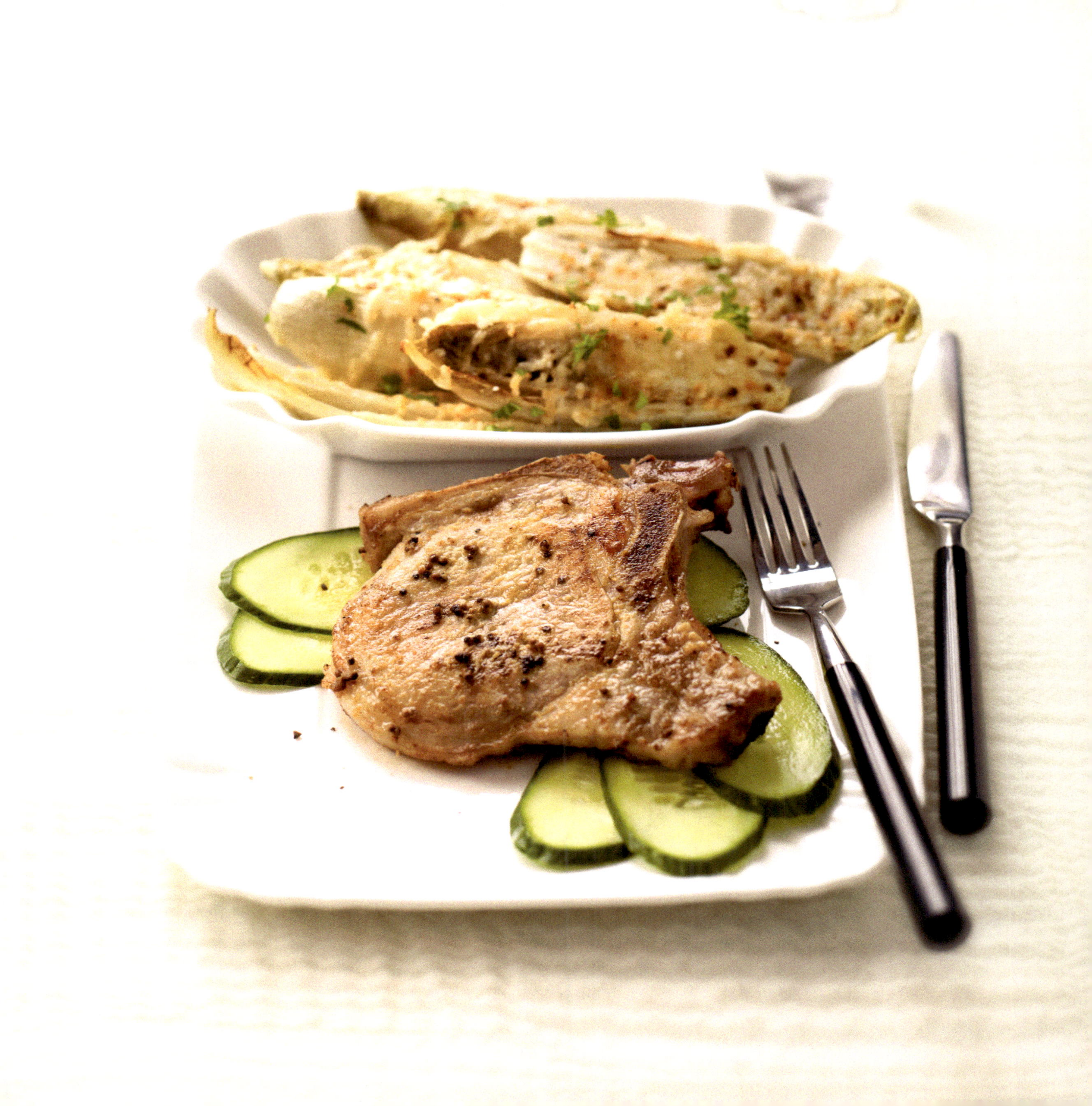

DAG 11 ONTBIJT

Courgette met hüttenkäse

1 persoon, 20 – 25 minuten

1 courgette
100 gram hüttenkäse (half bakje)
20 gram geraspte (30+) kaas

PP. KH 5 | VV 5 | OVV 3
EIWIT 19 | VEZELS 2 | KCAL 164

1 Verwarm de oven tot 175°C
2 Was de courgette en snijd de courgette in stukken van ca. 4 cm.
3 Hol de stukken uit, laat er wel een in
4 Vul de courgettestukken met hüttenkäse en rasp er eventueel wat pittige kaas overheen
5 Zet ze in een ovenschaaltje en zet dit schaaltje 10 – 15 minuten in een oven van 175°C

Dit kan ook met tomaat, gebruik dan 2 tomaten

DAG 11 LUNCH

Spinaziesla met makreelfantasie

2 personen
25 – 35 minuten

1 gestoomde makreel, een halve voor deze lunch (100 gram) en de rest als snack
50 gram roomkaas, bijv. Mon Chou
1 el peterselie of selderij fijngeknipt
1 el citroensap, 2 tomaten in partjes
150 gram verse spinazie, gewassen en uitgelekt, 1 el rode wijnazijn
1 tl mosterd, peper en zout
3 el olijfolie

PER PERSOON KH 3 | VV 10 | OVV 26
EIWIT 14 | VEZELS 3 | KCAL 366

1 Verwijder voorzichtig het vel van de makreel en neem de stukken vis van de graat
2 Pureer een halve makreel met de roomkaas en het citroensap in een blender of met een staafmixer
3 Voeg een deel van de fijngesneden peterselie toe en breng het op smaak met zout en peper en eventueel nog wat extra citroensap. Zet dit 20 minuten in de koelkast om op te stijven
4 Maak een dressing van olie, mosterd, azijn, peper en zout en klop het tot een romige massa
5 Verdeel de spinazieblaadjes en de tomatenstukjes over de borden en giet de dressing erover
6 Leg de makreelfantasie op de spinaziesalade
7 Bestrooi het ten slotte met de achtergehouden peterselie of selderij

DAG 11 DINER

Kipfilet met gorgonzola, courgette, broccoli en tomaat

2 personen
25 – 30 minuten

100 gram (1 pakje) roomkaas, bv. Mon Chou
250 gram kipfilet, in plakjes gesneden
50 gram Gorgonzola of geraspte (30+) kaas
2 courgettes, 200 gram broccoli
2 tomaten
1 el olijfolie, peper en zout

PER PERSOON KH 8 | VV 16 | OVV 15
EIWIT 45 | VEZELS 6 | KCAL 491

1 De kipfiletplakjes met peper en zout bestrooien en gaar bakken in de olijfolie. Uit de pan halen en op keukenpapier laten uitlekken
2 De Gorgonzola en de roomkaas laten smelten met een beetje water, maar niet laten koken
3 De kipplakjes bij de gesmolten kaas voegen
4 De courgettes over de lengte in dunne plakken snijden, dat gaat het mooiste met een kaasschaaf. De courgetterepen kort koken in een beetje water met zout. In een vergiet laten uitlekken
5 Maak een bedje van courgetterepen op de borden, hierop komen de kipfiletplakjes in de kaassaus
6 Intussen de broccoli schoonmaken, in kleine roosjes snijden en ongeveer 5 minuten in een klein laagje water koken en afgieten
7 Twee tomaten ontvellen, halveren en nog enkele minuten samen met de broccoli verwarmen

Partner: macaroni

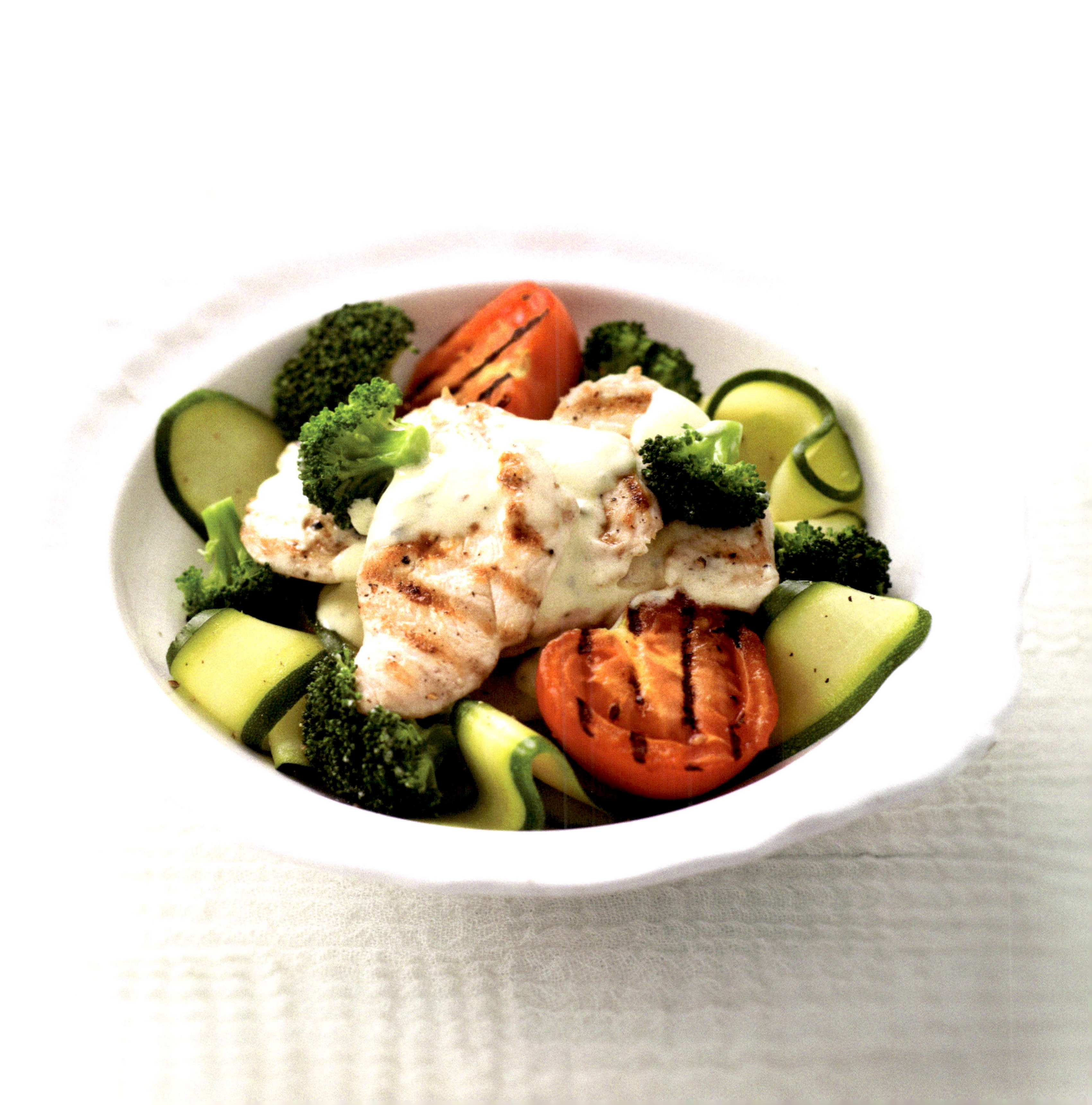

DAG 12 ONTBIJT

Kipilet met tomaat

1 persoon
10 – 15 minuten
100 gram kipfilet , vleeswaren
2 tomaten, in plakjes of blokjes gesneden
klein uitje, fijn gesnipperd
½ el olijfolie, peper en zout
PER PERSOON KH 4 | VV 4 | OVV 10
EIWIT 29 | VEZELS 2 | KCAL 257

1 Fruit de fijngesnipperde ui in de olie lichtbruin
2 Voeg de tomaten toe, bak dit samen enkele minuten en serveer er stukjes koude kipfilet naast

DAG 12 LUNCH

Witte kool met ham

2 personen
20 – 25 minuten
200 gram fijngesneden witte kool
150 gram ham, in blokjes
250 gram champignons, schoongemaakt en in plakjes gesneden
1 el slagroom of sojaroom
1 tl kerrie, zout, peper, 1 el olijfolie
PER PERSOON KH 7 | VV 2 | OVV 8
EIWIT 18 | VEZELS 5 | KCAL 168

1 Bak de champignons in 3 – 4 minuten in de olijfolie
2 Voeg de witte kool erbij en laat het samen garen in ongeveer 5 minuten
3 Breng het op smaak met de slagroom of sojaroom en kerrie
4 De hamblokjes toevoegen en samen even doorwarmen

DAG 12 DINER

Vispakketje met venkel, tomaat en citroen

2 personen
35 – 40 minuten
400 gram witte vis (bijv. tilapia, pangasius, kabeljauw)
500 gram venkelknollen
1 citroen
2 tomaten of 6 kerstomaatjes
bieslook
evt. wat knoflook
peper, zout of viskruiden
4 el olijfolie
aluminiumfolie
PER PERSOON KH 7 | VV 5 | OVV 22
EIWIT 37 | VEZELS 7 | KCAL 417

1 Leg per persoon een stuk aluminiumfolie klaar van ongeveer 40 x 40 cm
2 Verwarm de oven voor op 200° C
3 Venkel schoonmaken (zie ook dag 2) en in fijne plakjes snijden
4 Giet een 1 el olijfolie op de folie, leg de venkel erop
5 Nu de vis op de venkel leggen en de tomaatjes eromheen schikken
6 Bestrooi alles met zout, peper, uitperste knoflook, fijngeknipte bieslook en citroensap
7 Giet er nog een scheutje olijfolie over
8 Maak een goedgesloten envelopje of pakketje van de folie en leg dat in het midden van de voorverwarmde oven
9 Na ongeveer 30 minuten is de vis gaar en de venkel zacht

Partner: witte rijst

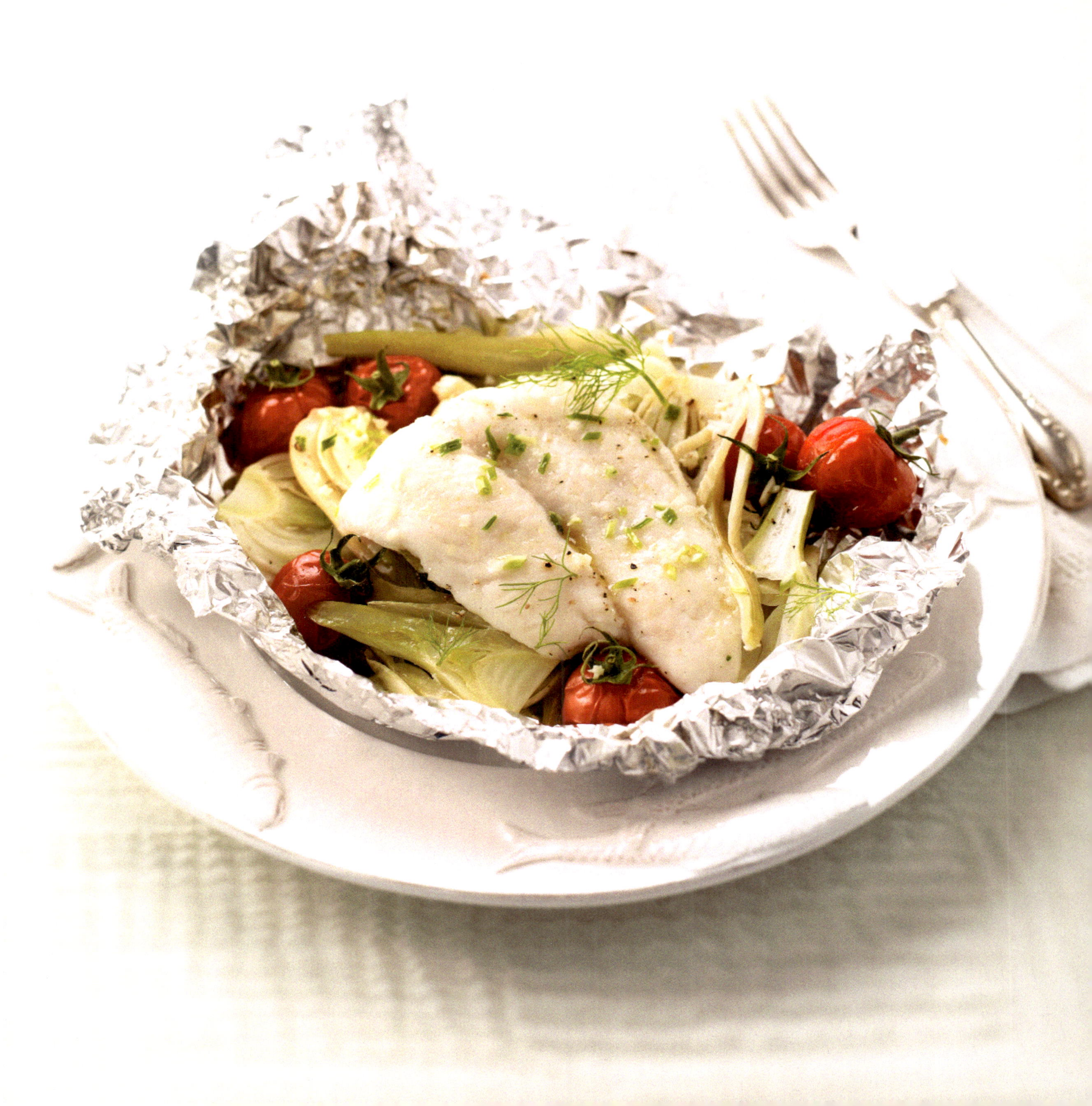

DAG 13 ONTBIJT

Roerei met tomaat

1 persoon
10 minuten
2 eieren
2 tomaten, in blokjes gesneden
1 tl bieslook
peper, zout,
½ el olijfolie
PER PERSOON KH 3 | VV 3 | OVV 12
EIWIT 14 | VEZELS 2 | KCAL 198

1. Klop de eieren los met peper en zout
2. Meng er de in blokjes gesneden tomaten door
3. Verhit de olijfolie en giet het mengsel in de pan. Laat het ei al roerend stollen op een matig vuur
4. Breng het op smaak met bieslook.

DAG 13 LUNCH

Tonijnsalade

2 personen
10 – 15 minuten
1 komkommer, in stukjes gesneden
100 gram taugé
1 blikje tonijn op water (160 gram)
3 el mayonaise
½ limoen of citroen, uitgeperst
1 tomaat, peper
PER PERSOON KH 7 | VV 2 | OVV 11
EIWIT 25 | VEZELS 3 | KCAL 249

1. Spoel de taugé af met kokend water en laat het uitlekken
2. Giet de tonijn af en verdeel het in stukjes of snippers
3. Snijd de komkommer in kleine blokjes
4. Snijd de tomaat ook in blokjes
5. Klop de mayonaise met citroensap en peper los
6. Meng alles voorzichtig door elkaar
7. Breng het geheel op smaak met zout en eventueel nog wat citroensap

DAG 13 DINER

Roerbakgroenten met shoarmareepjes en knoflooksaus

2 personen
10 – 15 minuten
500 gram voorgesneden Italiaanse roerbakgroenten
300 gram shoarmareepjes
2 el olijfolie, peper en zout
3 el mayonaise
3 el magere yoghurt
1 teentje knoflook
1 tl Provençaalse kruiden
PER PERSOON KH 15 | VV 21 | OVV 39
EIWIT 30 | VEZELS 5 | KCAL 712

1. Roerbak de shoarmareepjes 5 – 8 minuten in 1 el olijfolie gaar
2. Roerbak de groenten beetgaar in 1 el olijfolie. Kruiden met peper en zout
3. Meng de mayonaise met de yoghurt en de Provençaalse kruiden. Knijp hier een teentje knoflook boven uit

Partner: shoarmabroodje

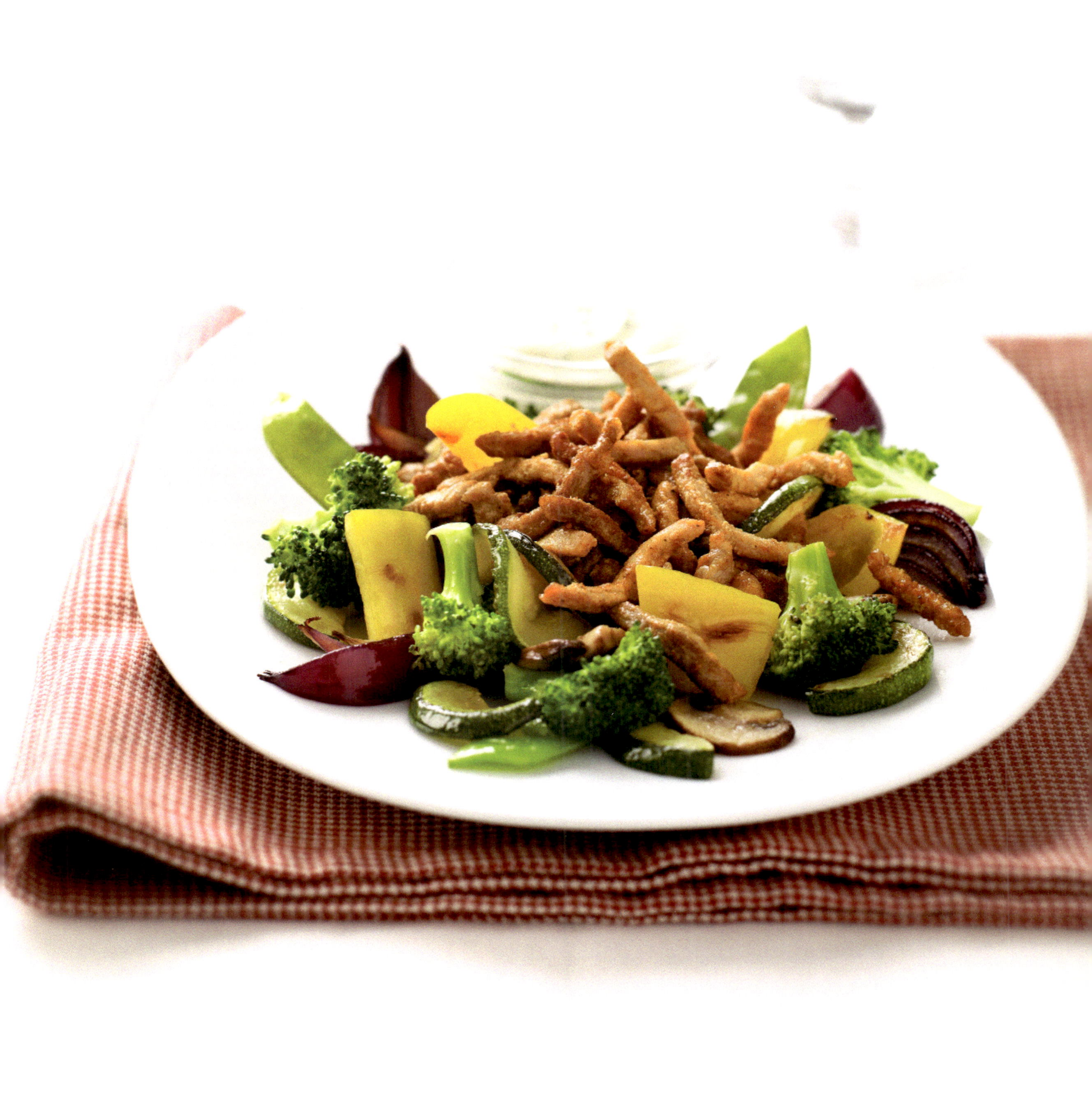

DAG 14 ONTBIJT

Mozzarellatomaten

1 persoon
20 – 25 minuten
½ bolletje mozzarella, in plakken gesneden
1 tomaat in plakjes gesneden
1 ei
peper en zout

PER PERSOON KH 2 | VV 14 | OVV 14
EIWIT 26 | VEZELS 1 | KCAL 358

1 Verwarm de oven voor op 170 °C
2 Klop het ei los met peper en zout
3 Leg de tomatenplakjes in een ovenschaaltje en leg hierop de plakken mozzarella
4 Giet het ei erover
5 Bak dit ongeveer 10 minuten in de voorverwarmde oven

DAG 14 LUNCH

Italiaanse maaltijdsoep

2 personen
20 – 25 minuten
400 gram voorgesneden Italiaanse groenten , ½ liter water
100 gram salami in dikke plakken
2 bouillonblokjes, 2 el geraspte kaas
2 el Italiaanse of Provençaalse kruiden

PER PERSOON KH 9 | VV 10 | OVV 12
EIWIT 15 | VEZELS 7 | KCAL 294

1 Doe het water samen met de groenten en de bouillonblokjes in een pan en breng het aan de kook
2 Voeg 2 el Italiaanse of Provençaalse kruiden toe
3 Laat de soep minimaal een kwartier zachtjes koken
4 Snijd de salami in blokjes en doe deze bij de soep. Laat de soep niet meer koken
5 Doe de soep in een bord of kom en strooi de geraspte kaas erover
6 Bewaar de rest van de soep voor de volgende maaltijd

DAG 14 DINER

Biefstuk met boontjes en champignons

2 personen
20 – 25 minuten
300 gram biefstuk
400 gram sperziebonen of snijbonen
250 gram champignons
1 el olijfolie, 1 el vloeibaar bak-en-braad-product, klontje roomboter
peper en zout, nootmuskaat

PER PERSOON KH 8 | VV 4 | OVV 13
EIWIT 44 | VEZELS 9 | KCAL 354

1 Boontjes schoonmaken en opzetten in een laagje water met zout. Gaarkoken in ongeveer 10 – 15 minuten. Afgieten en kruiden met nootmuskaat en een klontje roomboter
2 Champignons schoonvegen en in plakjes snijden. 1 el olijfolie in de pan heet laten worden en de champignons in ongeveer 5 minuten gaarbakken. Kruiden met peper en zout
3 Biefstuk inwrijven met zout. In de hete bak-en-braadproduct enkele minuten aan beide zijden bakken. Na het bakken de biefstuk kruiden met peper

Partner: gebakken krieltjes

TIP:

- Biefstuk voor het bakken insmeren met mosterd
- Bij de champignons kan een fijngesneden ui worden meegebakken

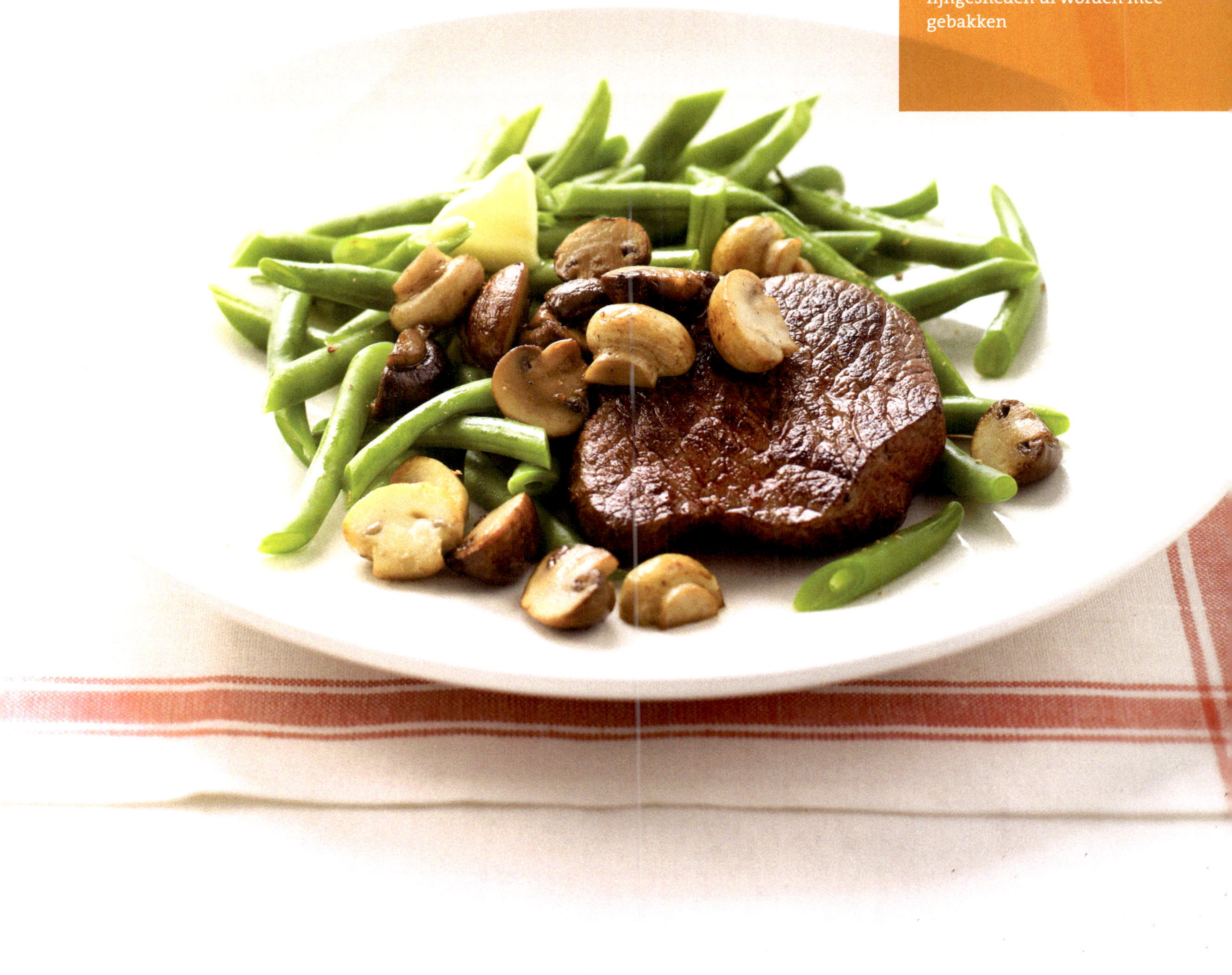

boodschappenlijstje

Voorraadkast week 3

azijn
cajunkruiden
dille
Fibrex* of tarwezemelen
foelie
gist, zakjes
groentebouillonblokjes
kerrie
Kikkomansaus
laurier
majoraan (marjolein)
mayonaise, light
mosterd
nootmuskaat
olijfolie
olijven, zwarte zonder pit
tomatenblokjes, pakje 390 gram
tomaatjes, gedroogde op olie
paprikapoeder of chilikruiden
peper
pindakaas
Provençaalse kruiden
roomboter
rozemarijntakjes
sambal
sojameel*
tijm
tomatenpuree, blikje
vloeibaar bak-en-braadproduct
wijn, rode
zout

*deze zijn te koop in de natuurwinkel
Alle andere producten zijn in de supermarkt te koop

Materialen week 3

bakvorm
bakpapier
cakevorm
ovenschaal

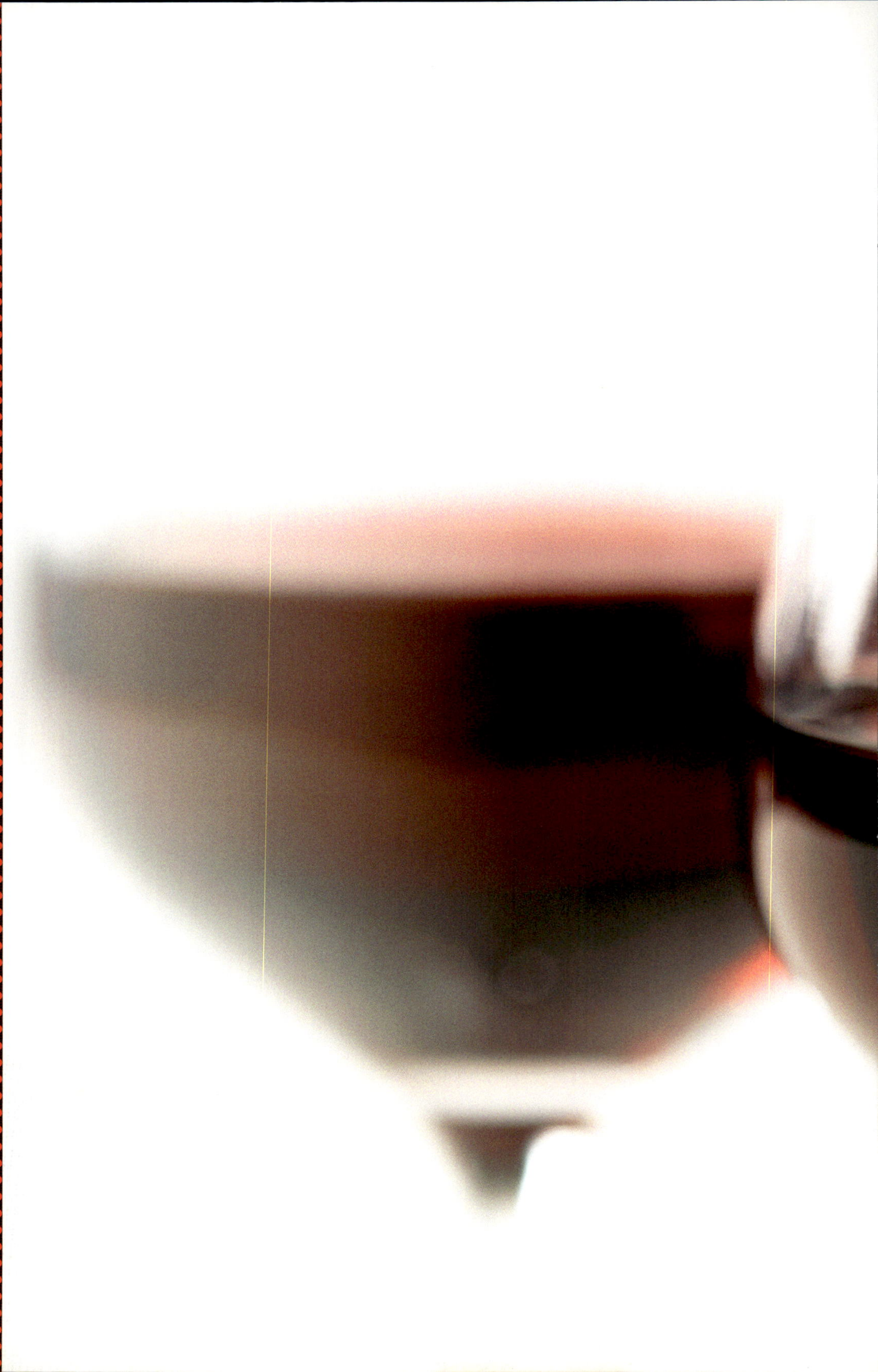

Verswaren boodschappenlijst week 3

Week 3	ontbijt 1 persoon	lunch 2 personen	diner 2 personen
Dag 15	2 eieren 2 tomaten ½ avocado 1 plakje gegrilde achterham	250 gram champignons 1 uitje 2 el citroensap peterselie 2 el sojaroom of slagroom 70 gram groene salade, bv. ijsbergsla 200 gram gerookte forel	350 gram witte vis, bv. koolvisfilet, tilapia of kabeljauw 1 kleine ui ½ bekertje crème fraîche light dille (diepvries supermarkt) of peterselie 3 eieren 100 gram winterwortel
Dag 16	2 eieren 200 gram hüttenkäse 2 tomaten 2 plakjes ham 1 citroen	4 tomaten 200 gram verse zalm 100 ml sojaroom of 50 ml kookroom bieslook, salie of dille 1 komkommer	1 hele kip takjes rozemarijn of gedroogde rozemarijn 6 teentjes knoflook 1 kilo verse spinazie of 600 gram diepvriesspinazie
Dag 17	overgebleven sojabrood van dag 16 2 plakken kaas	250 gram voorgesneden Chinese roerbakgroenten 50 gram ham 4 eieren	500 gram runderriblappen 1 kleine ui 250 gram prei 200 gram wortels 100 gram knolselderij of bleekselderij
Dag 18	150 ml magere kwark 1 ei	70 gram groene sla 150 gram bleekselderij 8 kleine tomaatjes 1 el citroensap 200 gram rosbief 2 el geraspte Parmezaanse of 30+kaas	2 rode paprika's 1 rode ui 2 courgettes 4 tomaten 1 teentje knoflook 3 eieren 2 karbonades
Dag 19	2 tomaten 100 gram hüttenkäse (half bakje) 20 gram geraspte 30+kaas	70 gram groene sla 4 eieren 140 gram verse roomkaas light 1 el fijngehakte peterselie 20 gram (1 plakje) ham	100 gram Jumbo garnalen 200 gram zalm 2 tomaten 1 eidooier 1 tl citroensap 1 el fijngehakte peterselie 1 el fijngehakte bieslook 125 ml sojaroom 1 stronk broccoli 250 gram champignons 1 ui
Dag 20	1 el slagroom of sojaroom 2 eieren 1 el geraspte 30+kaas	750 gram rundergehakt 2 eieren 1 kleine ui 2 teentjes knoflook 100 gram ontbijtspek 200 gram geraspte winterwortel 150 gram bleekselderij	300 gram kool en 200 gram prei 200 gram taugé 300 gram hamlappen 2 el citroensap of azijn 1 teentje knoflook
Dag 21	100 gram kipfilet vleeswaar 2 tomaten 1 klein uitje	2 avocado's 4 plakken belegen 30+kaas 2 tomaten 4 plakken ham of bacon sap van een halve citroen	400 gram sukadelapjes of stooflappen 50 gram ontbijtspek 2 uien 2 teentjes knoflook 100 gram wortels 100 gram bleekselderij (2 stengels) geraspte schil van 1 sinaasappel 300 gram sperziebonen

aanvulling voor de partner: aardappelschijfjes, aardappelpuree witte rijst, krieltjes, zilvervliesrijst

DAG 15 ONTBIJT

Omelet met 2 eieren en avocado

1 persoon
20 minuten
2 eieren, 2 tomaten, ½ avocado
1 plakje gegrilde achterham
zout en peper, ½ el olijfolie
PER PERSOON VV 5 | OVV 28
EIWIT 19 | VEZELS 6 | KCAL 388

1 Klop de eieren los met een beetje zout en peper
2 Snijd de tomaten in dunne plakjes
3 Snijd de avocado in kleine blokjes. Doe de avocadostukjes bij het eimengsel en roer het voorzichtig door
4 Verwarm de olie in een bakpan met antiaanbaklaag en giet het eimengsel erin
5 Leg de tomatenplakjes op het eimengsel
6 Leg de ham daar weer bovenop
7 Laat het geheel langzaam gaar worden in ongeveer 10 minuten

DAG 15 LUNCH

Champignonsoep en sla met gerookte forel

2 personen
25 – 30 minuten
250 gram champignons
½ liter water, 1 uitje, 1 el olijfolie
2 tl citroensap, 1 groentebouillonblokje
peterselie, 2 el sojaroom
zout en peper, 70 gram groene salade, bv. ijsbergsla, 200 gram gerookte forel
2 el mayonaise
PER PERSOON KH 5 | VV 3 | OVV 15
EIWIT 24 | VEZELS 3 | KCAL 286

1 Snijd de champignons in plakjes
2 Hak het uitje fijn en fruit het in een beetje olijfolie op een laag vuur glazig
3 Voeg het water, de champignons en een 1 tl citroensap toe en breng dit aan de kook. Laat de soep op een zacht vuur garen, ongeveer 10 minuten
4 Was intussen de salade en scheur het in kleine stukjes en verdeel dit over 2 borden
5 Maak een dressing van 3 el mayonaise met 1 tl citroensap en verdeel deze over de salade
6 Leg de forel op de salade
7 Haal de soep van het vuur en voeg de sojaroom toe, strooi de fijngehakte peterselie erover en breng het op smaak met peper en zout

DAG 15 DINER

Italiaanse soep (rest van lunch dag 14), vistaart en rauwkost van wortels

2 personen, 25 – 30 minuten
restje Italiaanse soep van dag 14, maar zonder salami, 1 pakje tomatenblokjes in tomatensap (390 g)
350 gram witte vis, bv. koolvisfilet, tilapia of kabeljauw, 1 kleine ui, in kleine stukjes gesneden, 2 ½ el olijfolie
½ bekertje (65 gram) crème fraîche light
dille (diepvries supermarkt) of peterselie
3 eieren, zout en peper
rauwkost van 100 gram (winter) wortelen
kleine ovenschaal of cakevorm
PER PERSOON SOEP EN VISTAART KH 17
VV 7 | OVV 15 | EIWIT 48 | VEZELS 11 | KCAL 465

1 Soep: voeg het pakje tomatenblokjes bij de overgebleven soep en warm het samen op
2 Voor de vistaart de oven voorverwarmen op 200°C
3 Bak de fijngesnipperde ui glazig in 2 el olijfolie met een beetje zout
4 Voeg dan de vis toe en bak deze mee. Roer de vis tot kleine stukjes
5 Klop de eieren los en roer hier de crème fraîche, dille, zout en peper door. Roer dit mengsel door de vis
6 Doe het geheel over in een ingevette ovenschaal of cakevorm en bak de vistaart ongeveer 20 minuten
7 Voor de rauwkost de (winter)wortelen schrappen en raspen en op smaak brengen met zout, peper, ½ el olijfolie en eventueel een beetje mosterd

Partner: gebakken krieltjes

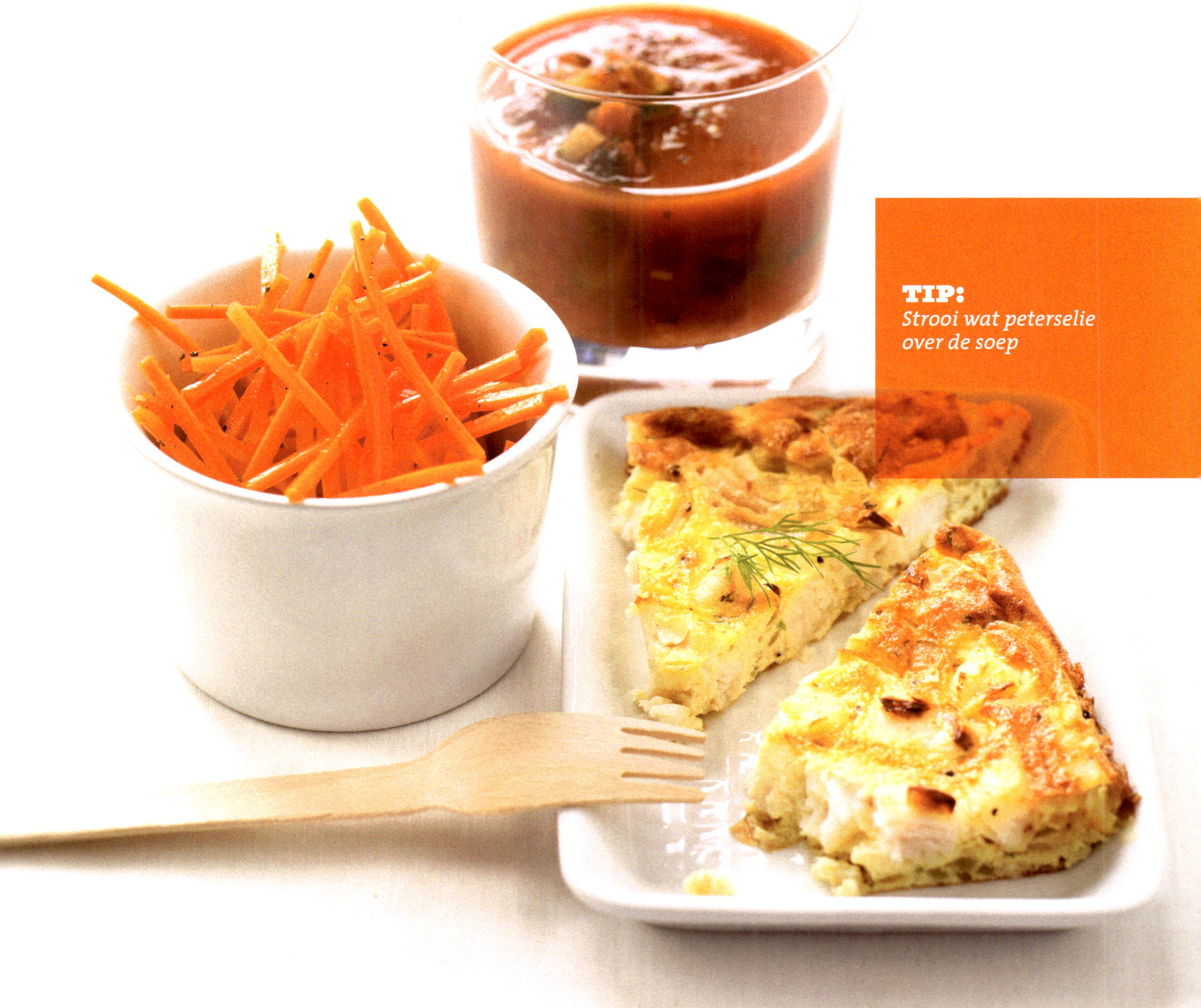

TIP:
Strooi wat peterselie over de soep

DAG 16 **ONTBIJT**

Gekruid sojabrood (10 dikke plakken)

1 persoon
15 minuten voorbereiding,
1 uur wachten, 1 uur bakken
250 gram sojameel, 2 eieren
200 gram hüttenkäse
5 el olie (sesam- , walnoot- of olijfolie)
1 zakje gist (11 gram), tl zout
8 – 10 el lauw water, 2 tomaten
geraspte schil van citroen
eventuele extra smaakmakers:
geraspte schil van ½ citroen, rozemarijn,
olijven, gember, Provençaalse kruiden
2 plakjes ham, 2 plakjes kaas
PER PLAK KH 6,5 | VV 2 | OVV 10
EIWIT 14 | VEZELS 0,4 | KCAL 187

1 Doe het sojameel in een kom, breek er 2 eieren boven en voeg hüttenkäse, olie, gist en zout toe
2 Meng met een vork alles door elkaar en voeg lepel voor lepel lauw water toe tot een samenhangende massa ontstaat. Het deeg moet niet te kleverig worden.
3 Vet een bakvorm in en doe het deeg in de bakvorm, leg er een vochtig warme theedoek over en dek het geheel af met een deksel of een stuk plastic
4 Laat het deeg een uur rijzen op een warme plaats, bijvoorbeeld bij de verwarming
5 Verwarm de oven voor op 200°C
6 Bedek het deeg met plakjes tomaat en/of bakpapier, zodat de bovenkant tijdens het bakken niet uitdroogt. Het brood moet zacht blijven
7 Bak het sojabrood een uur in de voorverwarmde oven
8 Laat het brood afkoelen, snijd het in 10 plakken en eet er 2 met ham
9 De eerste dag combineren met ham en de volgende dag met kaas

TIP: *Wat over is van het brood kun je invriezen*

DAG 16 **LUNCH**

Warme tomaat-zalmschotel en komkommersalade

2 personen, 20 – 25 minuten
4 tomaten, 200 gram verse zalm
100 ml sojaroom of 50 ml kookroom
bieslook, salie of dille
peper en zout, 1 komkommer
PER PERSOON KH 5 | VV 4 | OVV 19
EIWIT 23 | VEZELS 3 | KCAL 318

1 Verwarm de oven voor op 200°C
2 Snijd de gewassen tomaten in dikke plakken en bedek hiermee de bodem van een ovenschaal
3 Leg hier de zalmmoten bovenop
4 Meng door de slagroom zout, peper en bieslook. Verdeel dit over de ovenschaal
5 Zet de schaal gedurende 20 minuten in de voorverwarmde oven
6 Snijd de komkommer in plakjes en serveer dit naast de tomaat-zalmschotel

DAG 16 **DINER**

Knoflook-rozemarijnkip en spinazie

2 personen
1 uur en 15 minuten
1 hele kip is ongeveer 500 gr vlees
takjes rozemarijn of gedroogde rozemarijn
6 teentjes knoflook
zout, peper, 4 el olijfolie
1 kilo verse spinazie of
600 gram diepvriesspinazie
PER PERSOON KH 7 | VV 10 | OVV 25
EIWIT 80 | VEZELS 10 | KCAL 618

1 Verwarm de oven voor op 200°C
2 Maak het vel van de kip los van het vlees. Dit kan met de handen of een niet te scherp mes
3 Maak de knoflookteentjes schoon en snijd ze in de lengte doormidden
4 Stop op verschillende plaatsen onder het vel een half teentje knoflook en wat rozemarijn
5 Doe de resterende knoflook en rozemarijn in de buikholte
6 Meng de olijfolie met zout en peper en bestrijk hiermee de kip aan de buitenkant. Leg hem in een platte ovenschaal
8 Schuif de schaal in de voorverwarmde oven en bak de kip gedurende 60 minuten
9 Om uitdrogen te voorkomen tussendoor de kip met de uitgelekte olie bestrijken
10 Intussen de spinazie wassen en koken in een klein laagje water met zout

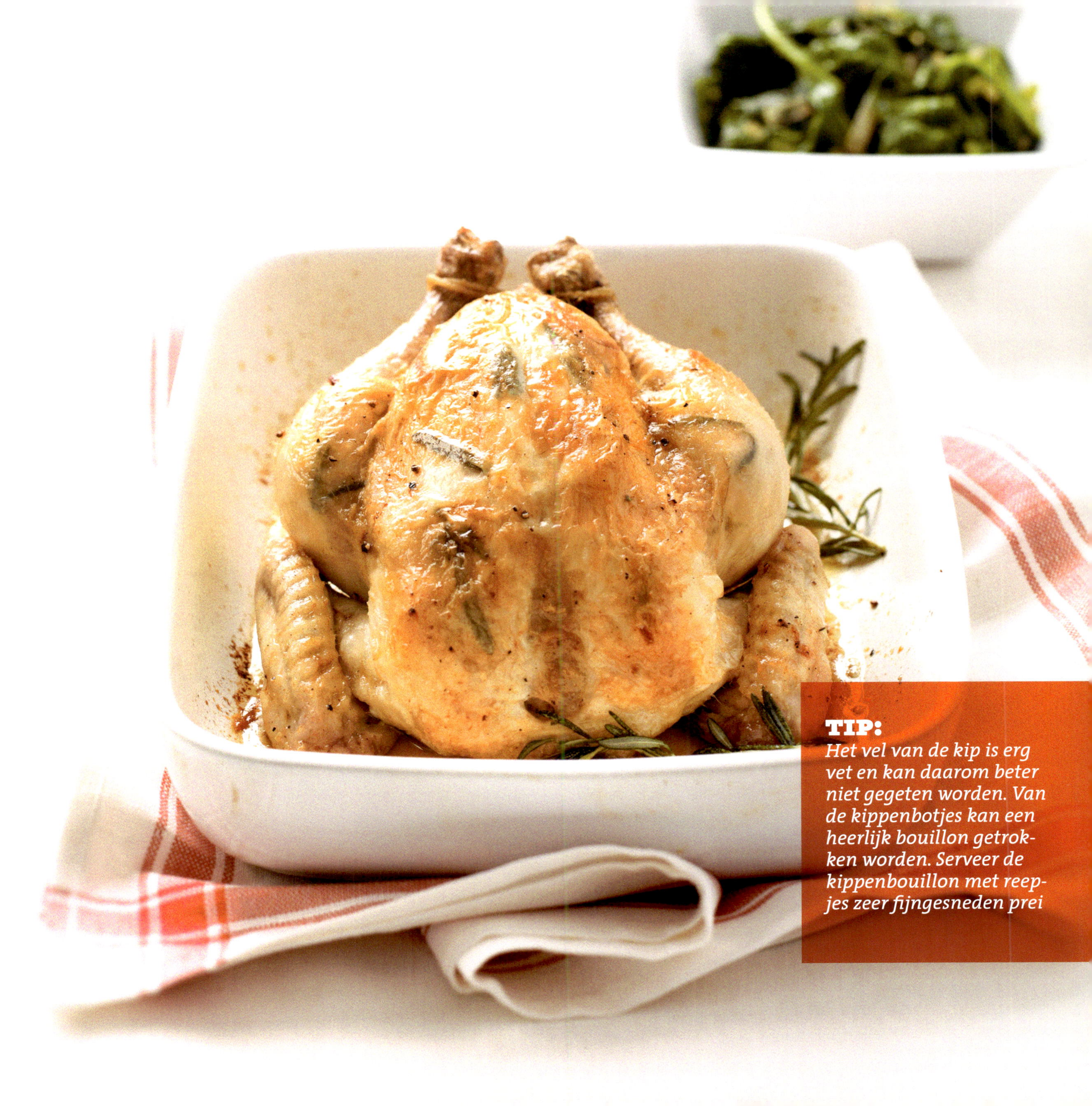

TIP:

Het vel van de kip is erg vet en kan daarom beter niet gegeten worden. Van de kippenbotjes kan een heerlijk bouillon getrokken worden. Serveer de kippenbouillon met reepjes zeer fijngesneden prei

DAG 17 ONTBIJT

Sojabrood met kaas

1 persoon
5 minuten
2 plakken sojabrood,
2 plakken 30+ kaas
PER PLAK KH 6,5 | VV 2 | OVV 10
EIWIT 14 | VEZELS 0,4 | KCAL 187

1 Neem 2 plakken sojabrood van dag 16 en beleg deze met kaas

DAG 17 LUNCH

Chinese omelet

2 personen, 10 – 15 minuten
250 gram Chinese roerbakgroenten
4 eieren, zout, peper, 1 tl Kikkomansaus
1 mespuntje sambal, 1 el olijfolie
50 gram ham in fijne reepjes
PER PERSOON KH 6 | VV 4 | OVV 13
EIWIT 20 | VEZELS 4 | KCAL 257

1 Verhit de olijfolie en roerbak de Chinese groenten ongeveer 5 minuten
2 Bak de ham een minuutje mee
3 Breng het op smaak met Kikkomansaus, sambal, peper en zout
4 Klop de eieren los met peper en zout en bak een grote omelet van de eieren
5 Verdeel de groenten over de omelet, sla hem dubbel

DAG 17 DINER

Draadjesvlees met prei, wortel en knolselderij

2 personen
30 minuten en 2 uur stoven
500 gram runderriblappen
zout, peper, 1 el vloeibaar bak-en-braad-product, 1 klontje roomboter, 1 el olijfolie, laurier, foelie, nootmuskaat, 1 tl mosterd, 1 kleine ui, fijngesneden, 1 glas water, 250 gram prei, 200 gram wortels
100 gram knolselderij of bleekselderij
PERSONEN KH 10 | VV 18 | OVV 33
EIWIT 87 | VEZELS 10 | KCAL 860

1 Kruid het vlees met zout en bestrijk het met mosterd
2 Verhit bak-en-braadproduct en bak de riblappen aan beide zijden lichtbruin
3 Voeg de gesnipperde ui toe en bak het enkele minuten mee
4 Schenk warm water bij het vlees, zodat het net onder staat en breng het aan de kook
5 Doe er een blaadje laurier bij, een beetje foelie, peper en wat nootmuskaatpoeder. Temper het vuur en laat de riblappen minimaal twee uur zachtjes sudderen. Let op dat het niet droogkookt en keer de lapjes regelmatig
6 Maak de groenten schoon en snijd ze in plakken
7 Zet de wortelplakken op met een laagje water, kook dit 5 minuten en voeg dan de selderijplakken toe. In 5 – 10 minuten gaar koken. Afgieten en klontje boter erbij en pureren. Kruiden met peper en zout. Bij gebruik van bleekselderij de groenten niet pureren
8 Bak intussen de gesneden prei beetgaar in een 1 el olijfolie. Roer de prei door de wortel/knolselderijpuree of door het wortel/bleekselderijmengsel

TIP:
Bij gestoofde riblappen passen ook diverse andere kruiden, zoals tijm, rozemarijn, e.d.

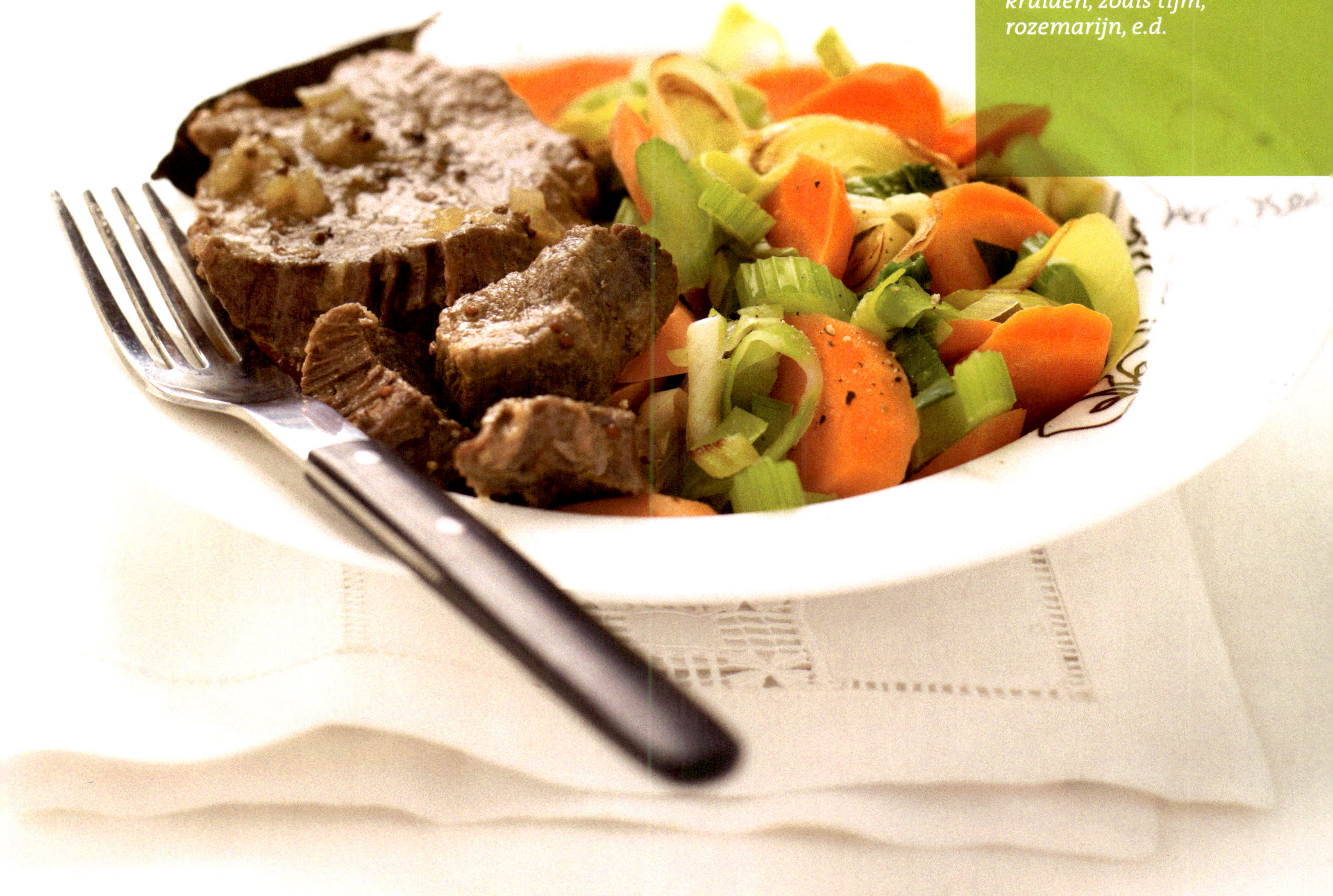

DAG 18 **ONTBIJT**

Magere kwark en 1 ei

1 persoon
6 – 8 minuten
150 ml magere kwark
1 eetlepel tarwezemelen of Fibrex
1 ei
PER PERSOON KH 7 | VV 2 | OVV 4
EIWIT 23 | VEZELS 2 | KCAL 176

1 Doe 150 ml kwark in een schaaltje
2 Voeg hier 1 eetlepel zemelen of Fibrex bij en roer dit goed door
3 Eet er een gekookt ei of roerei bij

DAG 18 **LUNCH**

Rosbiefsalade

2 personen
15 – 20 minuten
200 gram rosbief, 150 gram bleekselderij
70 gram groene salade, 8 kleine tomaatjes
1 tl majoraan, zout en peper
3 el olijfolie, 1 el citroensap
1 tl mosterd, 2 el Parmezaanse kaas of oude Hollandse (30+) kaas
PER PERSOON KH 4 | VV 7 | OVV 17
EIWIT 34 | VEZELS 2 | KCAL 361

1 Snijd de rosbief in reepjes
2 Snijd de bleekselderij in dunne plakjes
3 Maak een sausje van olie, citroensap, mosterd, majoraan, zout en peper
4 Schep de rosbief en de bleekselderij door de saus
5 Verdeel de groene salade over 2 borden en leg er de bleekselderij en rosbief op
6 Was de tomaatjes, halveer ze en leg ze op de salade
7 Strooi de kaas over de rosbiefsalade

DAG 18 **DINER**

Piperade met een karbonade of hamlapje

2 personen
30 minuten
2 rode paprika's
1 rode ui
2 courgettes
4 tomaten
1 teentje knoflook
3 eieren
2 karbonades
zout, peper,
2 el olijfolie,
Provençaalse kruiden
PER PERSOON KH 13 | VV 8 | OVV 27
EIWIT 43 | VEZELS 6 | KCAL 540

1 Snijd de ui fijn, de paprika's in smalle reepjes, de courgettes in plakjes en de tomaten in wat dikkere plakken
2 Verwarm 1 el olijfolie in een grote hapjespan
3 Voeg achtereenvolgens de ui, paprika en de courgettes toe en bak deze gedurende 5 minuten
4 Voeg een fijngesneden teentje knoflook toe en de plakjes tomaat. Weer enkele minuten bakken
5 Breek de eieren boven de groenten en laat het geheel al roerend stollen
6 Bak intussen in een andere koekenpan of grillpan de karbonades bruin en gaar in 1 el olijfolie. Kruid deze met Provençaalse kruiden, zout en peper

Partner: witte, gekookte rijst

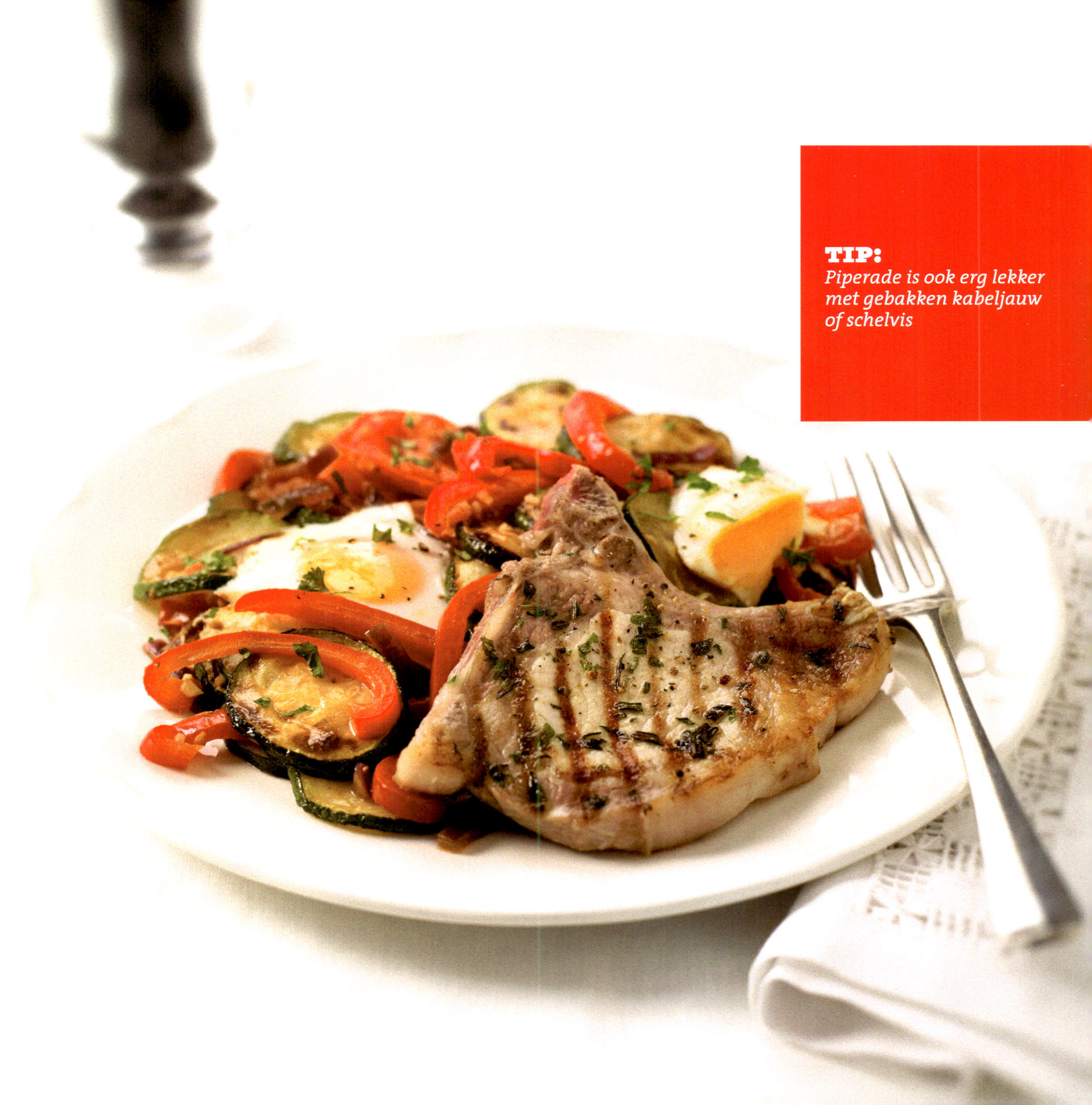

TIP:
Piperade is ook erg lekker met gebakken kabeljauw of schelvis

DAG 19 ONTBIJT

Tomaten met hüttenkäse

1 persoon
20 – 25 minuten
2 tomaten
100 gram hüttenkäse (half bakje)
20 gram geraspte (30+) kaas
PER PERSOON KH 5 | VV 5 | OVV 3
EIWIT 19 | VEZELS 2 | KCAL 164

1 Verwarm de oven tot 175°C
2 Snijd de tomaten doormidden en haal het middengedeelte en het vocht eruit
3 Vul de tomaten met hüttenkäse en rasp er eventueel wat pittige kaas overheen
4 Zet ze in een ovenschaaltje en zet dit 10 – 15 minuten in de voorverwarmde oven

DAG 19 LUNCH

Omeletrolletjes met sla en tomaat

2 personen
20 – 25 minuten
70 gram groene sla, 4 eieren
140 gram verse roomkaas light
2 el tomatenpuree, 2 el water
1 tl cajunkruiden
1 el fijngehakte peterselie
zout, peper en 1 el olijfolie
20 gram (1 plakje) ham
PER PERSOON KH 7 | VV 7 | OVV 15
EIWIT 25 | VEZELS 1 | KCAL 320

1 Roer de tomatenpuree door de verse roomkaas
2 Snijd de ham in kleine stukjes en meng deze ook door de roomkaas
3 Klop de eieren los met 2 el water, roer er de cajunkruiden door samen met zout, peper en peterselie
4 Verwarm de olie in een koekenpan en giet de helft van het eimengsel hierin. Bak de omelet zachtjes tot de bovenkant bijna droog is
5 Bak een tweede omelet
6 Bestrijk de omeletten met het roomkaasmengsel en rol ze stevig op. Snijd de omelet in plakjes
7 Leg de salade op het bord en de omeletrolletjes erbovenop

DAG 19 DINER

Zalm met garnalen en tomaat, broccoli, champignons

2 personen
20 minuten en 30 minuten oventijd
100 gram jumbo- of reuzengarnalen
200 gram zalm, in moten
2 tomaten, 1 eidooier
1 tl citroensap
1 el fijngehakte peterselie
1 el fijngehakte bieslook
zout, peper
125 ml sojaroom
1 el olijfolie
1 stronk broccoli
250 gram champignons, 1 ui
PER PERSOON KH 8 | VV 8 | OVV 31
EIWIT 42 | VEZELS 15 | KCAL 547

1 Verwarm de oven voor op 200°C
2 Vet de ovenschaal in
3 Snijd de tomaten in stukjes en leg deze in de ovenschaal
4 Leg hierop de garnalen en daarop weer de zalmmoten
5 Klop de room los met zout, peper, eidooier, citroensap, peterselie en bieslook en giet het over de zalmmoten
6 Zet de schotel in de oven en bak de vis in ongeveer 30 minuten gaar
7 Snijd een ui in snippers en bak deze in 1 el olijfolie glazig. Voeg dan de schoongemaakte en in plakjes gesneden champignons toe en bak dit gaar
8 Maak intussen de broccoli schoon, snijd in kleine roosjes en kook deze ongeveer 10 minuten in een klein laagje water. De broccoli door het champignonmengsel roeren

Partner: gekookte krieltjes

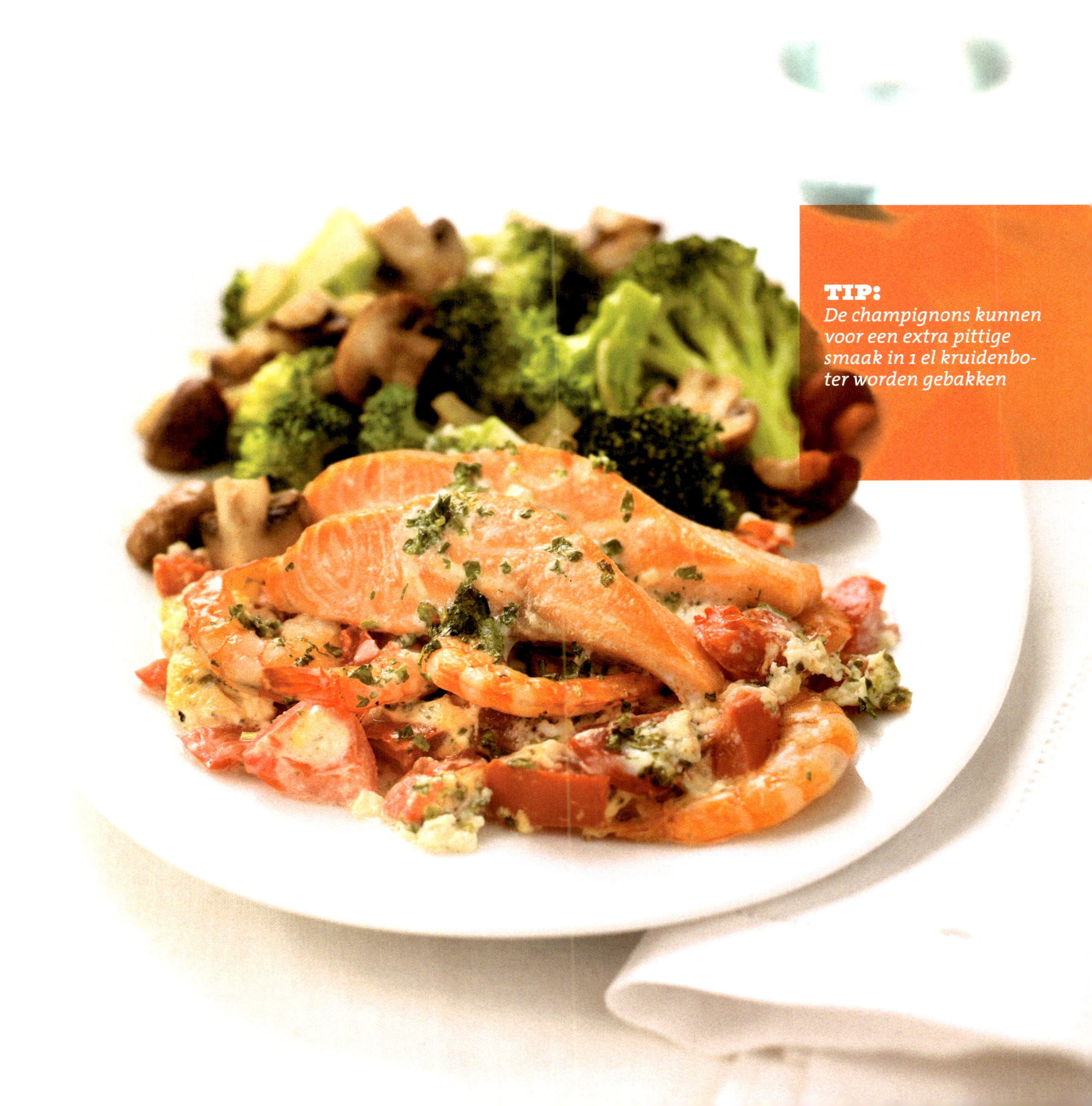

TIP:
De champignons kunnen voor een extra pittige smaak in 1 el kruidenboter worden gebakken

DAG 20 ONTBIJT

Eitjes uit de oven

1 persoon
15 – 20 minuten
1 el slagroom of sojaroom
2 eieren, een snufje tijm
1 el geraspte (30+) kaas , zout en peper
PER PERSOON KH 0 | VV 6 | OVV 10
EIWIT 15 | VEZELS 0 | KCAL 208

1 Verwarm de oven voor op 200°C
2 Doe de room in een schaaltje en breek er 2 eieren over. Probeer de dooiers heel te houden
3 Strooi er wat peper, zout en tijm over en als laatste de geraspte kaas
4 Bak dit in de oven tot het eiwit gestold is en de dooiers nog zacht zijn

DAG 20 LUNCH

Gehaktbrood met wortel-bleekselderijsalade

2 personen
Voor zes dikke plakken 60 minuten
750 gram rundergehakt, 2 eieren
4 el Fibrex of tarwezemelen, zout, peper
1 tl paprikapoeder of chilikruiden
1 kleine ui, fijngesneden, 2 teentjes knoflook, 4 gedroogde tomaatjes op olie (20 gram), 1 el Provençaalse kruiden
1 el mosterd, 100 gram ontbijtspek
200 gram geraspte winterwortel
150 gram bleekselderij, in plakjes
dressing van 2 el olie, 1 el azijn en 1 el mayonaise
PER PERSOON KH 7 | VV 13 | OVV 27
EIWIT 31 | VEZELS 7 | KCAL 515

1 Verwarm de oven voor op 200°C
2 Meng het gehakt in een grote kom met de eieren, de Fibrex of tarwezemelen, zout, peper, paprikapoeder, fijngesneden ui, in stukjes gesneden gedroogde tomaatjes, Provençaalse kruiden en mosterd. Voeg 2 teentjes knoflook uit de knoflookpers toe
3 Vet een langwerpig cakeblik in met een beetje margarine en doe het gehaktmengsel erin
4 Leg het ontbijtspek op het gehaktmengsel en dek het cakeblik af met aluminiumfolie of bakpapier
5 Bak het gehaktbrood afgedekt gedurende 50 minuten in de oven, de laatste 10 minuten de folie verwijderen
6 Maak intussen een dressing van 3 el olie, 1 el azijn en 1 el mayonaise en verdeel dit over de geraspte wortel en plakjes bleekselderij
7 Serveer per persoon 1 plak gehaktbrood met de wortel-selderijsalade
8 Wat je overhoudt kun je invriezen

DAG 20 DINER

Witte kool met taugé en gemarineerde hamlapjes

2 personen
30 minuten + 15 minuten marineren
300 gram witte kool , 200 gram prei
200 gram taugé, 300 gram hamlappen
peper, zout, 1 el Kikkomansaus
2 el pindakaas, mespuntje sambal
1 tl kerrie, 2 el citroensap of azijn
4 el olijfolie, 1 teentje knoflook
1 el vloeibaar bak-en-braadproduct
PER PERSOON KH 17 | VV 8 | OVV 33
EIWIT 61 | VEZELS 12 | KCAL 680

1 Maak een marinade van 4 el olijfolie, 2 el citroensap, 1 el Kikkomansaus, zout, een mespuntje sambal en 1 teentje knoflook uit de knoflookpers
2 Leg de hamlappen minimaal 15 minuten in de marinade
3 Snijd of schaaf de witte kool in fijne reepjes
4 Neem de hamlappen uit de marinade en bak ze gaar in 1 el bak-en-braadproduct. Eventueel wat marinade toevoegen als het vlees te droog wordt
5 Bak de gesneden kool in een grote koekenpan in 1 el olijfolie in enkele minuten gaar
6 Spoel de taugé af met heet water en voeg dit bij de kool. Al omscheppend samen warm laten worden
7 Breng de groenten op smaak met peper, zout en kerrie
8 Neem het vlees uit de pan en houd het warm
9 Meng de pindakaas met wat water en maak dit al roerend warm, niet laten koken. Giet dit over het vlees

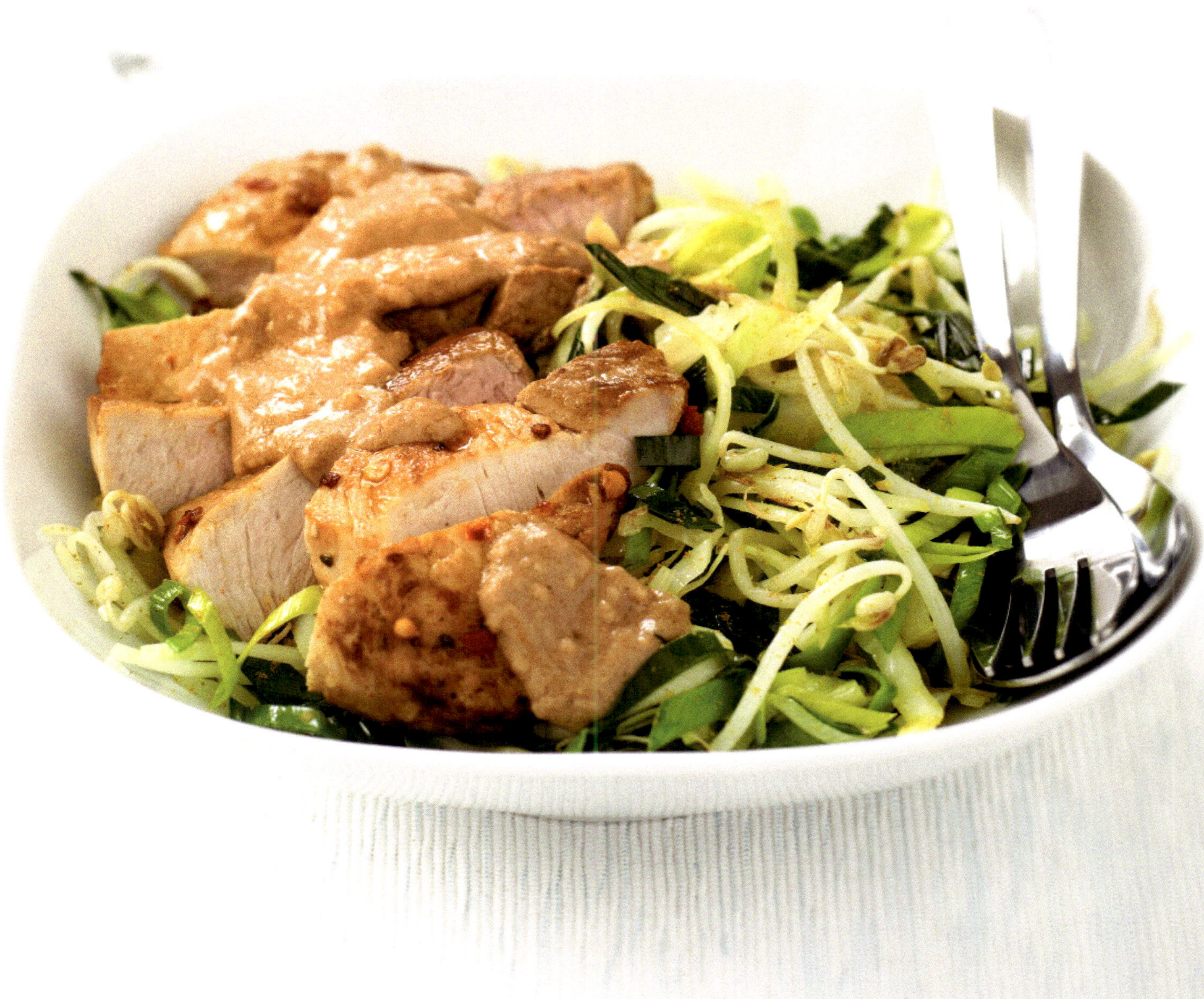

DAG 21 ONTBIJT — Kipfilet met tomaat

1 persoon, 10 – 15 minuten
100 gram kipfilet, vleeswaar
2 tomaten, in plakjes of blokjes gesneden
klein uitje, fijn gesnipperd
½ el olijfolie, peper en zout
PER PERSOON KH 4 | VV 4 | OVV 10
EIWIT 29 | VEZELS 2 | KCAL 257

1. Fruit de fijngesnipperde ui in de olie lichtbruin
2. Voeg de tomaten toe, bak dit samen enkele minuten en serveer er stukjes koude kipfilet naast

DAG 21 LUNCH — Snelle lunch met avocado

2 personen
5 minuten
2 avocado's, 4 plakken belegen (30+) kaas
2 tomaten, 4 plakken ham of bacon
zout, peper, sap van ½ citroen
PER PERSOON KH 5 | VV 7 | OVV 33
EIWIT 15 | VEZELS 8 | KCAL 441

1. Halveer de avocado's, verwijder de pit en de schil en leg op elk bord 2 helften. Strooi hierover wat zout en druppel er citroensap overheen
2. Leg er de plakken kaas en ham naast
3. Snijd de tomaten in plakken en leg deze ook op het bord

TIP: *Dit is ook gemakkelijk mee te nemen als lunchgerecht. De avocado op het laatste moment snijden, anders wordt hij bruin*

DAG 21 DINER — Franse stoofschotel met boontjes

2 personen
30 minuten + 2 uur stoven
400 gram sukadelapjes of stooflapjes
50 gram ontbijtspek in plakjes
2 uien, in ringen
2 teentjes knoflook, in plakjes
100 gram (winter) wortels, in schijfjes
100 gram (2 stengels) bleekselderij, in schijfjes
geraspte schil van 1 sinaasappel
1 tl tijm, 1 tl rozemarijn, 1 tl paprikapoeder
peper, zout, 2 el vloeibaar bak-en-braad-product, wijnglas (50 ml) droge, rode wijn
10 zwarte olijven zonder pit
1 glas water, 300 gram sperziebonen
PER PERSOON KH 14 | VV 11 | OVV 26
EIWIT 51 | VEZELS 10 | KCAL 609

1. Snijd de stooflappen in grote dobbelstenen en de plakjes ontbijtspek in reepjes
2. Verhit het bak-en-braadproduct in een grote braadpan en bak het rundvlees rondom bruin
3. Voeg het fijngesneden ontbijtspek toe en laat het enkele minuten samen bakken
4. Snijd de uien in dunne plakken en doe dit bij het vlees
5. Ui even laten meebakken en dan pas zout, peper, tijm, rozemarijn en paprikapoeder toevoegen
6. Vervolgens de fijngesneden teentjes knoflook, olijven, (winter) wortel en bleekselderij toevoegen
7. Rasp de sinaasappelschil
8. Als laatste de rode wijn en de sinaasappelrasp toevoegen samen met 1 glas water.
9. Goed op temperatuur laten komen, dan het vuur temperen en minimaal 2 uur zachtjes laten stoven. Tussendoor even omroeren en eventueel wat water toevoegen
10. Intussen de boontjes wassen, afhalen en gaarkoken in een beetje water met zout

Partner: zilvervliesrijst of gekookte aardappelen

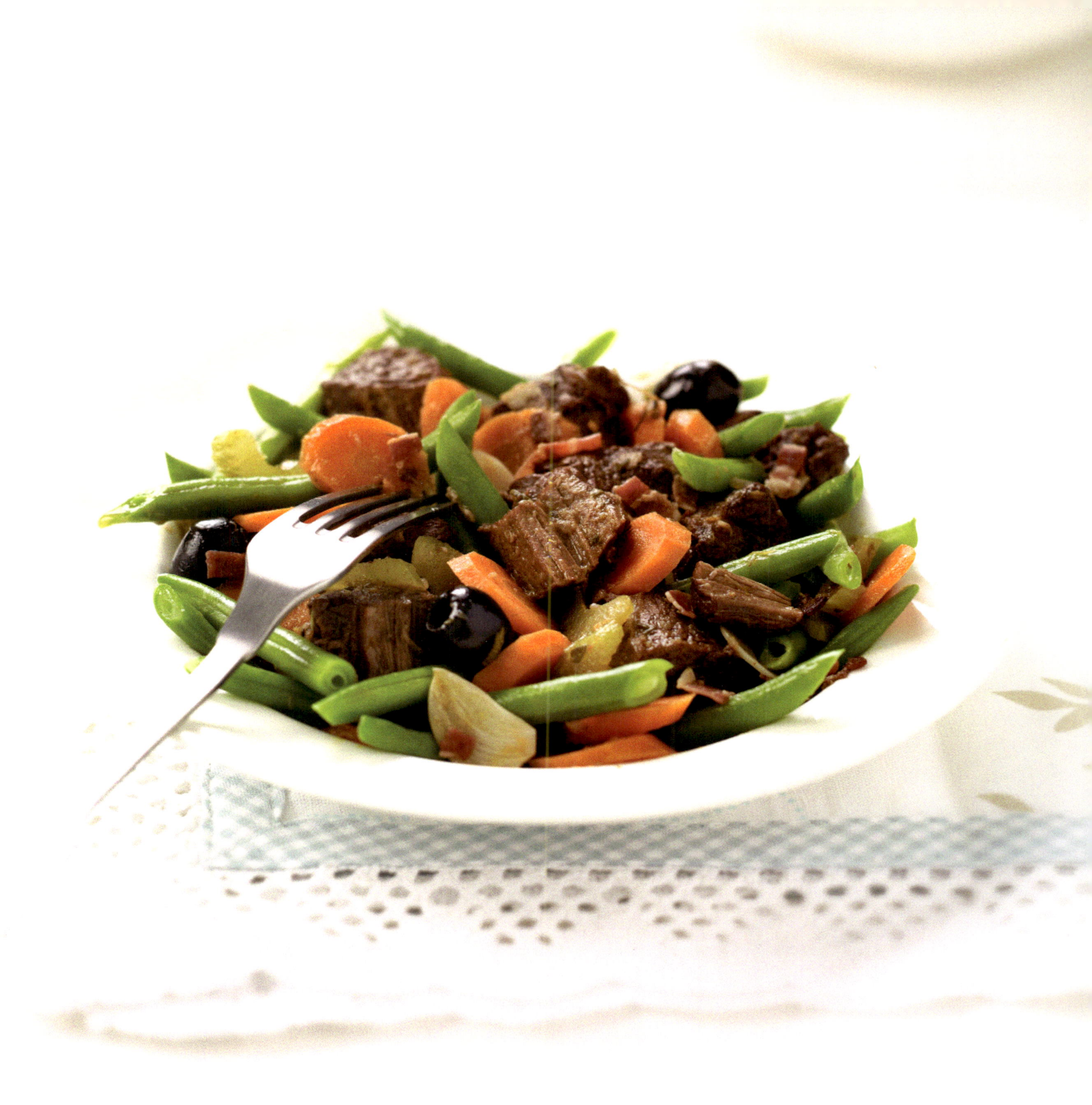

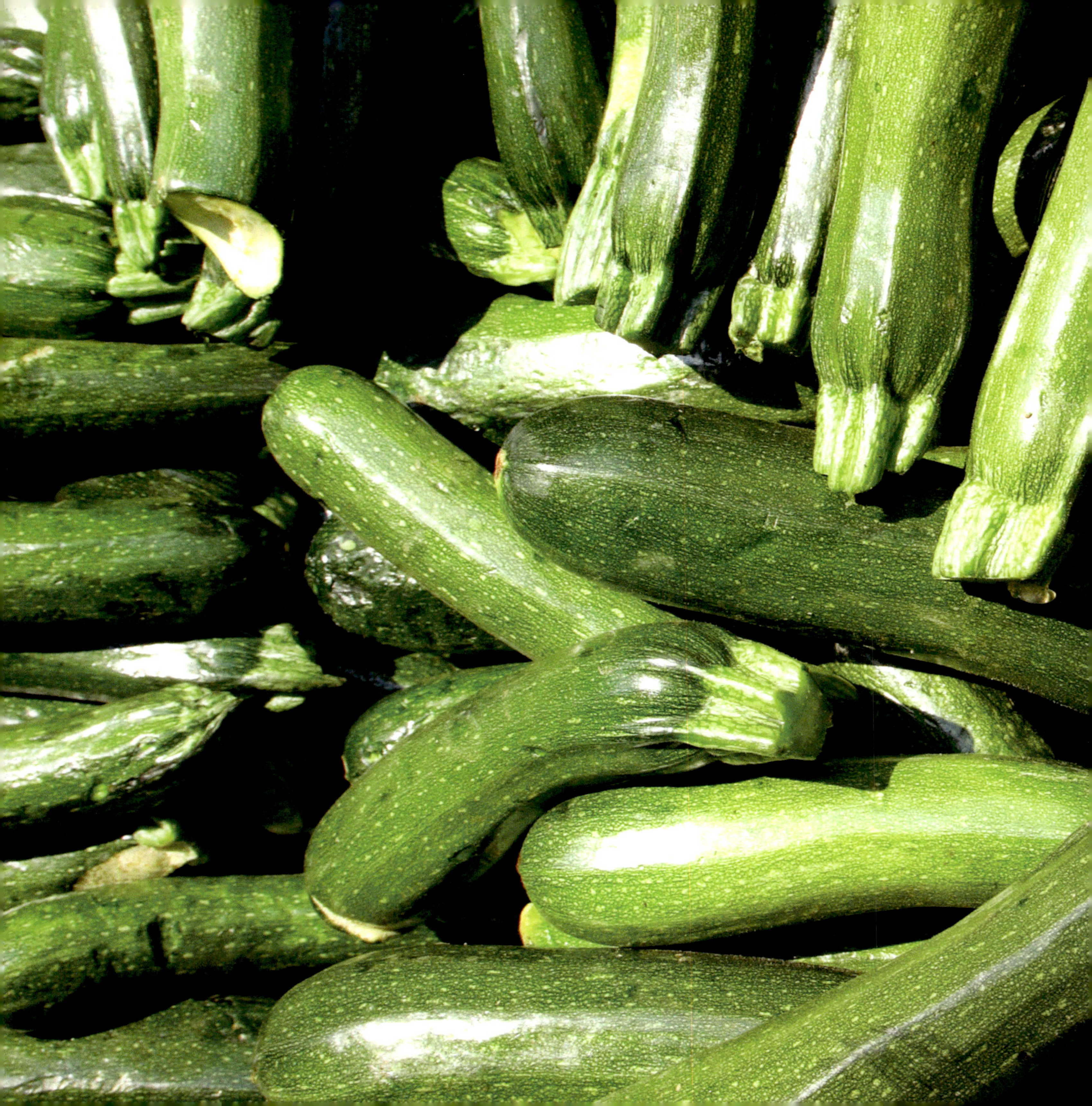

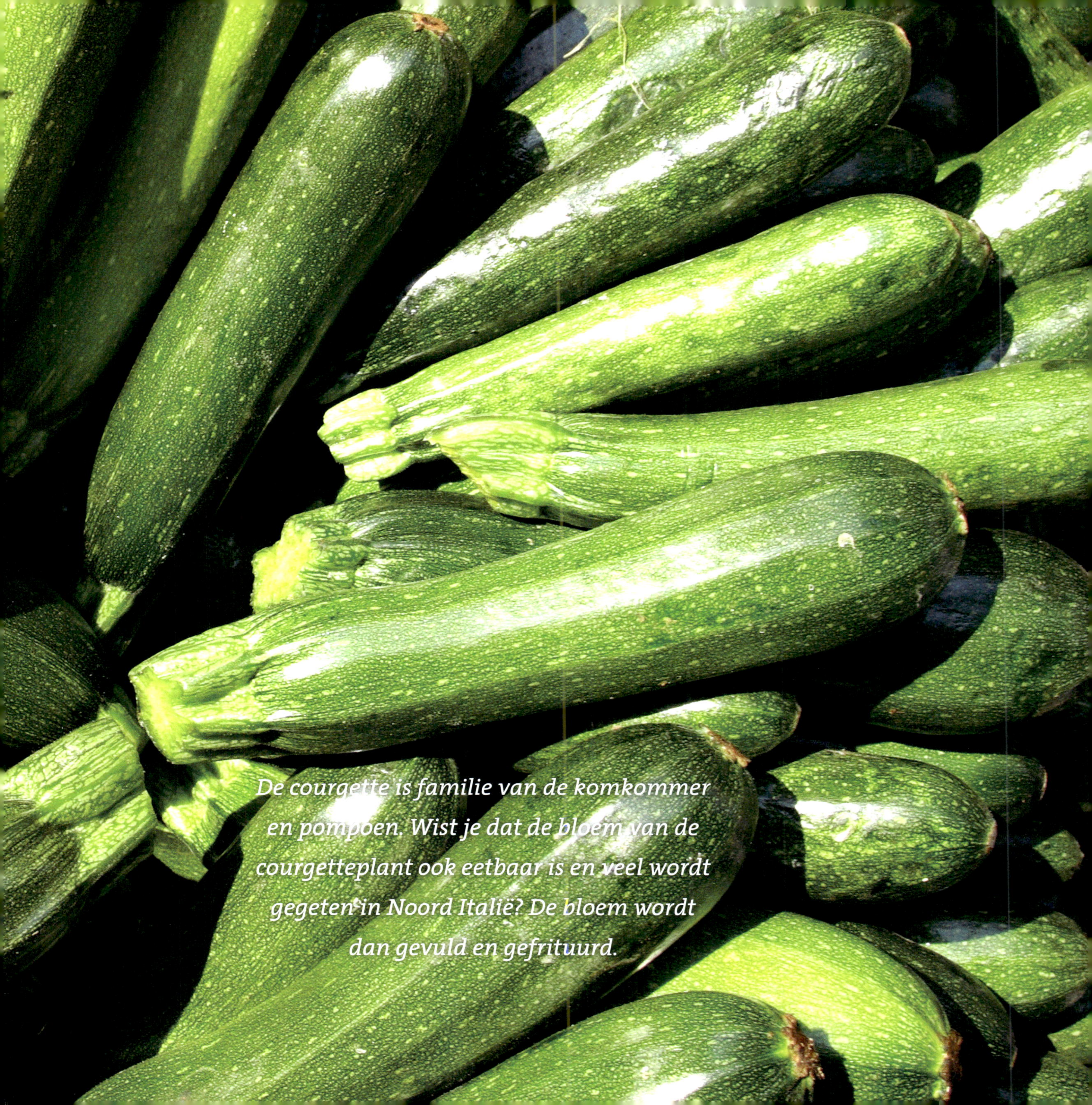

De courgette is familie van de komkommer en pompoen. Wist je dat de bloem van de courgetteplant ook eetbaar is en veel wordt gegeten in Noord Italië? De bloem wordt dan gevuld en gefrituurd.

boodschappenlijstje

Voorraadkast week 4

balsamico-azijn, rode
Fibrex*of tarwezemelen
havervlokken*
Kikkomansaus
mayonaise light
mosterd
nootmuskaat
olijfolie
oregano
paprikapoeder
peper
Provençaalse kruiden
roomboter
sojameel*
tijm
tomaten in blik, gepelde, in stukjes
tomatenpuree, blikje
tonijn naturel (160 gram), blikje
vijfkruidenmengsel of kerrie
vloeibaar bak-en-braadproduct
zout

*deze zijn te koop in de natuurwinkel
Alle andere producten zijn in de supermarkt te koop

Materialen week 4

ovenschaal
staafmixer

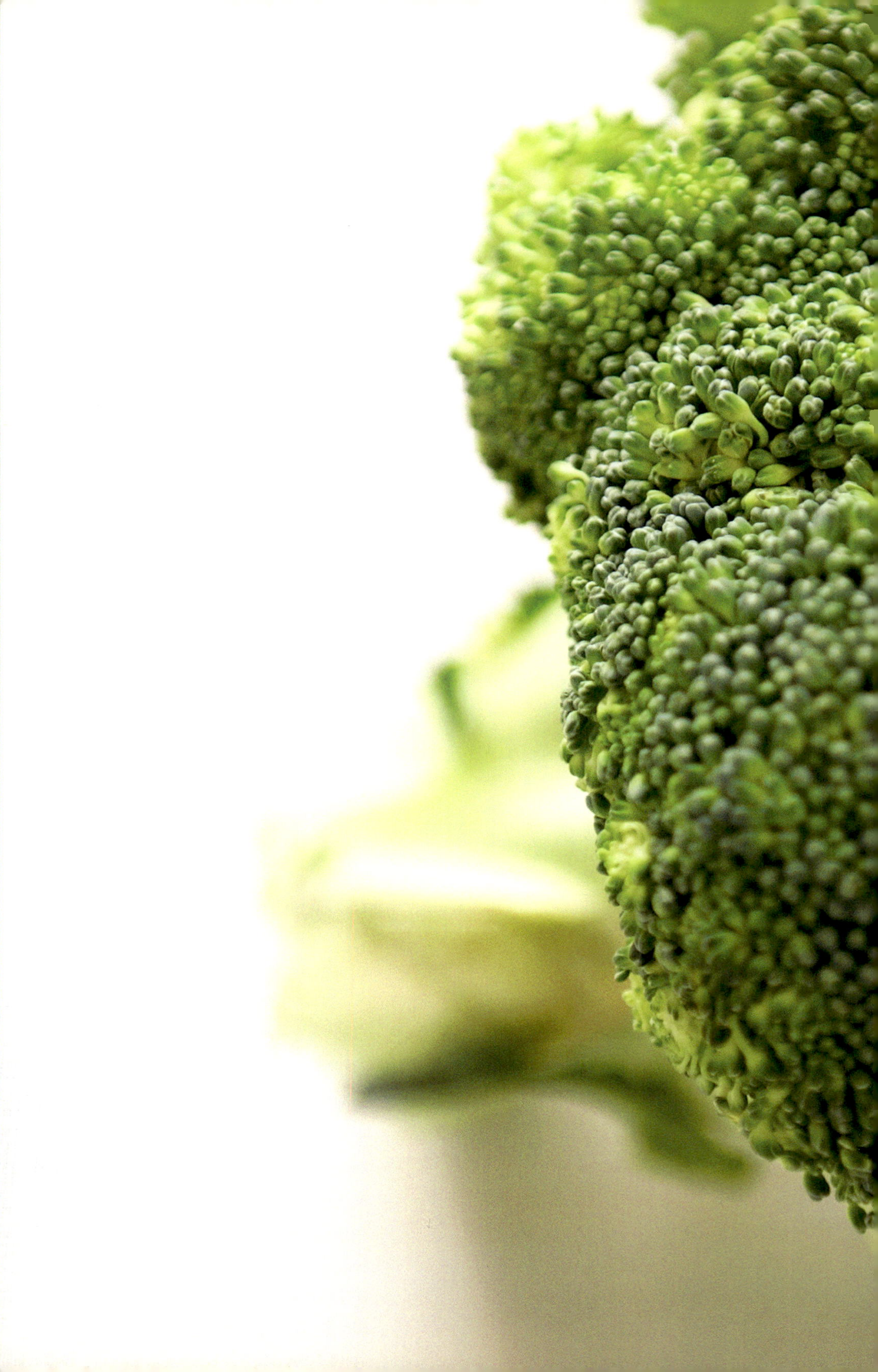

Verswaren boodschappenlijst week 4

Week 4	ontbijt 1 persoon	lunch 2 personen	diner 2 personen
Dag 22	3 tomaten 6 blaadjes verse basilicum 2 eieren	200 gram ham in dikke plakken 300 gram zuurkool 60 ml (½ bekertje) crème fraîche light	300 gram kipfilet 1 teentje knoflook 1 tl citroensap 400 gram broccoli 2 tomaten
Dag 23	150 ml magere kwark 1 ei	1 ui 3 eieren 1 teentje knoflook 400 gram spinazie 50 gram geraspte 30+kaas	750 gram rundergehakt 1 kilo verse spinazie of 600 gram diepvriesspinazie 1 grote ui 1 ei verse peterselie verse basilicum 250 gram gemengde paddenstoelen of champignons
Dag 24	½ bolletje mozzarella 1 kleine aubergine 1 ei	1 pakje gerookte gesneden eendenborst (of een rest gehaktbrood van dag 23) 70 gram groene salade peterselie 1 kleine ui 2 tomaten	1 kilo verse, ongesneden andijvie 100 gram magere spekblokjes 50 gram geraspte 30+kaas 6 grote tomaten 2 rundertartaartjes
Dag 25	1 komkommer 100 gram hüttenkäse (half bakje) 20 gram geraspte 30+kaas	½ komkommer ½ limoen of citroen 2 tomaten 2 eieren	600 gram voorgesneden nasigroenten 300 gram voorgesneden varkensreepjes
Dag 26	2 eieren 40 gram ontbijtspek	500 gram asperges 200 gram gegrilde achterham 2 eieren Peterselie	500 gram venkelknol ½ l bouillon (van een groentebouillonblokje of Herbamare bouillonbasis) 50 gr kaas, 30+ 500 gram worteltjes verse peterselie verse basilicum 1 teen knoflook 400 gram tilapia, schelvis of een andere vis
Dag 27	2 eieren 4 plakjes bacon	2 eieren 100 gram salami of metworst 50 gram kaas in plakken 2 tomaten bieslook	4 slavinken 500 gram prei 300 gram bloemkool 1 el crème fraîche light
Dag 28	½ bolletje mozzarella 1 tomaat 1 ei	250 gram champignons 50 gram belegen 30+kaas in kleine blokjes peterselie 3 eieren 1 kleine ui	500 gram sperziebonen 1 blik tomatenstukjes of 3 tomaten 1 kleine ui 1 teen knoflook 2 el gehakte verse peterselie 500 gram magere varkensrollade

aanvulling voor de partner:
zilvervliesrijst, spaghetti, witte rijst, aardappelen

DAG 22 **ONTBIJT**

Gegrilde tomaat met roerei

1 persoon
15 – 20 minuten
3 tomaten, doormidden gesneden
6 blaadjes verse basilicum of
2 eieren
zout, peper
½ el olijfolie
PER PERSOON KH 4 | VV 3 | OVV 12
EIWIT 15 | VEZELS 3 | KCAL 206

1 Verwarm de grill voor
2 Leg de doormidden gesneden tomaten in een platte ovenschaal en doe daar wat zout, peper en een druppeltje olijfolie over
3 Schuif de schaal onder een voorverwarmde grill gedurende 10 minuten
4 Haal de schaal uit de oven en strooi fijngesneden basilicum over de warme tomaten
5 Maak de eieren apart klaar. Klop hiervoor twee eieren los met peper en zout
6 Verhit de olijfolie, giet het eimengsel erin en laat dit al roerend stollen

DAG 22 **LUNCH**

Gevulde hamrolletjes

2 personen
10 minuten
200 gram ham in 4 dikke plakken of
8 dunnere plakken
300 gram zuurkool
60 ml crème fraîche light (half bekertje)
PER PERSOON KH 4 | VV 5 | OVV 6
EIWIT 20 | VEZELS 5 | KCAL 191

1 Meng de crème fraîche door de zuurkool
2 Verdeel de zuurkool over 4 plakken ham en rol de plakken op
3 Verwarm de hamrolletjes ongeveer 4 minuten in de magnetron

TIP: *Deze hamrolletjes worden nog lekkerder met een theelepel paprikapoeder door de zuurkool*

DAG 22 **DINER**

Kruidige kipfilet met broccoli en tomaat

2 personen
25 – 30 minuten
300 gram kipfilet
3 el olijfolie
1 teentje knoflook
1 tl tijm
1 tl oregano
1 tl citroensap
zout, peper
400 gram broccoli
2 tomaten
PER PERSOON KH 6 | VV 3 | OVV 15
EIWIT 42 | VEZELS 7 | KCAL 352

1 Snijd de kipfilet in dunne plakjes
2 Vermeng 3 el olijfolie met peper, zout, citroensap, tijm en knoflook uit de pers
3 Roer dit door de plakjes kipfilets
4 Roerbak de kipfiletplakjes in enkele minuten gaar
5 Bestrooi de plakjes voor een extra kruidige smaak met wat oregano
6 Intussen de broccoli schoonmaken, in kleine roosjes snijden en ongeveer 5 minuten in een klein laagje water koken, dan afgieten
7 Twee tomaten ontvellen, halveren en nog enkele minuten samen met de broccoli verwarmen

Partner: zilvervliesrijst

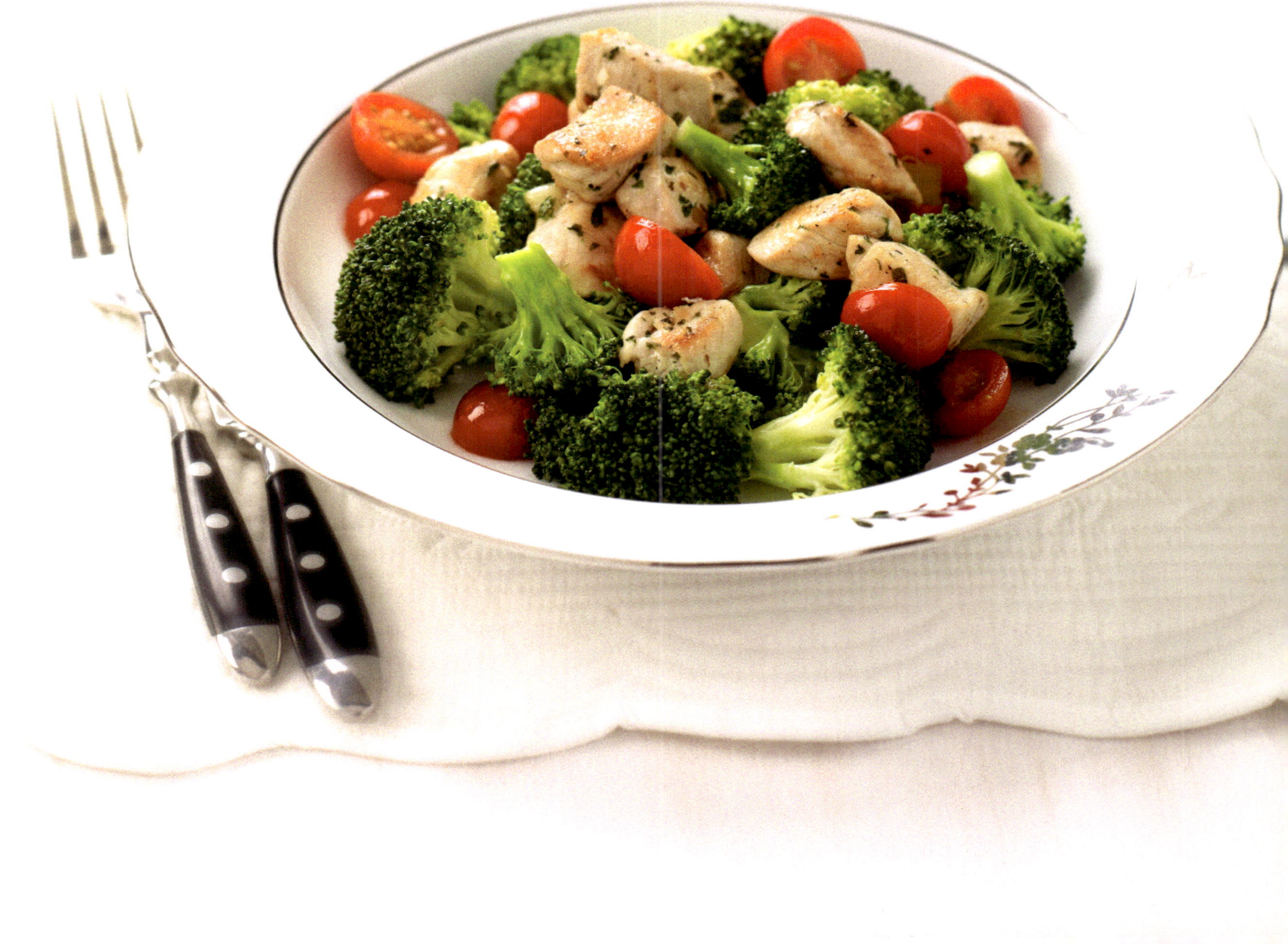

DAG 23 ONTBIJT

Magere kwark en 1 ei

1 persoon
6 – 8 minuten
150 ml magere kwark
1 eetlepel tarwezemelen of Fibrex
1 ei
PER PERSOON KH 7 | VV 2 | OVV 4
EIWIT 23 | VEZELS 2 | KCAL 176

1 Doe 150 ml kwark in een schaaltje
2 Voeg hier 1 eetlepel zemelen of Fibrex bij en roer dit goed door
3 Eet er een gekookt ei of roerei bij

DAG 23 LUNCH

Omelet met spinazie en kaas

2 personen
25 minuten
1 ui, fijngesneden, 3 eieren
1 teentje knoflook, in plakjes
2 el olijfolie, 400 gram spinazie
50 gram geraspte (30+) kaas
nootmuskaat, zout en peper
PER PERSOON KH 4 | VV 6 | OVV 16
EIWIT 21 | VEZELS 4 | KCAL 294

1 Verwarm de oven voor op 225°C
2 Klop de eieren los met de geraspte kaas, peper, zout en nootmuskaat
3 Bak de fijngesneden ui in de olijfolie tot hij glazig is. Voeg dan de plakjes knoflook toe en schep alles even om
4 Was en droog de spinazie en doe het in delen bij het uimengsel en laat het al omscheppend slinken
5 Doe de uitgelekte spinazie in een platte en brede ovenvaste schaal en schenk het eimengsel er over. Roer alles goed door
6 Zet de schaal in het midden van de oven en bak het in ongeveer 10 minuten gaar

DAG 23 DINER

Paddenstoelen-gehaktbrood met spinazie

Voor 4 dikke plakken, 2 personen
25 minuten en 50 minuten oventijd
750 gram rundergehakt
1 kilo verse spinazie of
600 gram diepvriesspinazie
1 grote ui
2 el Fibrex of tarwezemelen
2 el havervlokken, 1 ei
3 el tomatenpuree
1 el Provençaalse kruiden
2 el verse peterselie, 2 el verse basilicum
250 gram gemengde paddenstoelen of
champignons, zout, peper
PER PERSOON KH 10 | VV 13 | OVV 18
EIWIT 58 | VEZELS 19 | KCAL 525

1 Verwarm de oven voor op 200°C
2 Hak de ui fijn. Veeg de paddenstoelen schoon en snijd de helft in kleine stukjes en de andere helft in schijfjes
3 Doe het gehakt, de ui, paddenstoelen, Fibrex, havervlokken, tomatenpuree, Provençaalse kruiden, peterselie, basilicum, zout en peper in een kom. Breek er een ei over en meng alles goed
4 Vet een cakeblik of broodvorm in, doe het vleesmengsel erin en bak het gedurende 50-60 minuten in de voorverwarmde oven
5 Bereid intussen de spinazie: bij verse spinazie de spinazie wassen, laten uitlekken en met een bodempje water gaar koken. Bij diepvries spinazie: een bodempje water aan de kook brengen en hierin de spinazie verhitten
6 Serveer 1 plak gehaktbrood per persoon bij de groenten en bewaar de rest voor een snelle lunch (invriezen)

Partner: pasta met een scheutje olijfolie

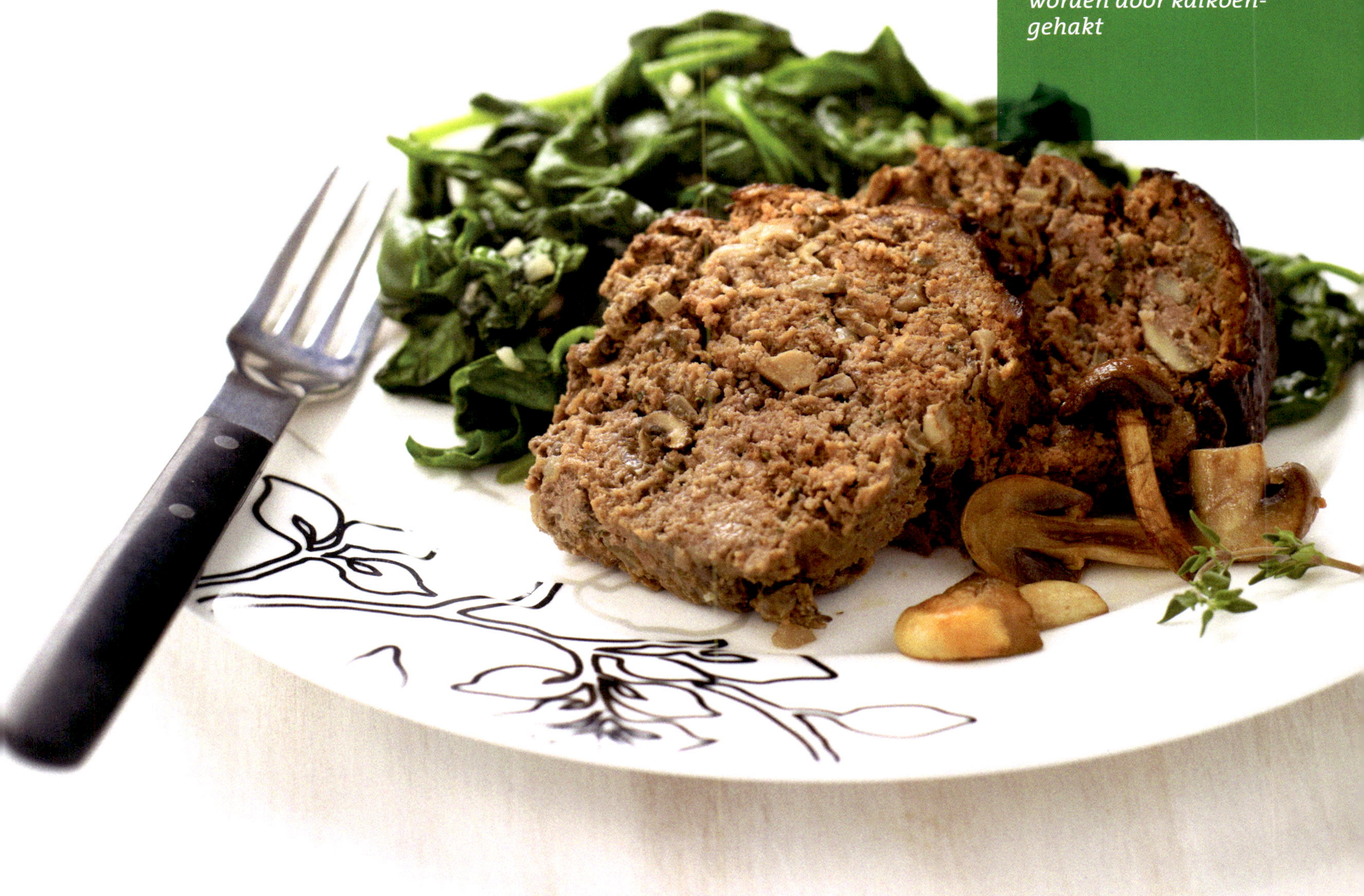

TIP:
Een deel van het runder-gehakt kan vervangen worden door kalkoen-gehakt

DAG 24 ONTBIJT — Mozzarella aubergine

1 persoon
20 – 25 minuten
½ bolletje mozzarella, in plakken gesneden
1 kleine aubergine in plakjes gesneden
1 ei
peper en zout
PER PERSOON KH 2 | VV 14 | OVV 14
EIWIT 26 | VEZELS 1 | KCAL 358

1. Verwarm de oven voor op 170 °C
2. Klop het ei los met peper en zout
3. Leg de aubergine in een ovenschaaltje en leg hierop de plakken mozzarella
4. Giet het ei erover
5. Bak dit ongeveer 10 minuten in de voorverwarmde oven

Houd je niet van aubergine, gebruik dan tomaat, 2 tomaten voor dit recept

DAG 24 LUNCH — Groene salade met eendenborstfilet of een restje gehaktbrood van dag 20

2 personen
25 – 30 minuten
1 pakje gerookte gesneden eendenborst of een restje gehaktbrood
70 gram groene salade, peterselie
1 kleine ui, fijngesneden
1 el rode balsamico-azijn
2 el olijfolie, 2 tomaten, in plakjes gesneden
PER PERSOON KH 3 | VV 7 | OVV 20
EIWIT 16 | VEZELS 1 | KCAL 357

1. Meng de fijngesneden ui door de balsamico en laat dit een kwartiertje staan. De ui wordt hierdoor heel smakelijk en minder scherp
2. Was en droog de groene salade en scheur het in kleinere stukken. Verdeel dit over 2 borden. Leg de eendenborstfilet boven op de salade
3. Neem de uisnippers uit de marinade en leg ze in een bergje bovenop de plakjes eendenborst
4. Leg de tomatenplakjes naast de salade op het bord
5. Meng 2 el olijfolie door de balsamico en sprenkel dat over het geheel

DAG 24 DINER — Gegratineerde andijvieschotel en rundertartaartjes

2 personen
30 – 40 minuten
1 kilo verse, ongesneden andijvie
100 gram doorregen spekblokjes
50 gram geraspte (30+) kaas
6 grote tomaten
2 rundertartaartjes
peper en zout
1 el vloeibaar bak-en-braadproduct
PER PERSOON KH 6 | VV 11 | OVV 23
EIWIT 47 | VEZELS 13 | KCAL 507

1. Verwarm de oven voor op 225°C
2. Andijvie wassen en in grove stukken snijden
3. Kook de andijvie en laat het ongeveer 5 minuten uitlekken in een vergiet in weinig water
4. Breng in een pannetje water aan de kook en dompel hierin de tomaten, laat ze daarna schrikken onder de koude kraan. Daardoor zijn ze veel gemakkelijker te ontvellen. Snijd de ontvelde tomaten in zes stukken
5. Doe de andijvie samen met de tomatenstukken in een ingevette ovenschotel en kruid met zout en peper
6. Bak de spekblokjes en verdeel ze over de schotel en strooi hierover de geraspte kaas
7. Zet de schotel 15 minuten in de voorverwarmde oven
8. Bak de rundertartaartjes in 1 el bak-en-braadproduct en strooi er wat zout en peper over

Partner: gekookte aardappelen of rijst

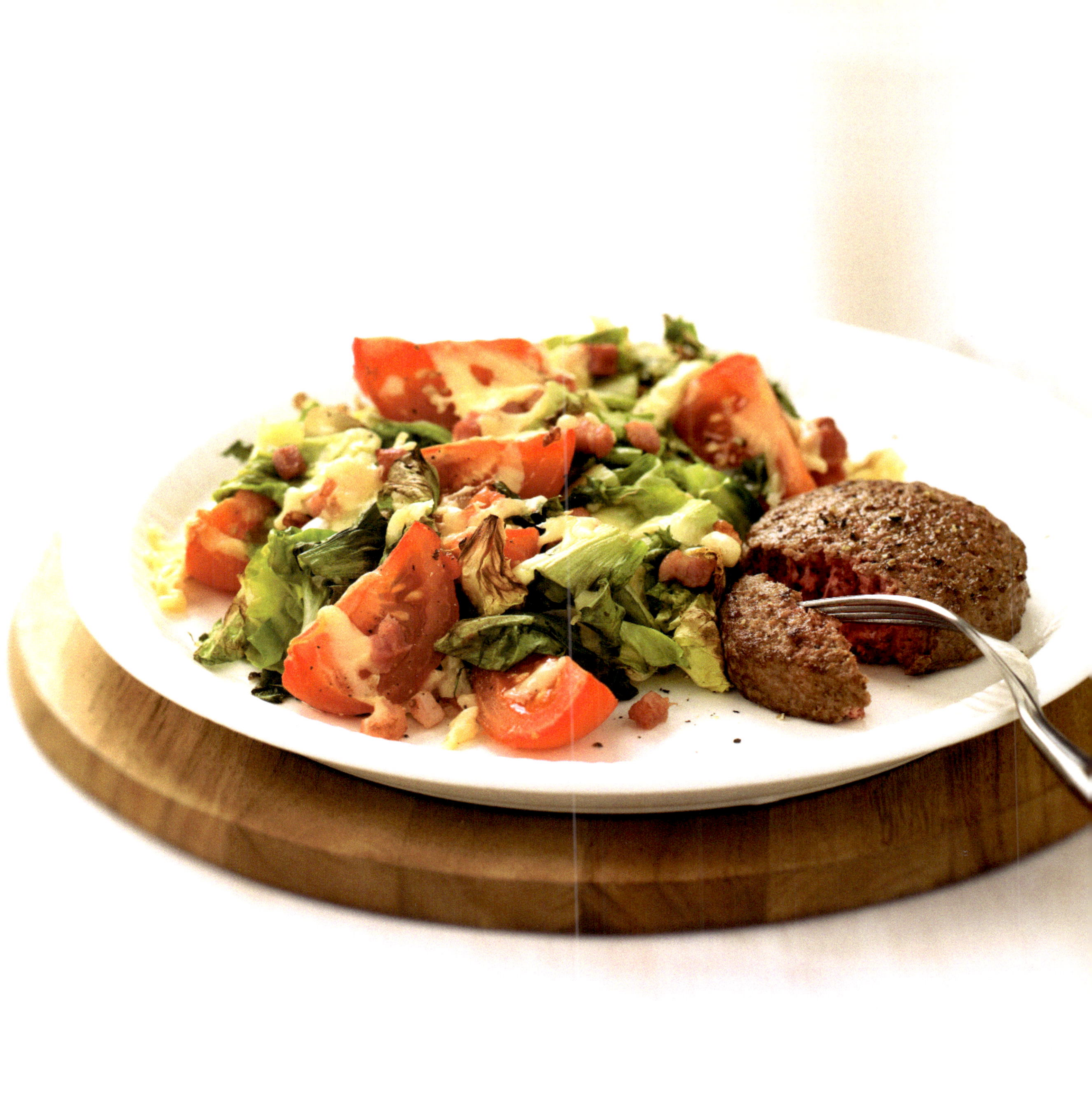

DAG 25 ONTBIJT

Komkommer met hüttenkäse

1 persoon
20 – 25 minuten
1 komkommer
100 gram hüttenkäse (half bakje)
20 gram geraspte (30+) kaas
PER PERSOON KH 5 | VV 5 | OVV 3
EIWIT 19 | VEZELS 2 | KCAL 164

1 Verwarm de oven tot 175°C
2 Schil de komkommer en snijd de komkommer in stukken van ca 5 cm. Hol deze stukken uit maar laat een kleine bodem over.
3 Vul de komkommerstukken met hüttenkäse en rasp er eventueel wat pittige kaas overheen
4 Zet ze in een ovenschaaltje en zet dit 10 – 15 minuten in een oven van 175°C

Dit kan ook met tomaten, gebruik dan 2 tomaten

DAG 25 LUNCH

Snelle tonijnsaladee

2 personen
10 minuten
½ komkommer
½ limoen of citroen
1 blikje tonijn naturel (op water) van 160 gram, 2 el mayonaise
2 tomaten, peper en zout
2 hardgekookte eieren
PER PERSOON KH 5 | VV 3 | OVV 11
EIWIT 29 | VEZELS 2 | KCAL 263

1 Verdeel de tonijn in stukjes
2 Snijd de eieren in plakjes
3 Snijd de komkommer in kleine plakjes
4 Snijd de tomaten ook in plakjes
5 Klop de mayonaise los met 1 el limoensap en peper
6 Leg alles op de borden en verdeel de mayonaise erover

TIP: *Wat bieslook maakt het extra lekker*

DAG 25 DINER

Nasigroenten met varkensreepjes

2 personen
10 – 15 minuten
600 gram voorgesneden nasigroenten
300 gram voorgesneden varkensreepjes
1 el Kikkomansaus
1 tl vijfkruidenmengsel of kerrie
1 el olijfolie
1 el vloeibaar bak-en-braadproduct
zout, peper
PER PERSOON KH 15 | VV 4 | OVV 16
EIWIT 54 | VEZELS 10 | KCAL 459

1 Bak de varkensreepjes in wat bak-en-braadproduct en kruid ze met peper, zout, vijfkruidenmengsel of kerrie
2 Bak de nasigroenten in de olijfolie
3 Meng alles door elkaar
4 Giet er 1 el Kikkomansaus over

Partner: witte rijst

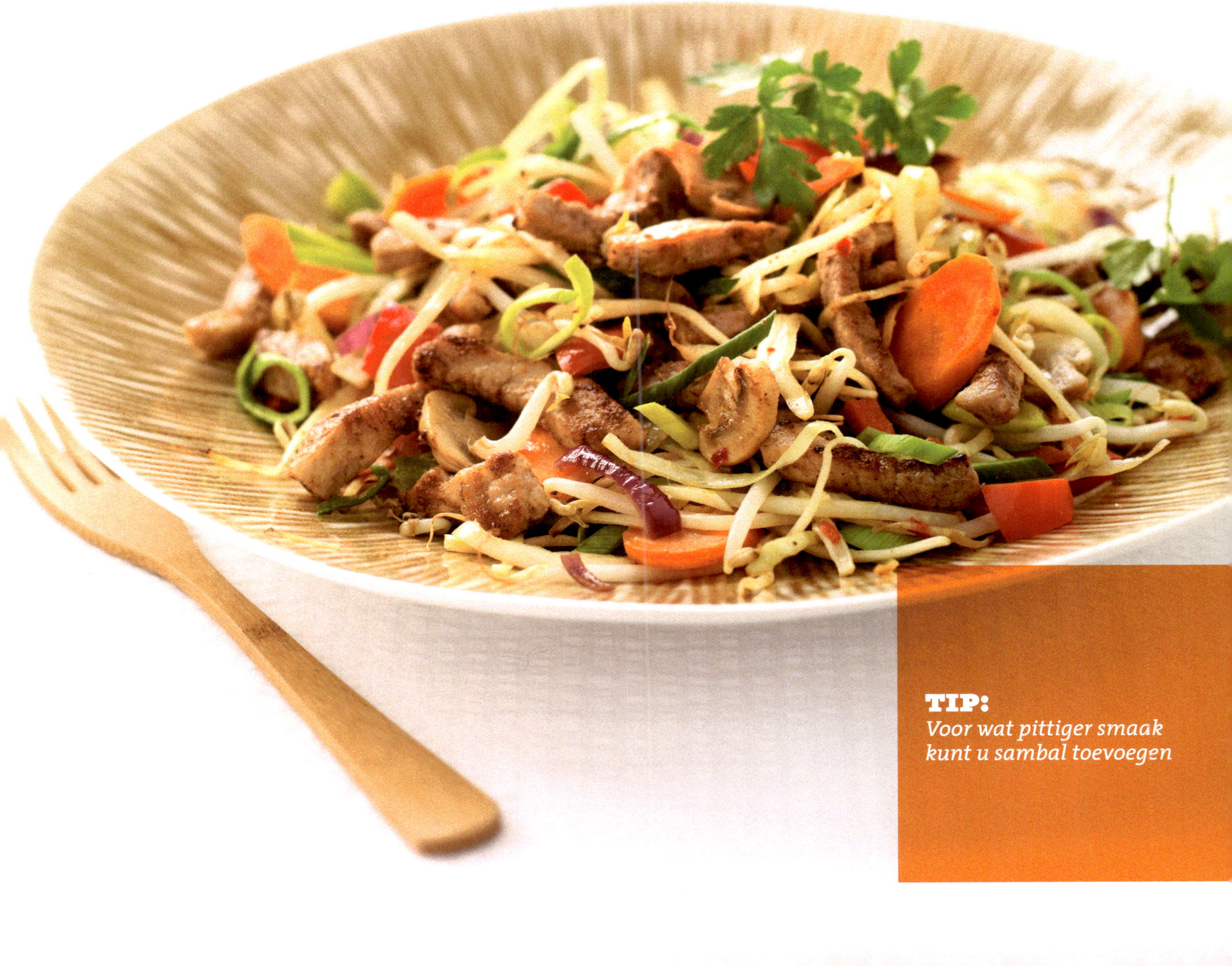

TIP:
Voor wat pittiger smaak kunt u sambal toevoegen

DAG 26 ONTBIJT

Ei met spek

1 persoon, 10 minuten
2 eieren, 40 gram ontbijtspek
PER PERSOON KH 0 | VV 8 | OVV 17
EIWIT 19 | VEZELS 0 | KCAL 296

1 Bak het ontbijtspek in een bakpan met antiaanbaklaag. Boter of olie toevoegen is dan niet nodig
2 Breek 2 eieren boven het ontbijtspek en bak het geheel op een laag vuur tot de eieren gestold zijn

DAG 26 LUNCH

Asperges met beenham

2 personen, 30 – 35 minuten
500 gram asperges
200 gram gegrilde achterham (beenham), in reepjes gesneden
2 eieren, 1 tl roomboter
peterselie, fijngehakt
peper, zout en nootmuskaat
PER PERSOON KH 7 | VV 4 | OVV 8
EIWIT 27 | VEZELS 1 | KCAL 240

1 Schil de asperges en snijd de houtige uiteinden ervan af
2 Breng in een ruime pan water met zout aan de kook
3 Voeg de asperges toe en laat ze 10 minuten koken. Zet het vuur uit en laat de asperges nog 10 minuten staan in het hete water
4 Haal de asperges met een schuimspaan uit het water. Laat de asperges uitlekken
5 Kook intussen de eieren in ongeveer 7 minuten hard. Eieren laten schrikken in koud water , pellen en met een vork fijnprakken
6 Verdeel de asperges en de ham over 2 borden. Leg een theelepel roomboter op de asperges. Eventueel wat nootmuskaat erover strooien en wat fijngehakte peterselie.
7 Als laatste de fijngeprakte eieren over de asperges verdelen

DAG 26 DINER

Venkelsoep en vis met worteltjes

2 personen, 30 - 45 minuten
500 gram venkelknol, ½ l bouillon (van een groentebouillonblokje of Herbamare bouillonbasis), 50 gram (30+) kaas
PER PERSOON kh 6 | vv 3 | ovv 2
eiwit 10 | vezels 6 | kcal 113

Venkelsoep
1 Spoel de venkel schoon, verwijder het harde bodemdeel en snijd hem in stukken
2 Voeg de bouillon toe en breng het samen aan de kook, laat het 20 minuten zachtjes doorkoken met het deksel op de pan tot de venkel zacht en gaar is
3 Maak de venkel fijn met een staafmixer of een keukenmachine
4 Verdeel de soep over twee borden en rasp er de kaas over

2 personen
30 – 35 minuten
500 gram worteltjes
5 el gehakte verse peterselie
1 el verse basilicum
1 teen knoflook, 2 tl mosterd
3 – 4 el olijfolie, zout, peper
1 el water, 400 gram tilapia, schelvis of een andere witvis, in moten
PER PERSOON KH 7 | VV 4 | OVV 13
EIWIT 38 | VEZELS 8 | KCAL 329
SOEP EN VIS PER PERSOON KH 13 | VV 7 OVV 15 | EIWIT 48 | VEZELS 14 | KCAL 442

Vis met worteltjes
1 Doe de peterselie, basilicum, water, knoflook, mosterd, 2 el olijfolie en een snufje zout in de keukenmachine en meng alles tot een dikke saus. Eventueel nog wat olijfolie toevoegen Dit kan natuurlijk ook met een staafmixer. Als je geen van beide hebt, snijd dan de kruiden eerst heel fijn, knijp de knoflook erboven uit en klop dat goed met de mosterd, zout, water en olie tot alles gemengd is
2 Borstel de worteltjes schoon en kook ze in een klein laag water tot ze beetgaar zijn, ongeveer 8 – 10 minuten. Giet de worteltjes af en doe de saus over de worteltjes
3 Bak intussen in een andere pan de vismoten in 1 el olijfolie aan elke kant tot de vis gaar is, ongeveer 4 minuten per kant, afhankelijk van de dikte van de vis

Partner: gekookte aardappelen

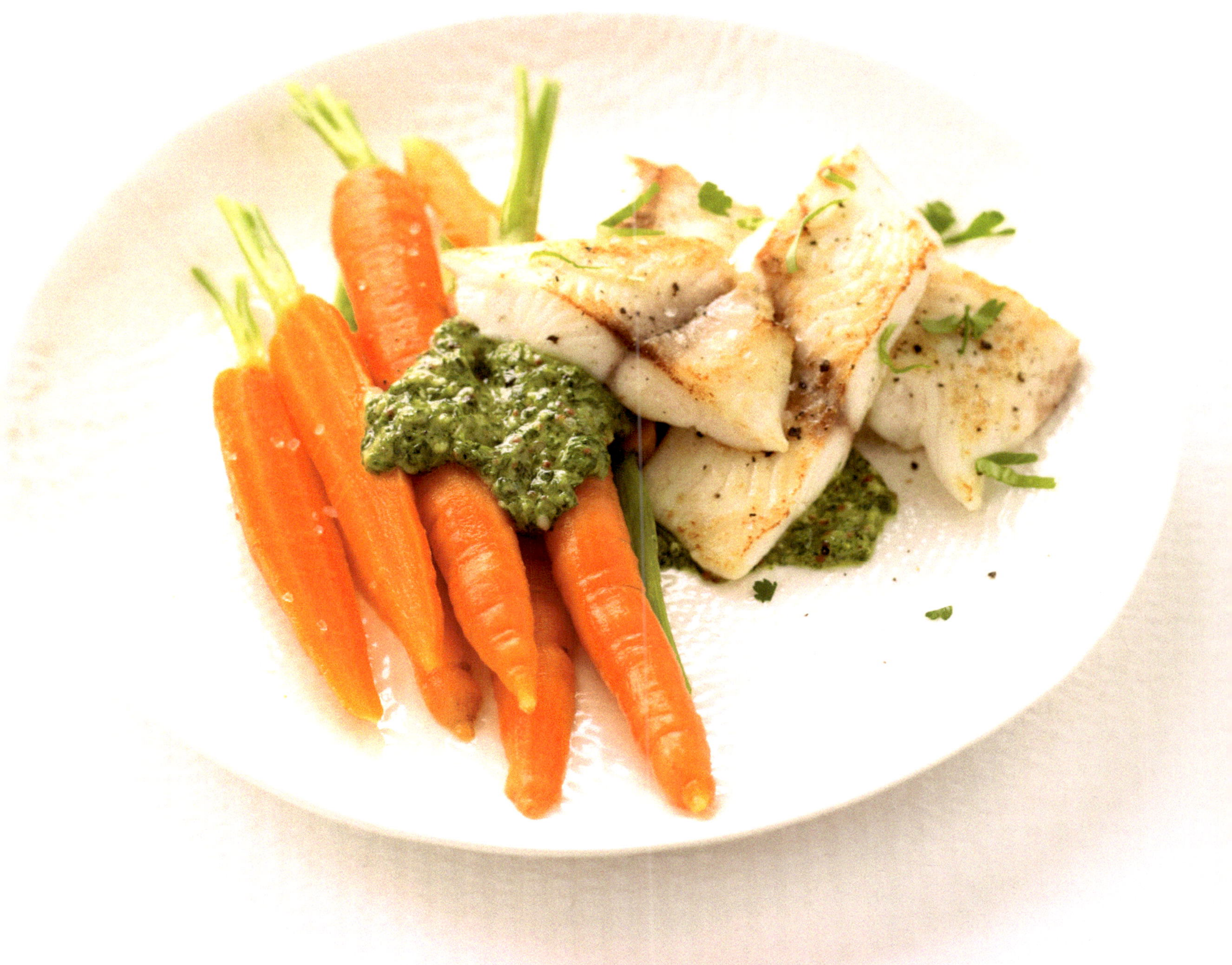

DAG 27 **ONTBIJT**

Omelet met bacon

1 persoon
10 minuten
2 eieren
4 plakjes bacon
peper
½ el olijfolie
PER PERSOON KH 1 | VV 9 | OVV 20
EIWIT 18 | VEZELS 0 | KCAL 336

1 Verwarm een beetje olie in een bakpan en leg hierin 4 plakjes bacon
2 Breek 2 eieren boven de pan en bak de eieren samen met de bacon op een zacht vuurtje tot de eieren gestold zijn. Zout is hierbij niet nodig, de bacon geeft voldoende smaak

DAG 27 **LUNCH**

Gelderse panpizza

2 personen
30 minuten
100 gram sojameel
10 gram Fibrex of tarwezemelen
1 dl (100 ml) water, 3 el olijfolie
1 eieren, 60 gram salami of metworst
(6 plakjes), 50 gram kaas in plakken (30+)
2 tomaten, in dikke plakken gesneden
bieslook, ¼ theelepel zout
PER PERSOON KH 13 | VV 10 | OVV 33
EIWIT 36 | VEZELS 3 | KCAL 578

1 Doe het sojameel in een kom en voeg het ei, Fibrex, zout en 2 el olijfolie toe. Roer het geheel goed door tot een stevige, bijna vloeibare massa
2 Verwarm 1 el olijfolie in een middelgrote koekenpan, niet te heet laten worden!
3 Verdeel het pizzabeslag over de bodem van de koekenpan
4 Leg op het beslag de salami of metworst en de tomatenplakken
5 Doe een deksel op de pan en laat de pizza 15 minuten zachtjes garen
6 Na 15 minuten de kaasplakken erover verdelen, de bieslook erboven fijn knippen en opnieuw met het deksel op de pan nog vijf minuten zachtjes bakken

DAG 27 **DINER**

Gestoofde prei, bloemkool en slavinken

2 personen
20 – 30 minuten
2 slavinken
500 gram prei, schoongemaakt en in schijfjes gesneden
300 gram bloemkool, in roosjes
1 el crème fraîche light
1 tl paprikapoeder, zwarte peper, zout.
1 el olijfolie
1 el vloeibaar bak-en-braadproduct
PER PERSOON KH 10 | VV 13 | OVV 28
EIWIT 27 | VEZELS 10 | KCAL 513

1 Kook de bloemkoolroosjes kort in een beetje water met zout. Prei kort stoven in de olijfolie
2 De groenten mengen en op smaak brengen met crème fraîche, peper, zout en paprikapoeder
3 Bak de slavinken in het bak-en-braadproduct rondom bruin en gaar

Partner: gebakken of gekookte aardappelen

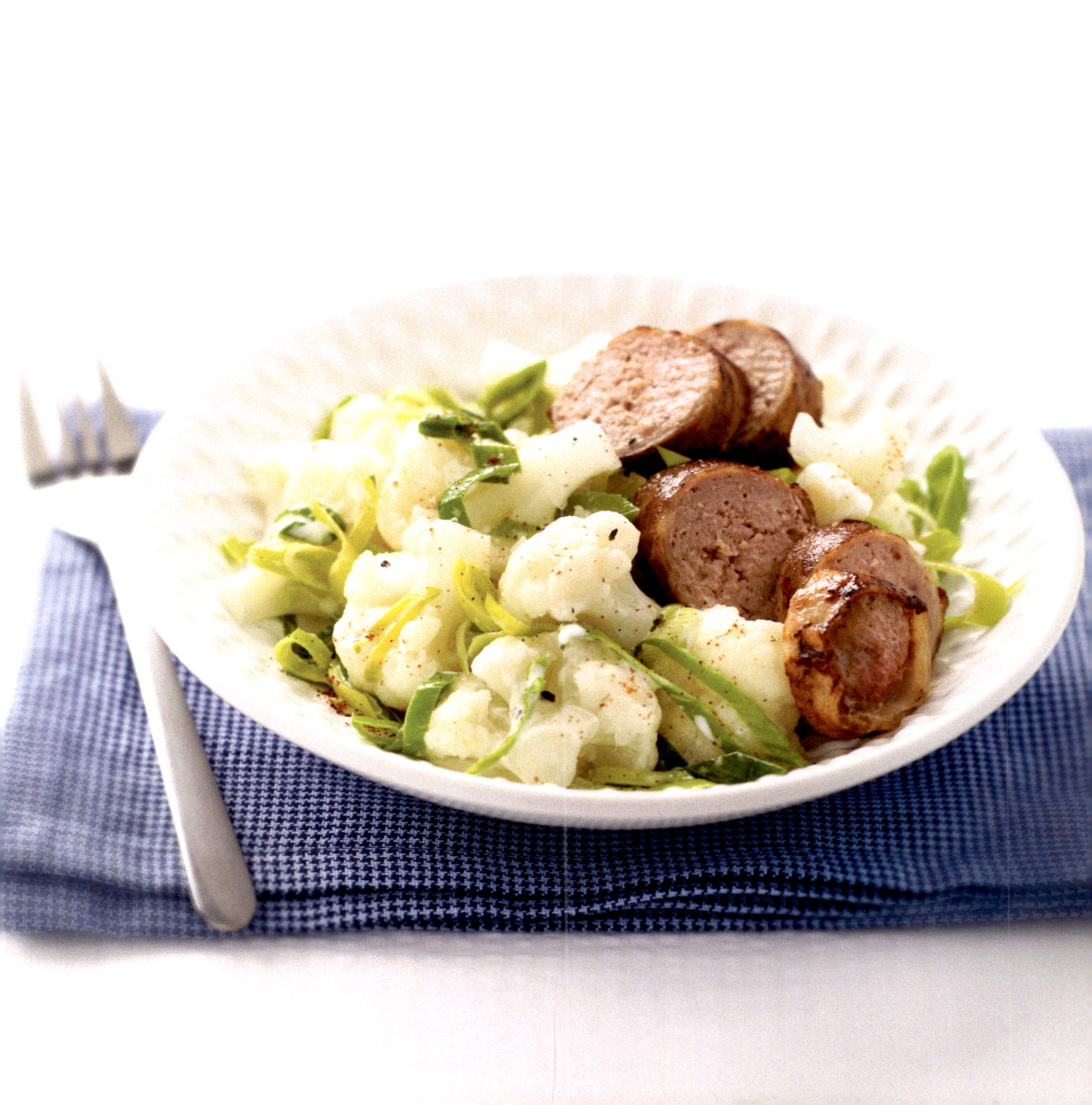

DAG 28 **ONTBIJT**

Mozzarellatomaten

1 persoon
20 – 25 minuten
½ bolletje mozzarella, in plakken gesneden
1 tomaat, in plakjes gesneden
1 ei
peper en zout
PER PERSOON KH 2 | VV 14 | OVV 14
EIWIT 26 | VEZELS 1 | KCAL 358

1. Verwarm de oven voor op 170°C
2. Klop het ei los met peper en zout
3. Leg de tomatenplakjes in een ovenschaaltje en leg hierop de plakken mozzarella
4. Giet het ei erover
5. Bak dit ongeveer 10 minuten in de voorverwarmde oven

DAG 28 **LUNCH**

Gebakken champignons met kaas en peterselie

2 personen
20 – 25 minuten
250 gram champignons
50 gram belegen (30+) kaas in kleine blokjes,
peterselie , 3 eieren,
1 kleine ui, fijngesneden
1 el olijfolie, peper en zout
PER PERSOON KH 2 | VV 5 | OVV 12
EIWIT 20 | VEZELS 2 | KCAL 235

1. Veeg de champignons schoon en snijd ze in plakjes
2. Bak de fijngesneden ui zachtjes in wat olijfolie gedurende enkele minuten
3. Voeg de champignons toe en bak dit samen gaar in ongeveer 5 minuten
4. Doe de blokjes kaas erbij, een beetje zout, peper en de fijngesneden peterselie
5. Breek 2 eieren boven het mengsel en bak dit op matig vuur al roerend gaar

DAG 28 **DINER**

Spaanse sperzieboontjes met rollade

2 personen
20 minuten en 50 minuten oventijd
500 gram sperziebonen
3 tomaten
1 kleine ui
1 teen knoflook
2 el gehakte verse peterselie
peper, zout
1 el olijfolie
500 gram varkensrollade
3 el vloeibaar bak-en-braadproduct
PER PERSOON KH 16 | VV 6 | OVV 24
EIWIT 83 | VEZELS 11 | KCAL 668

1. Verwarm de oven voor op 200°C
2. Bak de rollade in het bak-en-braadproduct aan alle kanten goudbruin. Leg de rollade met het resterende vet in een ovenvaste schaal en zet hem 50 minuten in de voorverwarmde oven. Keer de rollade halverwege en voeg zo nodig nog wat bak-en-braadproduct toe
3. Haal de boontjes af, spoel ze schoon en kook ze in weinig water met zout ongeveer 10 – 15 minuten
4. Schil en snipper de ui
5. Ontvel de tomaten door ze enkele minuten in kokend water te leggen en dan te laten schrikken onder de koude kraan. Snijd de tomaten doormidden en verwijder de pitjes
6. Fruit de ui in een 1 el olijfolie en zout totdat hij glazig is
7. Voeg de knoflook uit de knijper toe, de tomatenstukken, zout en peper en laat de saus een kwartier zachtjes pruttelen
8. Doe nu ook de boontjes erbij en laat het samen goed warm worden
9. Bestrooi de boontjes met gehakte peterselie

Partner: gekookte aardappelen

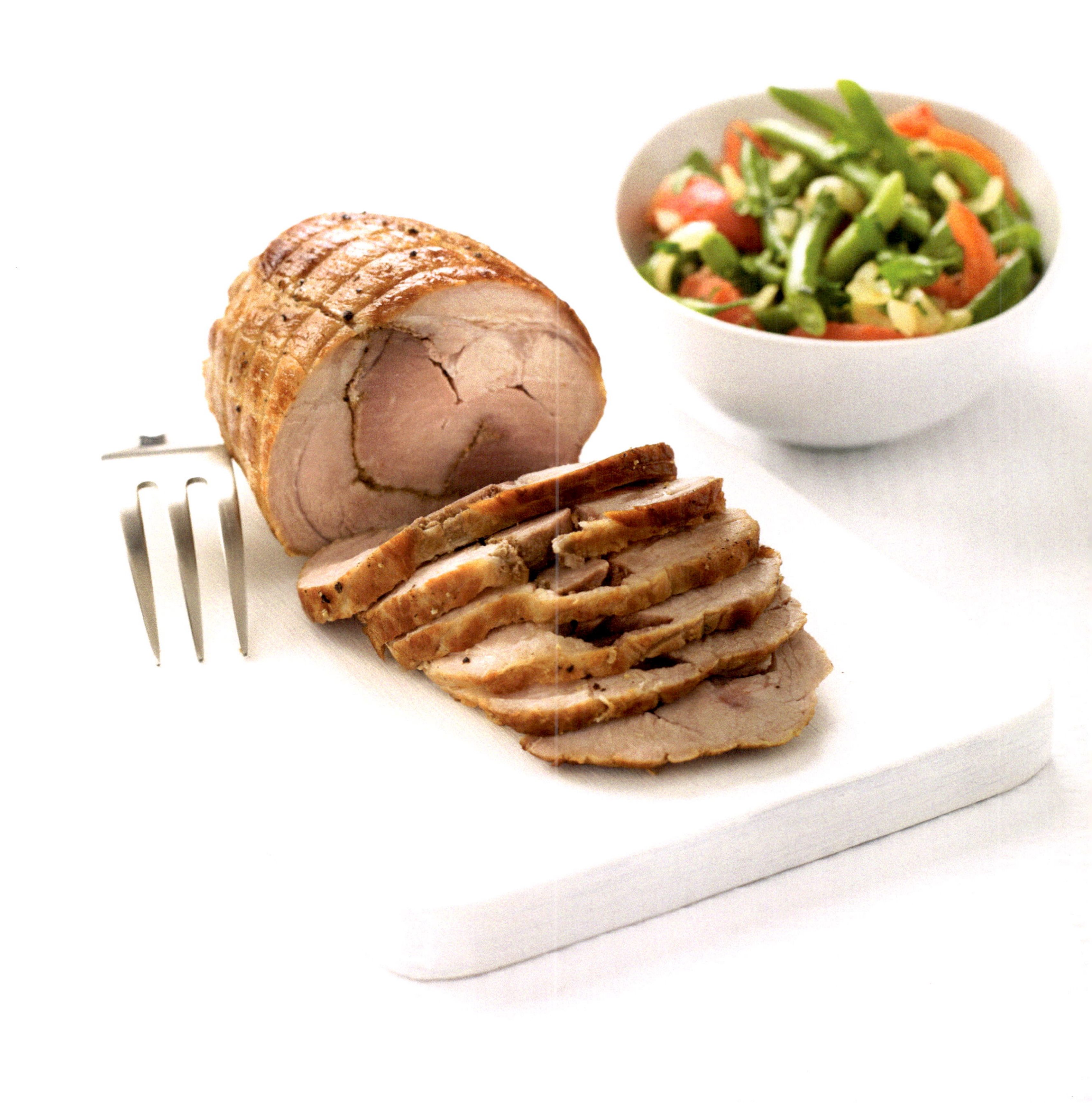

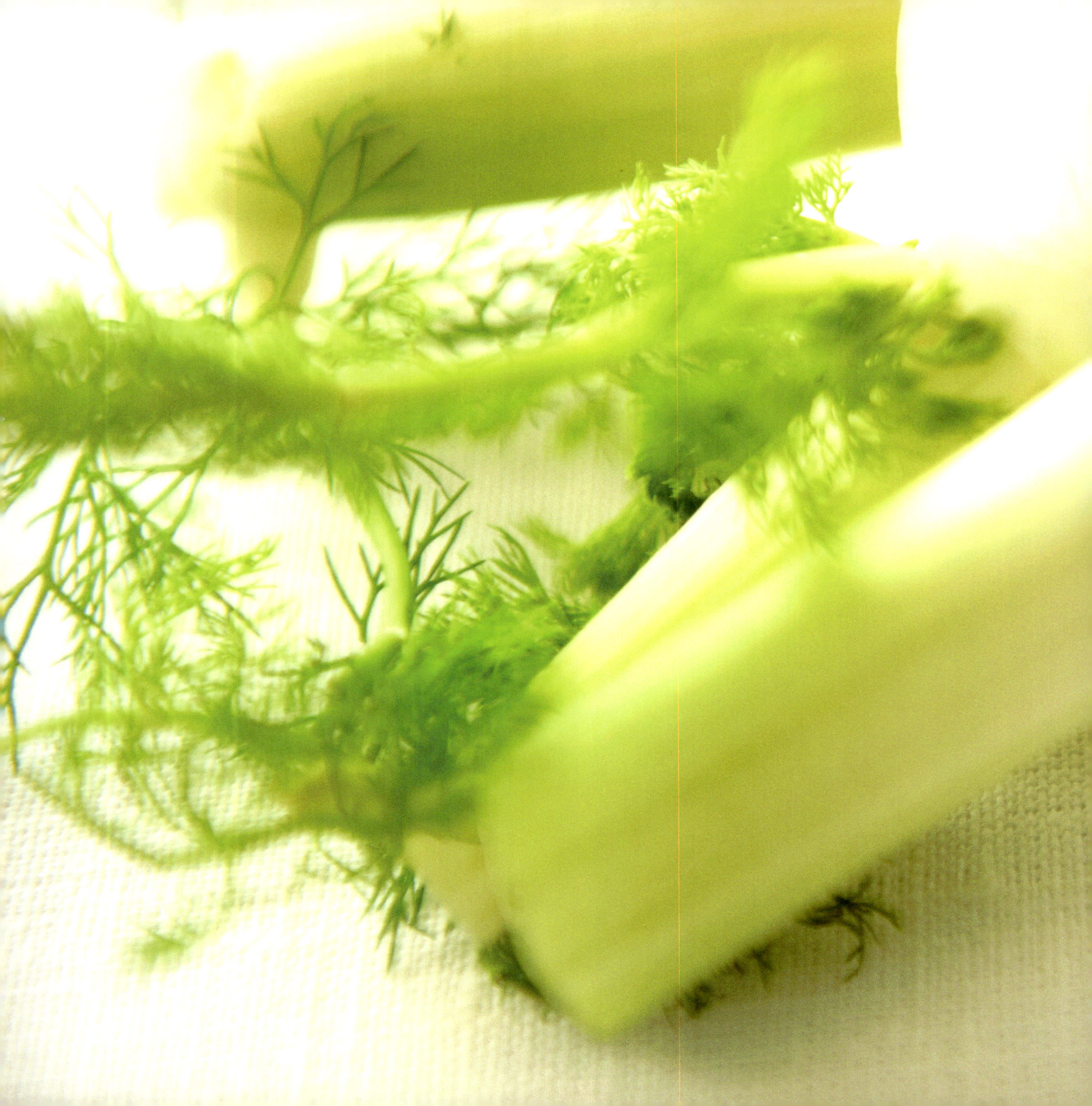

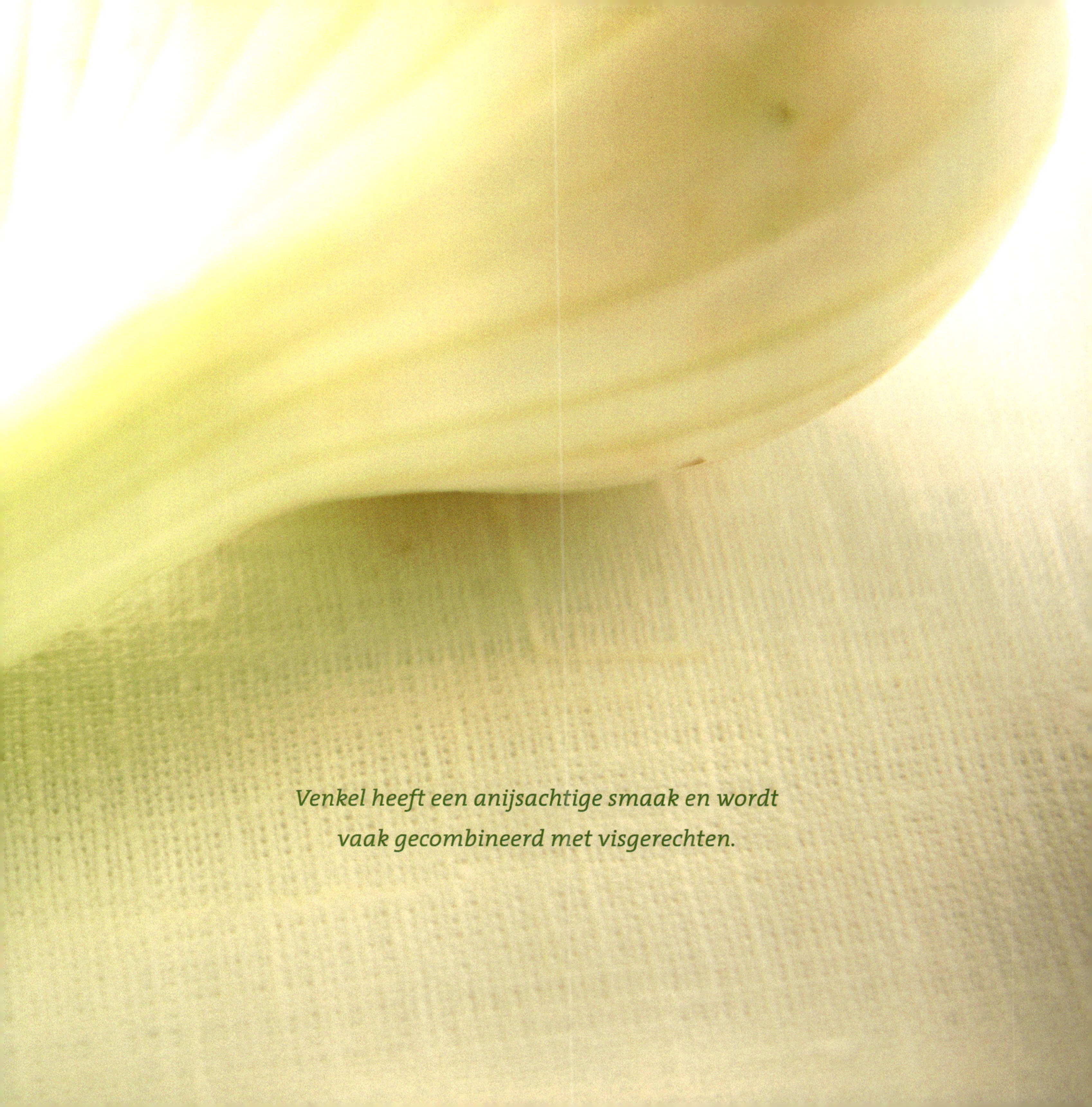

Venkel heeft een anijsachtige smaak en wordt vaak gecombineerd met visgerechten.

Verswaren boodschappenlijst snelmenu's. Hoeveelheden zijn per persoon

Snelmenu	Ontbijt 1 personen	Lunch 1 personen	Diner 1 personen
Dag 1	2 eieren ¼ komkommer 20 gram kaas	1 stronkje witlof 1 blikje tonijn op water zilveruitjes 1 el yoghurt ½ el mayonaise 1 tl mosterd	125 gram boerenkool ¼ knolselderij ½ dl sojaroom 250 gram rookworst
Dag 2	200 gram magere kwark 4 el suikervrije siroop	100 gram rode kool augurkjes 150 gram boterhamworst 1 tl mosterd	3 eieren scheutje room peterselie 200 gram gerookte zalm 4 kerstomaatjes ½ komkommer
Dag 3	2 eieren 8 plakjes rauwe ham	100 gram gekookte rode bietjes 50 gram andijvie 2 haringen	200 gram witte kool 200 gram kipfilet 2 tl sesamzaadjes
Dag 4	8 blokjes kaas 8 plakjes rookvlees	1 stengel bleekselderij 1 rode paprika 100 gram kipfilet	200 gram sperziebonen 2 tomaten 200 gram kalkoenfilet 50 gram spekjes
Dag 5	6 blokjes kaas van 20 gram per stuk 1 el tuinkers 2 tomaten	1 ui ½ groene paprika ½ rode paprika 5 champignons 5 blaadjes sla 3 eieren evt. el koffieroom of sojaroom	250 gram gemengde groente (taugé, paprika, champignons, ui, courgette) 2 blikjes tonijn met groente
Dag 6	200 gram hüttenkäse 5 radijsjes 5 plakjes rauwe ham	1 kleine bloemkool 2 tl maizena 300-500 ml. bouillon (blokjes) scheutje koffieroom 150 gram zalmsnippers	200 gram broccoli 1 ui 200 gram rundervink 5 champignons
Dag 7	100 gram gerookte kipfilet ¼ komkommer	100 gram spitskool 5 radijsjes 100 gram fricandeau	2 eieren 200 gram roerbakgroenten 200 gram shoarmavlees

Snelmenu's

De volgende menu's zijn sneller en eenvoudiger te bereiden, dus zeer geschikt voor de dagen waarop je minder tijd hebt. Uiteraard zijn ook deze menu's gebaseerd op de principes van het Dr. Frank-dieet en krijg je voldoende eiwitten binnen, ongeveer 100 gram per dag en maximaal 30 gram koolhydraten.

SNELMENU 1 **ONTBIJT**

Ei met komkommer

1 persoon
10 minuten
2 eieren
¼ komkommer
1 plak kaas, 20 gram, in stukjes
olie, 1-2 eetlepels
peper, paprikapoeder, kerrie

1 Schil de komkommer en snijd in blokjes
2 Klop het ei los met peper en paprikapoeder
3 Verhit de olie in een pan
4 Bak eerst de blokjes komkommer en strooi er kerriepoeder over
5 Giet het eimengsel erbij en bak al roerende een roerei
6 Op het laatst de stukjes kaas toevoegen en nog even verhitten

SNELMENU 1 **LUNCH**

Witlof tonijn salade

1 persoon
10 minuten
1 stronkje witlof
1 blikje tonijn op water
5 zilveruitjes
1 eetlepel yoghurt
½ eetlepel mayonaise
1 theelepel mosterd
peper, paprikapoeder

1 Was het stronkje witlof en snijd het in dunne reepjes
2 Laat het blikje tonijn uitlekken
3 Meng de yoghurt met de mayonaise, mosterd en peper en paprikapoeder
4 Doe de witlof in een schaal en leg er de uitgelekte tonijn op. Voeg daarbij de zilveruitjes
5 Giet de yoghurtdressing erover en meng het geheel goed door elkaar

SNELMENU 1 **DINER**

Boerenkoolstamppot met rookworst

1 persoon
20 – 25 minuten
125 gram boerenkool
¼ knolselderij
½ dl sojaroom
peper en zout
250 gram rookworst

1 Maak de knolselderij schoon en snijd deze in kleine blokjes
2 Zet de knolselderij op met water een beetje zout Leg hierop de gesneden boerenkool
3 Breng dit aan de kook en laat dit 20 minuten zachtjes koken
4 Maak de rookworst klaar zoals op de verpakking omschreven
5 Giet het overtollige water af. Voeg een beetje peper toe en maak met de stamper een smeuïg gerecht
6 Voeg tijdens het stampen de sojaroom toe, zoveel als nodig is
7 Serveer de rookworst er apart bij. Lekker met een mespunt mosterd

Beweegtip

Geef elke dag één beweegmoment de aandacht en kijk of je het in een hoger tempo kunt uitvoeren of iets langer kunt volhouden.

BIJVOORBEELD: normaal laat je de hond drie keer per dag 30 minuten uit. Kijk of je hetzelfde rondje in 25 minuten kunt maken of dat je een groter rondje van 35 minuten loopt.

ANDER VOORBEELD: stel dat je altijd kiest voor de roltrap of de lift. Begin door de eerste verdieping met de trap te nemen en vervolgens de lift en breidt dit langzaam uit met steeds meer verdiepingen.

Het gaat erom dat je elke dag kijkt of je in positieve zin iets aan je beweging kunt veranderen.

SNELMENU 2 **ONTBIJT**

Kwark met suikervrije limonadesiroop

1 persoon
5 minuten
200 gram magere kwark
3-4 eetlepels suikervrije limonadesiroop

Meng de kwark met de suikervrije limonade siroop. Met een mixer of blender krijg je een nog luchtiger gerecht

SNELMENU 2 **LUNCH**

Rodekoolsalade

1 persoon
10 minuten
100 gram rode kool
5 augurkjes
150 gram boterhamworst
theelepel mosterd
1 eetlepel azijn
zout, peper,
2 eetlepels olie

1 Schaaf de kool met een kaasschaaf of snijd het heel fijn. Als je het rauw te hard vindt, kun je er kokend water overheen gieten
2 Snijd de augurkjes in plakjes en meng dit door de rode kool
3 Maak een sausje van de mosterd, azijn, olie, zout en peper
4 Snijd de boterhamworst in blokjes
5 Meng het rode kool en augurkmengsel met het sausje

SNELMENU 2 **DINER**

Roerei met gerookte zalm en komkommersalade

1 persoon
20 minuten
3 eieren
scheutje room,
zout,
peper
1 el olijfolie of
vloeibaar bak-en-braadproduct
fijngehakte (blad) peterselie
150-200 gram gerookte zalm,
dunne plakken, in smalle reepjes gesneden
4 kerstomaatjes, in partjes gesneden

Roerei met gerookte zalm

1 Roer in een kom eieren en de room
2 Voeg wat zout en peper toe
3 Verhit de bakolie
4 Schenk het eimengsel in de koekenpan
5 Laat de eieren, onder voortdurend roeren en omscheppen, stollen
6 Strooi er tijdens het roeren peterselie over en schep de zalmreepjes erdoor
7 Schep de roereieren met zalm in het midden van een bord
8 Schik er als garnering partjes gesneden kerstomaatjes bij

Beweegtip

Mensen die van nature wat beweeglijker zijn dan passieve mensen, verbranden per dag tot wel 350 kcal. meer. Dus: beweeg regelmatig je handen en voeten als je veel op de stoel zit, bijvoorbeeld tijdens het werk.

Als je mobiel telefoneert, loop dan wat rond. Je legt dan ongemerkt toch heel wat meters af. Leg de afstandsbediening van tv, radio, dvd-speler in een uithoek van de kamer zodat je er iedere keer voor moet opstaan.

Meer beweegtips vind je op www.drfrankacademie.nl.

SNELMENU 2 **DINER**

Komkommersalade

½ komkommer
olie en azijn

1 Schil de komkommer en snijd hem in dunne plakjes
2 Strooi er een beetje peper over
3 Doe de schijfjes in een schaal en voeg een flinke scheut olie en ongeveer 2x zoveel azijn toe

Beweegtip

PROBEER DAGELIJKS DE VOLGENDE OEFENINGEN:

• Ga met je voeten tegen elkaar staan. Strek de armen naar buiten. Zwaai met de gestrekte armen zover mogelijk naar achteren en weer naar voren. Deze oefening is voor de schouders, armen en borstspieren.

• Je staat met je armen schuin omhoog. Terwijl je ze stevig in de juiste positie houdt druk je je schouders omhoog. Houd je armen drie tellen vast en ontspan ze dan weer. Probeer dit tien keer te doen.

• Voor de been- en voetspieren: sta rechtop met je rechterhand iets boven je hoofd. Maak tien sprongetjes. Verwissel de rechter- voor de linkerhand en begin opnieuw.

SNELMENU 3 **ONTBIJT**

Ei met rauwe ham

1 persoon
10 minuten
2 eieren
8 plakjes rauwe ham

1 Kook de eieren gaar
2 Laat ze iets afkoelen en snijd in 4 partjes
3 Omwikkel ieder partje met een plakje rauwe ham

SNELMENU 3 **LUNCH**

Rode biet met haring

1 persoon
10 minuten
100 gram rode bietjes, fijn gesneden of in blokjes
50 gram andijvie, rauw, fijn gesneden
2 haringen
1 eetlepel olie
½ eetlepel azijn
peper, zout

1 Als de andijvie nog niet is gewassen dit eerst doen
2 Meng de andijvie met de bietjes
3 Snijd de haringen in stukjes en meng die met de groenten
4 Maak een dressing van de olie, azijn, peper, zout
5 Giet deze dressing over de salade

SNELMENU 3 **DINER**

Witte kool met kipfilet

1 persoon
25 minuten
200 gram witte kool
2 theelepels sesamzaadjes
nootmuskaat
200 gram kipfilet
peper, kerrie
1 eetlepel olie

1 Was de kool en snijd deze in repen
2 Zet de kool op met een bodempje water
3 Verhit in een pan de olie
4 Bestrooi de kipfilet met kerrie en peper. Bak de kipfilet in de olie bruin en gaar
5 Rooster in een droge koekenpan de sesamzaadjes
6 Giet de kool af als die gaar is. Vang het kookvocht op
7 Als de kip gaar is, kun je jus maken door wat van het kookvocht door het baksel te gieten
8 Meng de sesamzaadjes door de kool en bestrooi met nootmuskaat

Beweegtip

Een stappenteller kan helpen om inzicht te krijgen in het aantal stappen dat je per dag zet. Stappentellers zijn er in vele soorten en maten.

KIJK BIJ DE AANSCHAF VOORAL NAAR HET VOLGENDE:

• Als je de stappenteller aan je broekband hebt en je schudt een beetje zonder te lopen, dan mag het apparaat dit niet als stappen tellen.

• Als je een stappenteller uitzoekt draag 'm dan in de winkel en zet 150 stappen. Hou zelf de tel goed bij en vergelijk het na 150 stappen met de stappenteller.

• Koop bij voorkeur geen stappenteller met een los kogeltje.

Draag een stappenteller eerst eens drie dagen en kijk hoeveel stappen je gemiddeld op een dag maakt.
Als je inzicht hebt in de hoeveelheid stappen kun je kijken of je die kunt uitbreiden.

ALGEMENE RICHTLIJN IS: ZET 10.000 STAPPEN PER DAG.

SNELMENU 4 **ONTBIJT**

Kaas met rookvlees

1 persoon
5 minuten
8 kleine blokjes kaas
8 plakjes rookvlees

1 Vouw de plakjes rookvlees in vieren
2 Prik elk plakje op een blokje kaas met een cocktailprikker

SNELMENU 4 **LUNCH**

Bleekselderij met rode paprika en kipfilet

1 persoon
10 – 15 minuten
1 stengel bleekselderij
1 rode paprika
100 gram kipfilet
1 eetlepel olie
peper, zout

1 Snijd de kipfilet in blokjes, bestrooi de blokjes met peper en zout
2 Verhit in een pan de olie en bak hierin de blokjes gaar
3 Was de stengel bleekselderij en snijd deze in plakjes
4 Was de paprika, haal de zaadlijsten eruit en snijd de paprika in blokjes
5 Meng de bleekselderij met de paprika. Als de kip gaar is iets laten afkoelen en dan door het groentemengsel mengen

SNELMENU 4 **DINER**

Biefstuk met boontjes en champignons

1 persoon
25 minuten
200 gram sperziebonen, neem eventueel diepvries
2 tomaten
200 gram kalkoenfilet
50 gram spekjes
1 eetlepel olie
peper

1 Punt de sperziebonen (als ze vers zijn)
2 Kook de sperziebonen gaar in een bodem water
3 Bestrooi de kalkoenfilet met peper
4 Verhit in een pan de olie en bak hierin de kalkoenfilet gaar
5 Bak in een andere pan de spekjes uit
6 Was de tomaten en snijd ze in partjes
7 Als de sperziebonen gaar zijn afgieten en de partjes tomaat en spekjes erdoor roeren

Beweegtip

De Nederlandse Norm Gezond Bewegen adviseert dat je minimaal 5 dagen per week matig intensief beweegt.

Het bewegen mag in blokjes van 10 minuten.

Matig intensief bewegen wil zeggen: iets hogere hartslag en ademhaling, dus stevig doorwandelen, iets harder trappen op de pedalen, eens flink achter de hond aanrennen. Maar je kunt nog wel praten.

HOUD DEZE WEEK BIJ HOE HET ZIT MET DE TIJD DIE WORDT BESTEED AAN HET BEWEGEN. IS HET AL 30 MINUTEN PER DAG IN TOTAAL?

SNELMENU 5 **ONTBIJT**

Blokjes kaas

1 persoon
5 minuten
6 blokjes kaas van 20 gram per stuk
1 eetlepel tuinkers
2 tomaten, peper

1 Was de tuinkers en laat het daarna uitlekken
2 Was de tomaten en snijd ze in blokjes
3 Blokjes kaas, tomaat en tuinkers met elkaar vermengen en strooi er een beetje peper over

SNELMENU 5 **LUNCH**

Gevulde omelet met gemengde salade

1 persoon
15 minuten
1 ui
½ groene paprika
½ rode paprika
5 champignons
2 eetlepels olie
5 blaadjes sla
3 eieren
zout
1 theelepel chilipoeder
eventueel 1 eetlepel koffieroom of sojaroom

1 Was de blaadjes sla en laat ze goed uitlekken
2 Pel de ui, snijd er een aantal dunne ringen af en de rest van de ui snipperen
3 Was de paprika, verwijder de zaadlijsten en snijd er een paar dunne reepjes af. De rest in kleine stukjes snijden
4 Veeg de champignons schoon en snijd deze in plakjes
5 Verhit in een pan een eetlepel olie. Fruit hierin de uisnippers en paprikastukjes. Voeg de champignons toe
6 Klop de eieren los met chilipoeder, zout en eventueel koffieroom
7 Verhit in een pan 1 eetlepel olie. Bak hierin een omelet
8 Rangschik op een bord de sla, leg de uiringen erop
9 Leg daarop de omelet. Schep op de omelet het gebakken ui-paprika-champignonmengsel en klap de omelet dubbel. Leg daarop de reepjes paprika

SNELMENU 5 **DINER**

Groente tonijn gerecht

1 persoon
15 minuten
250 gram gemengde groente: taugé, paprika, champignon, ui, courgette
2 blikjes tonijn met groente
1 eetlepel olie

1 Maak alle groenten schoon en snijd ze in plakjes of stukjes
2 Verhit de olie in de pan
3 Bak hierin de groenten gaar
4 Voeg na 10 minuten de twee blikjes tonijn toe

Motivatietip

Probeer alle kilo's die je bent kwijtgeraakt voor te stellen in pakjes margarine.

4 pakjes margarine komt overeen met 1 kilo gewichtsverlies.

Of zet de energie die zit verborgen in de kilo's die je bent afgevallen om in pizza's:

1 kilo lichaamsvet bevat 7000 kcal.
1 pizza bevat ongeveer 700 kcal.

Dus bij 1 kilo gewichtsverlies heb je al snel 10 pizza's verbrand!

SNELMENU 6 ONTBIJT

Hüttenkäse met rauwe ham en radijsjes

1 persoon
5 minuten
200 gram hüttenkase
5 radijsjes
5 plakjes rauwe ham

1 Was de radijsjes en snijd ze in plakjes
2 Snijd de rauwe ham in stukjes
3 Meng de hüttenkäse met de radijsjes en rauwe ham

SNELMENU 6 LUNCH

Bloemkoolsoep

1 persoon
10 minuten
1 kleine bloemkool
2 theelepels maizena
300-500 ml. bouillon (vers of uit blik of pakje)
scheutje koffieroom
100-150 gram zalmsnippers
nootmuskaat

1 Breng de bouillon aan de kook
2 Snijd de bloemkool in kleine roosjes
3 Kook deze in de bouillon in ca. 5 minuten gaar
4 Meng door de bouillon de zalmsnippers, laat het geheel heel even koken zodat de zalm heet wordt
5 Voeg aan de maizena water toe en giet dit mengsel al roerende door de soep
6 Breng het goed aan de kook zodat het gaat binden
7 De soep afmaken met een scheutje koffieroom
8 Naar smaak nootmuskaat toevoegen

SNELMENU 6 DINER

Broccoli met rundervink

1 persoon
25 minuten
200 gram broccoli
1 kleine ui
200 gram rundervink
5 champignons
1 eetlepel olie of vloeibaar bak-en-braadproduct

1 Snijd de broccoli in kleine roosjes. De stronk kun je in plakjes snijden, het blad mag je weggooien
2 Verhit in een braadpan de olie en bak de rundervinken rondom bruin, regelmatig draaien
3 Zet ook de broccoli op met een bodempje water Afhankelijk van hoe gaar je de broccoli wilt is de kooktijd 8 (beetgaar) - 15 (gaar) minuten
4 Pel de ui en snipper deze. Borstel de champignons en snijd ze in plakjes
5 Als de rundervinken 20 minuten hebben gebakken kun je de ui en champignons toevoegen en meebakken
6 Schep de broccoli op, leg de rundervinken ernaast en voeg ten slotte het ui- en champignonmengsel toe

Motivatietip

Je kent vast wel de situaties waarin je geconfronteerd wordt met het onverwachte aanbod van voeding of snacks. Denk hierbij aan de volle schappen op het tankstation, de snoepautomaat op het treinstation en de speciale aanbiedingen bij de kassa in de supermarkt.

Ben je gevoelig voor deze situaties en kom je vervolgens vaak in verleiding om iets te kopen?

Probeer deze situatie bij jezelf te herkennen en de verleiding te weerstaan. Je bent sterker dan je denkt en wees daar trots op. Geef jezelf een compliment net zoals de weegschaal na een week zal doen.

SNELMENU 7 ONTBIJT

Gerookte kipfilet met komkommer

1 persoon
5 minuten
100 gram gerookte kipfilet
¼ komkommer
peper

1. Schil de komkommer en snijd deze in 10 plakjes
2. Snijd de kipfilet ook in 10 plakjes
3. Prik op ieder stukje komkommer een plakje kipfilet
4. Bestrooi het voorzichtig met wat peper

SNELMENU 7 LUNCH

Spitskool radijs salade

1 persoon
10 minuten
100 gram spitskool
5 radijsjes
100 gram fricandeau
1 eetlepel olie
½ eetlepel azijn
peper, zout

1. Was de spitskool en schaaf of snijd deze in kleine reepjes
2. Was de radijsjes en snijd deze in plakjes
3. Snijd de fricandeau in reepjes
4. Meng in een kom de spitskool, radijs en fricandeau
5. Maak een dressing van de olie, azijn, peper en zout en giet deze dressing over de salade

SNELMENU 7 DINER

Omeletwrap met roerbakgroenten en shoarmavlees

1 persoon
15 minuten
2 eieren
200 gram roerbakgroenten
200 gram shoarmavlees
zout
peper
1 el olijfolie of vloeibaar bak-en-braadproduct

1. Klop de eieren los en voeg zout en peper toe
2. Verhit de bakolie en bak het shoarmavlees ongeveer 10 minuten
3. Voeg de roerbakgroenten toe en bak het geheel nog eens 5 minuten
4. Verhit 1 eetlepel bakolie in een koekenpan en voeg het eimengsel toe
5. Bak hierin de omelet aan beide kanten
6. Leg de omelet op een bord
7. Schep er de roerbakgroenten met het shoarmavlees op
8. Rol de omelet eventueel op tot een wrap

Motivatietip

Als je uit eten gaat, let dan op het verschil tussen een 'à la carte' restaurant en een 'buffet' restaurant. Bij een à la carte restaurant krijg je in ieder geval afgepaste porties en een gelimiteerde keuze. Bij een buffet daarentegen moet je voortdurend keuzes maken. Veel mensen willen 'alles even proeven', of extra veel eten omdat het buffet toch ongelimiteerd is en lopen hiermee in een valkuil.

Snacks

Deze snacks horen bij de dagmenu's.
De snacks zijn afgestemd op de dagmenu's. De koolhydraten en kilocalorieën zijn al bij de dagtotalen meegeteld. Het is verstandig om zich aan de voorgestelde snacks te houden, maar hier mag wat meer van gegeten worden: olijven, komkommer, zure augurken, haring of een andere vis.

	Snacks	Voedingswaarden					
Dag 1	2 plakjes kiprollade (ongeveer 30 g)	kh 1	vv 1	ovv 1	eiwit 7	vezels 0	kcal 50
2	2 blokjes (30+) kaas met 4 olijven	kh 0	vv 2	ovv 2	eiwit 6	vezels 0	kcal 63
3	een overgebleven sojapannenkoekje van het ontbijt, besmeerd met 1 el tapenade of pesto	kh 9	vv 9	ovv 35	eiwit 37	vezels 0	kcal 571
4	6 komkommerplakjes met 1 el tapenade of pesto	kh 2	vv 1	ovv 7	eiwit 3	vezels 1	kcal 94
5	2 hamrolletjes met kruidenkaas, bestaat uit 40 g rauwe ham en 40 g Boursin	kh 1	vv 11	ovv 10	eiwit 12	vezels 0	kcal 240
6	plakje rosbief om een stengel bleekselderij, van 60 g rosbief en 70 g bleekselderij	kh 1	vv 1	ovv 2	eiwit 18	vezels 1	kcal 109
7	blokjes gerookte kipfilet met pesto (maximaal 50 g kipfilet en 1 el pesto)	kh 1	vv 1	ovv 5	eiwit 16	vezels 0	kcal 122

	Snacks	Voedingswaarden					
Dag 8	2 blokjes (30+) kaas (20 g)	kh 0	vv 2	ovv 2	eiwit 6	vezels 0	kcal 55
9	2 (zure) augurkjes	kh 0	vv 0	ovv 0	eiwit 0	vezels 0	kcal 3
10	1 zoute of zure haring	kh 0	vv 2	ovv 5	eiwit 14	vezels 0	kcal 125
11	plakjes komkommer met makreel of paturain	kh 1	vv 3	ovv 10	eiwit 11	vezels 1	kcal 165
12	2 blokjes kaas (20 g) en olijven	kh 0	vv 2	ovv 2	eiwit 6	vezels 0	kcal 63
13	4 plakjes kalkoenfilet (50 g) met 1 tl mosterd	kh 0	vv 1	ovv 1	eiwit 16	vezels 0	kcal 87
14	plakjes komkommer belegd met 50 g fijngemaakte sardines met een sausje van 1 tl mayonaise light en 1 tl crème fraîche	kh 2	vv 3	ovv 10	eiwit 13	vezels 1	kcal 175

	SNACKS	VOEDINGSWAARDEN					
Dag 15	5 plakjes (50 g) salami met 5 (zure) augurken	KH 1	VV 7	OVV 11	EIWIT 9	VEZELS 1	KCAL 196
16	4 plakjes komkommer met 40 g brie of camembert	KH 1	VV 6	OVV 4	EIWIT 10	VEZELS 0	KCAL 129
17	10 radijsjes met 10 olijven	KH 3	VV 0	OVV 2	EIWIT 1	VEZELS 2	KCAL 36
18	bleekselderijstengels (70 g) met 1 el groene pesto	KH 2	VV 1	OVV 7	EIWIT 3	VEZELS 2	KCAL 93
19	4 blokjes (30+) kaas (40 g) met 1 el pesto of tapenade	KH 1	VV 5	OVV 6	EIWIT 13	VEZELS 0	KCAL 153
20	restje gehaktbrood (100 g) met 1 tl mosterd	KH 2	VV 6	OVV 9	EIWIT 17	VEZELS 1	KCAL 214
21	100 g garnaaltjes met een sausje van 1 el crème fraîche, 1 el tomatenketchup en wat cajunkruiden	KH 3	VV 3	OVV 2	EIWIT 19	VEZELS 0	KCAL 134

	SNACKS	VOEDINGSWAARDEN					
Dag 22	6 plakjes komkommer met 2 blokjes (30+) kaas (20 g) en 5 radijsjes	KH 2	VV 2	OVV 2	EIWIT 6	VEZELS 1	KCAL 68
23	een restje van het paddenstoelen-gehaktbrood (100 g) met 2 zure augurkjes	KH 2	VV 4	OVV 6	EIWIT 13	VEZELS 1	KCAL 151
24	1 zoute of zure haring	KH 0	VV 2	OVV 5	EIWIT 14	VEZELS 0	KCAL 125
25	4 rolletjes rookvlees (40 g) gevuld met light roomkaas (40 g)	KH 2	VV 3	OVV 3	EIWIT 15	VEZELS 0	KCAL 122
26	komkommerplakjes met 40 g Franse kaas, brie of camembert	KH 1	VV 6	OVV 4	EIWIT 10	VEZELS 0	KCAL 129
27	50 g paté met 2 zure augurkjes	KH 2	VV 5	OVV 13	EIWIT 6	VEZELS 0	KCAL 189
28	komkommerplakjes met 50 g fijngemaakte sardines in een sausje van 1 tl mayonaise light en 1 tl zure room	KH 2	VV 3	OVV 10	EIWIT 13	VEZELS 1	KCAL 175

Avocado heeft zacht, romig vruchtvlees. Het bijzondere is dat de avocado veel onverzadigde vetten bevat. Dat verklaart de boterachtige smaak. Het is de enige vrucht die weinig koolhydraten bevat. Om deze redenen is de avocado perfect voor mijn dieet.

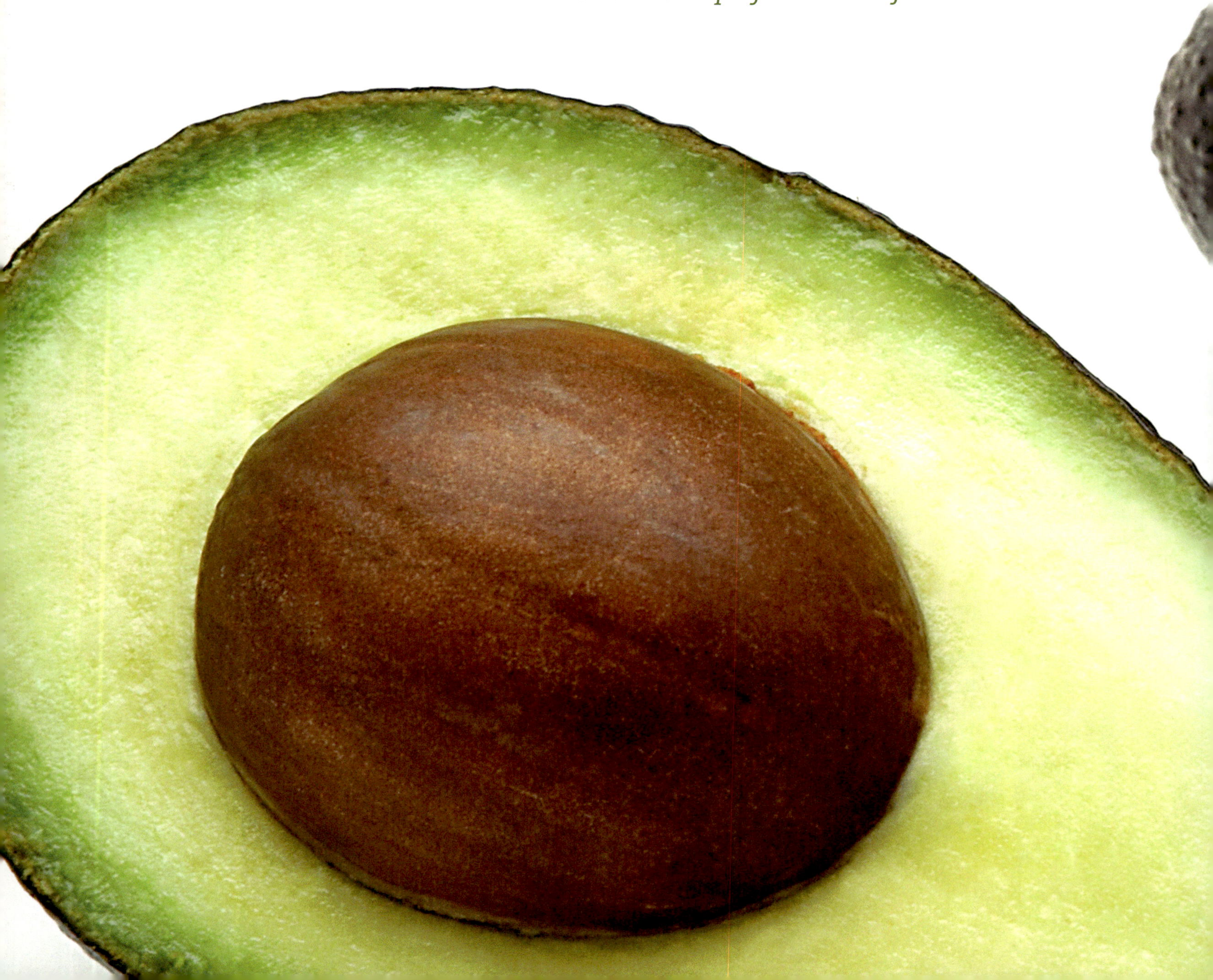

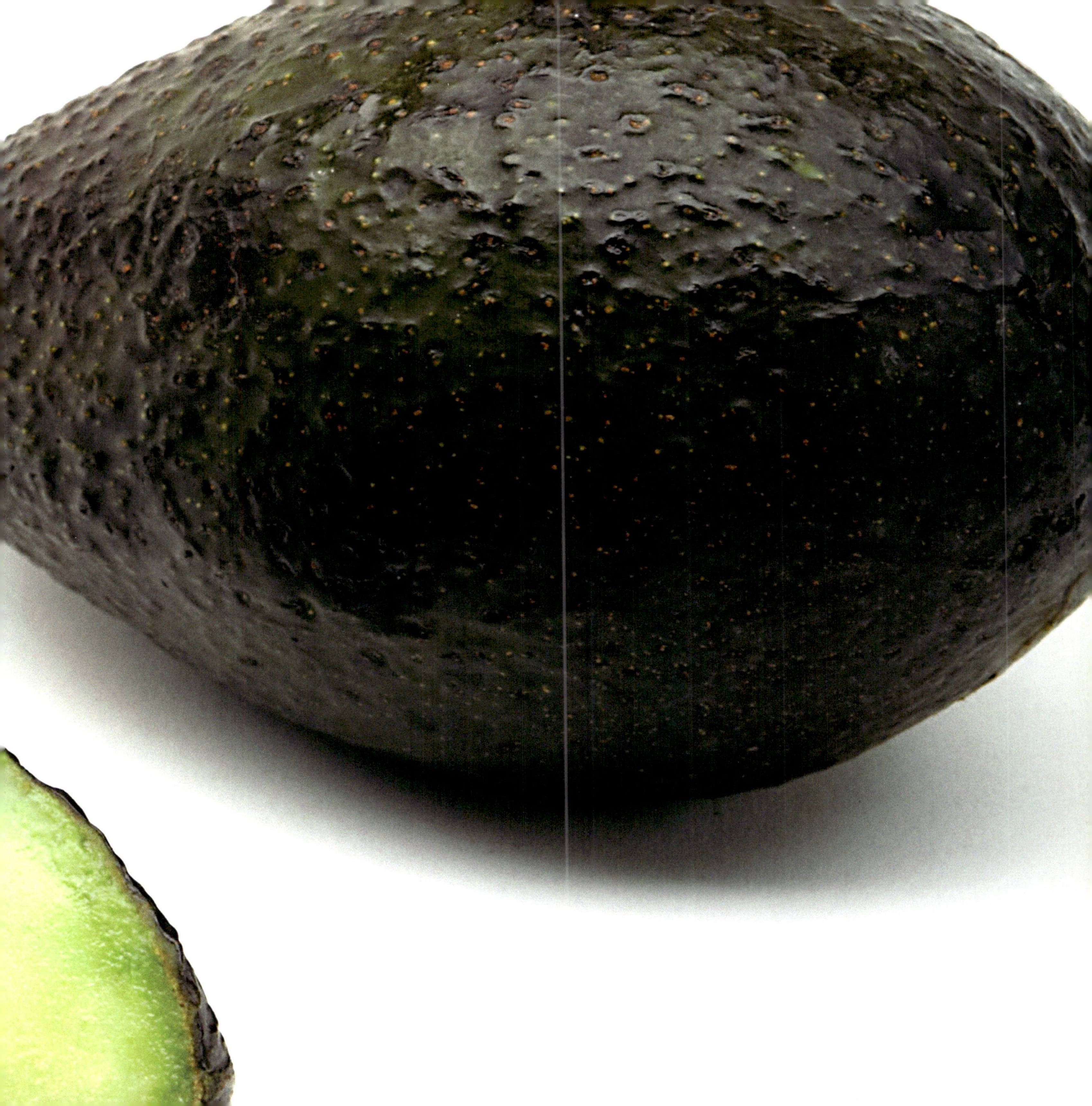

Liefst dagelijks, maar minimaal twee keer per week even lekker bewegen helpt hart- en vaatziekten te voorkomen. Maar doe het dan wel goed. Dus zodanig dat je nog net kan praten. Klinkt erg, maar heus: hijgen is goed voor je!

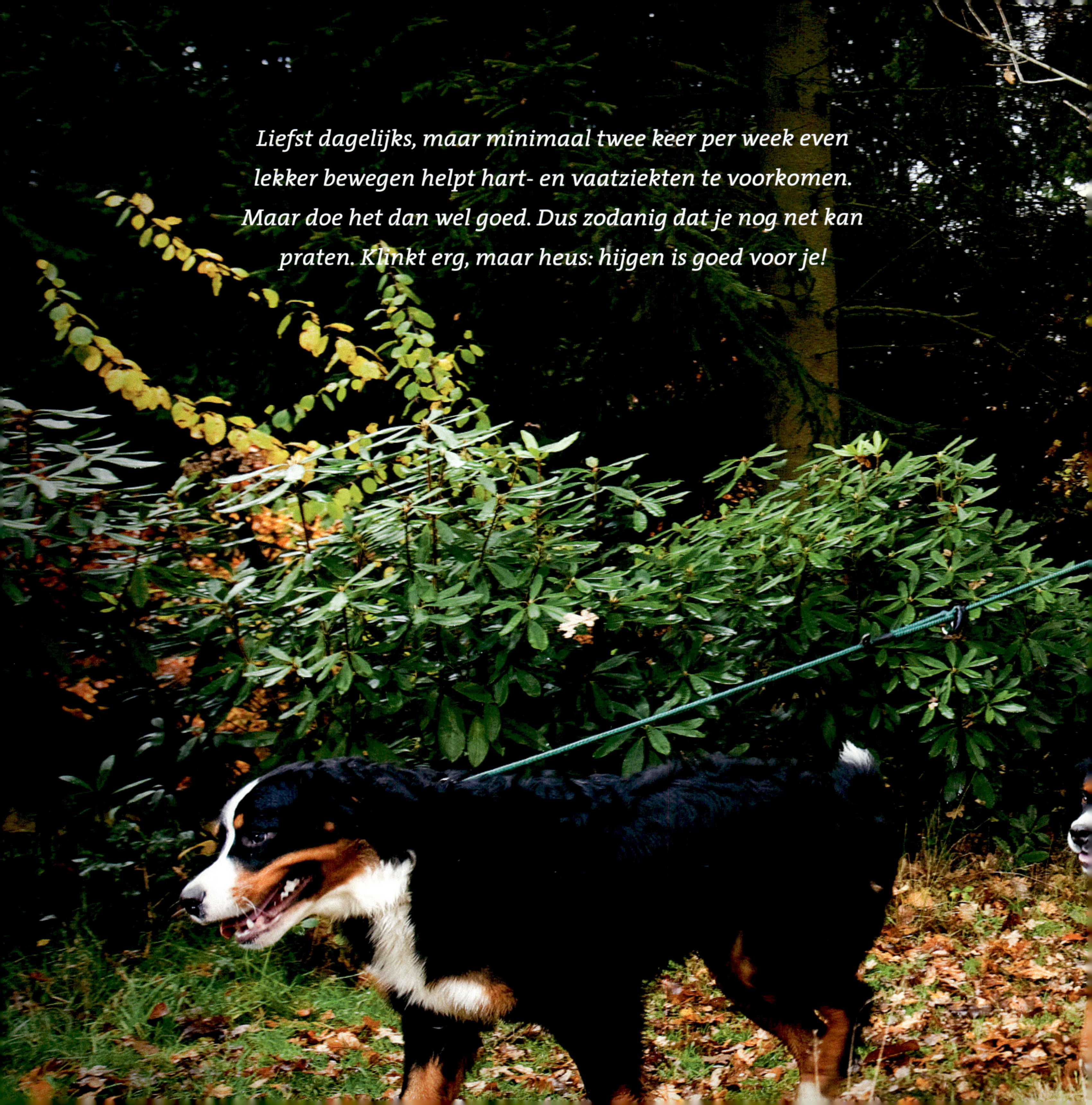

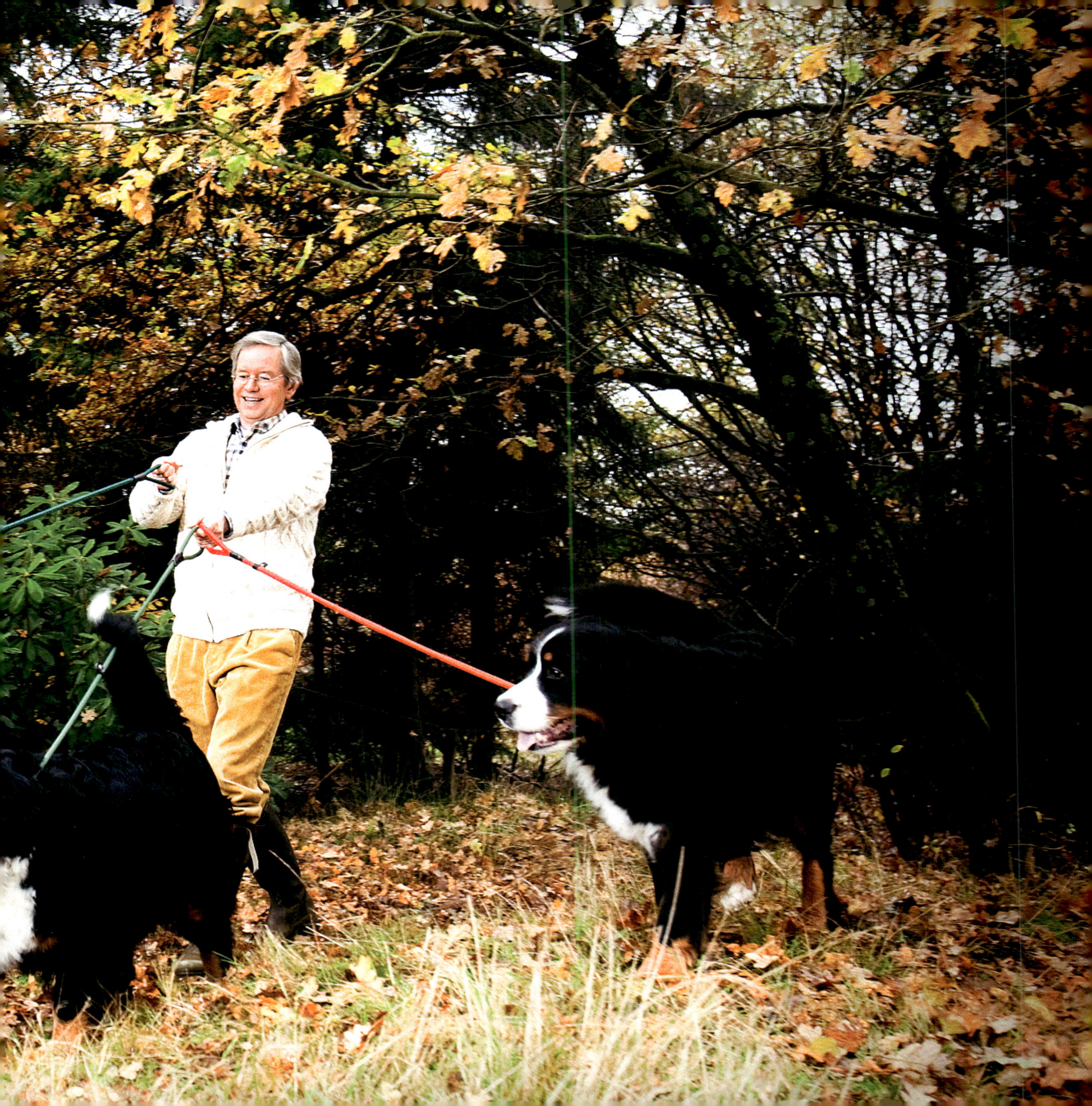

Beweegtip

Veel mensen denken dat ze aan topsport moeten doen om gezonder te worden. Niets is minder waar. Zelfs een kleine toename in beweging, bijvoorbeeld een uur wandelen per week of tweemaal per week fietsen, zijn al beschermend voor je hart- en bloedvaten. Wees dus niet te negatief en denk niet: dat beetje bewegen helpt toch niet. De meeste winst zit 'm bij de mensen die vanuit het niets meer gaan bewegen. Zij zijn de grootste winnaars! De eerste stap is een daalder waard.

Beweegtip

PROBEER DAGELIJKS DE VOLGENDE OEFENINGEN:

- Verbeter je lenigheid: ga met je voeten iets uit elkaar staan en strek de armen boven je hoofd. Buig nu zo ver mogelijk naar links en naar rechts. Begin met 5 keer, maar probeer dit 10 keer te kunnen na een week.
- Oefening voor bovenbenen en buikspieren. Strek je armen recht naar voren, houd je rug recht en schop je been zo hoog mogelijk richting je handen.
  Begin met 5 keer voor elk been en probeer dit iedere week op te voeren.
- Voor de buikspieren: je gaat op de vloer zitten. Probeer je benen gestrekt iets omhoog te brengen en ondertussen hel je iets naar achteren met een gestrekte rug. Doe dit 2 keer en probeer het wat uit te breiden. Als het je op de lange termijn 10 keer lukt, heb je sterke buikspieren.

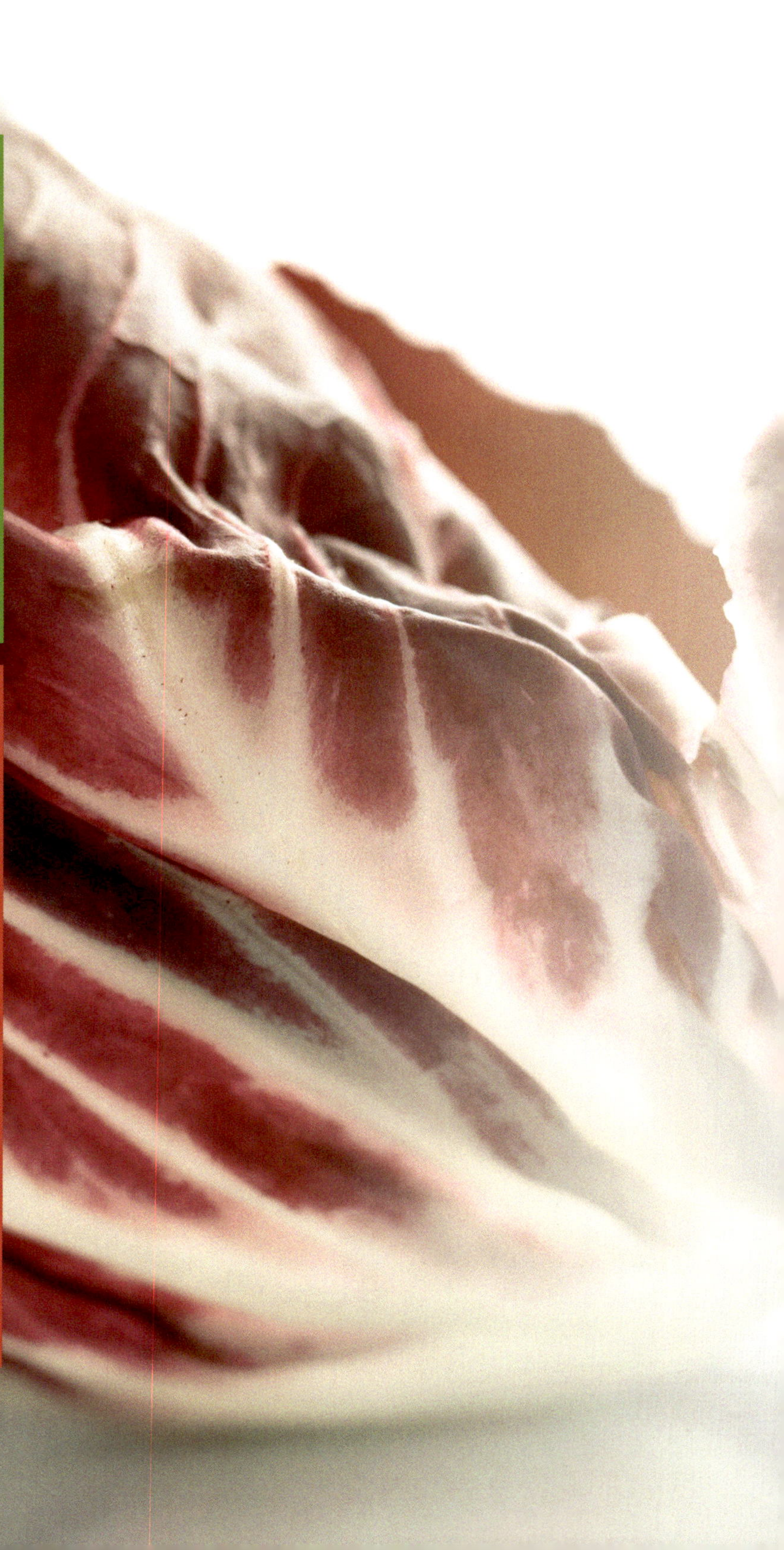

Bewegen

Een paar tips:

- Ga je boodschappen elke dag lopend doen. Liever niet vóór het eten, want met een hongerige maag zijn de verleidingen in de winkel niet te weerstaan.
  Neem een boodschappenbriefje mee en koop alleen wat daarop staat.
- Ga in je lunchpauze een halfuurtje wandelen en laat je niet weerhouden door regen of wind. Kijk dan eens hoe je je voelt als je weer opnieuw achter je bureau zit. Behalve lekker opgefrist kun je ook trots zijn op jezelf. Je hebt je tijd namelijk optimaal gebruikt, want halverwege de dag heb je al je dagelijkse halfuurtje beweging gehad.
- Je kunt er voor kiezen om samen met collega's te wandelen. Maar in je eentje wandelen heeft ook voordelen. Het is gemakkelijker om even afstand te nemen van het werk en het hoofd lekker leeg te maken.
- Probeer om dagelijks een halfuur matig intensief te bewegen. Matig intensief betekent dat je nog steeds een gesprek kunt voeren tijdens de beweging. Diverse onderzoeken hebben aangetoond dat slechts een halfuurtje per dag al gezondheidswinst oplevert.

Waarom bewegen?

Iedereen snapt dat als je 1500 euro per maand verdient en je 2000 euro uitgeeft, dat je dan binnen de kortste keren rood staat. Er komt minder in dan dat er uit gaat. Er is geen balans, dus je komt tekort.

Met onze recepten en met de bewegingstips willen wij je juist 'rood' laten staan op je energiebalans. Je moet dus op een tekort uitkomen. Zodra er slechte tijden aanbreken (misoogsten of een lange winter), dan hebben we die spaarpot, dus onze vetvoorraad, nodig om te overleven.

Maar nu leven we in een tijd en in een deel van de wereld waar we altijd en overal te eten hebben. Elke dag een klein beetje teveel geeft de spaarregeling de kans om een groeiende vetvoorraad aan te leggen. Rente op rente.

Je vetbank komt het snelst in de rode cijfers door meer te bewegen en minder te eten.

Eten en bewegen door de eeuwen heen: van aap tot smulpaap

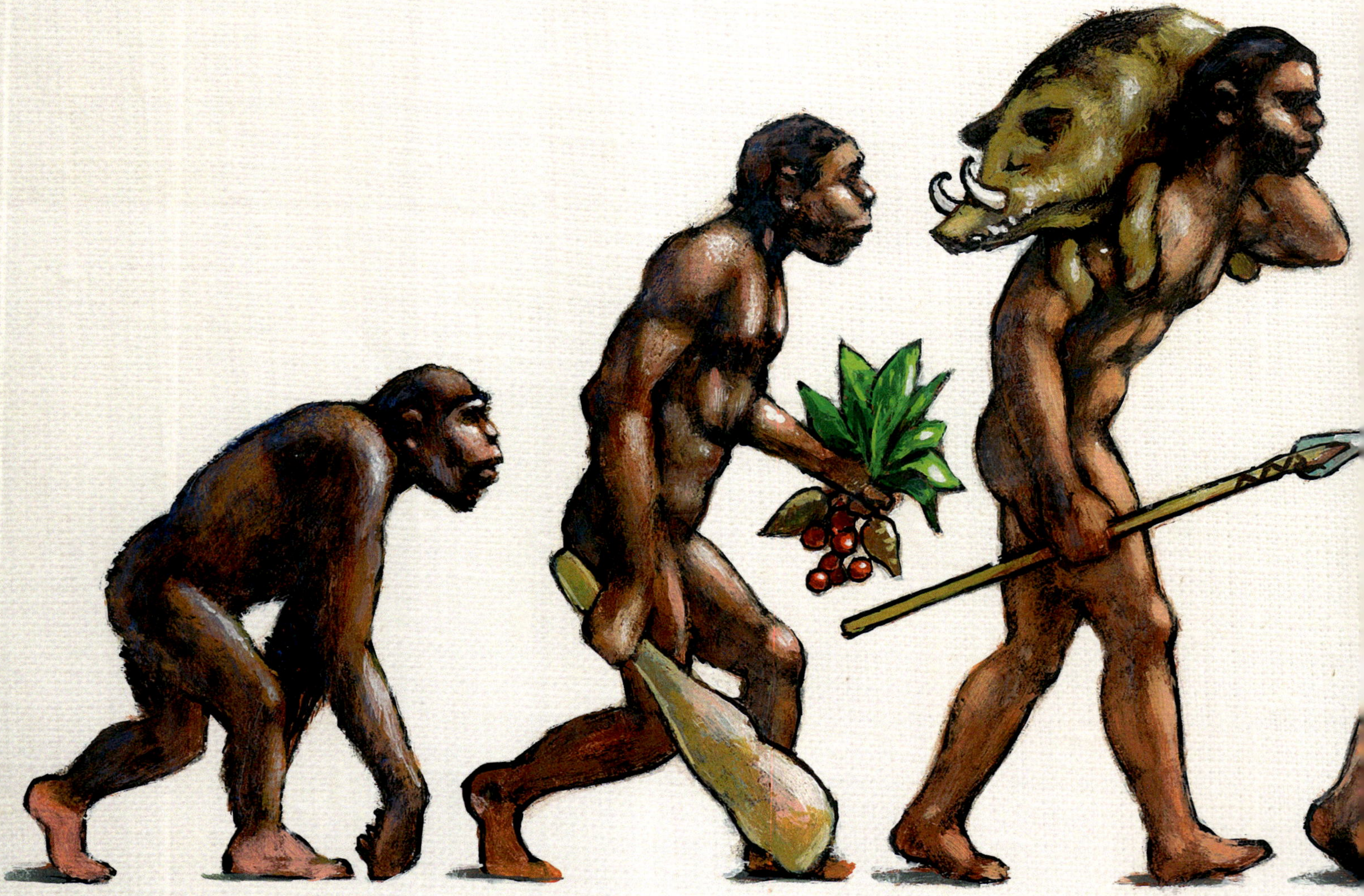

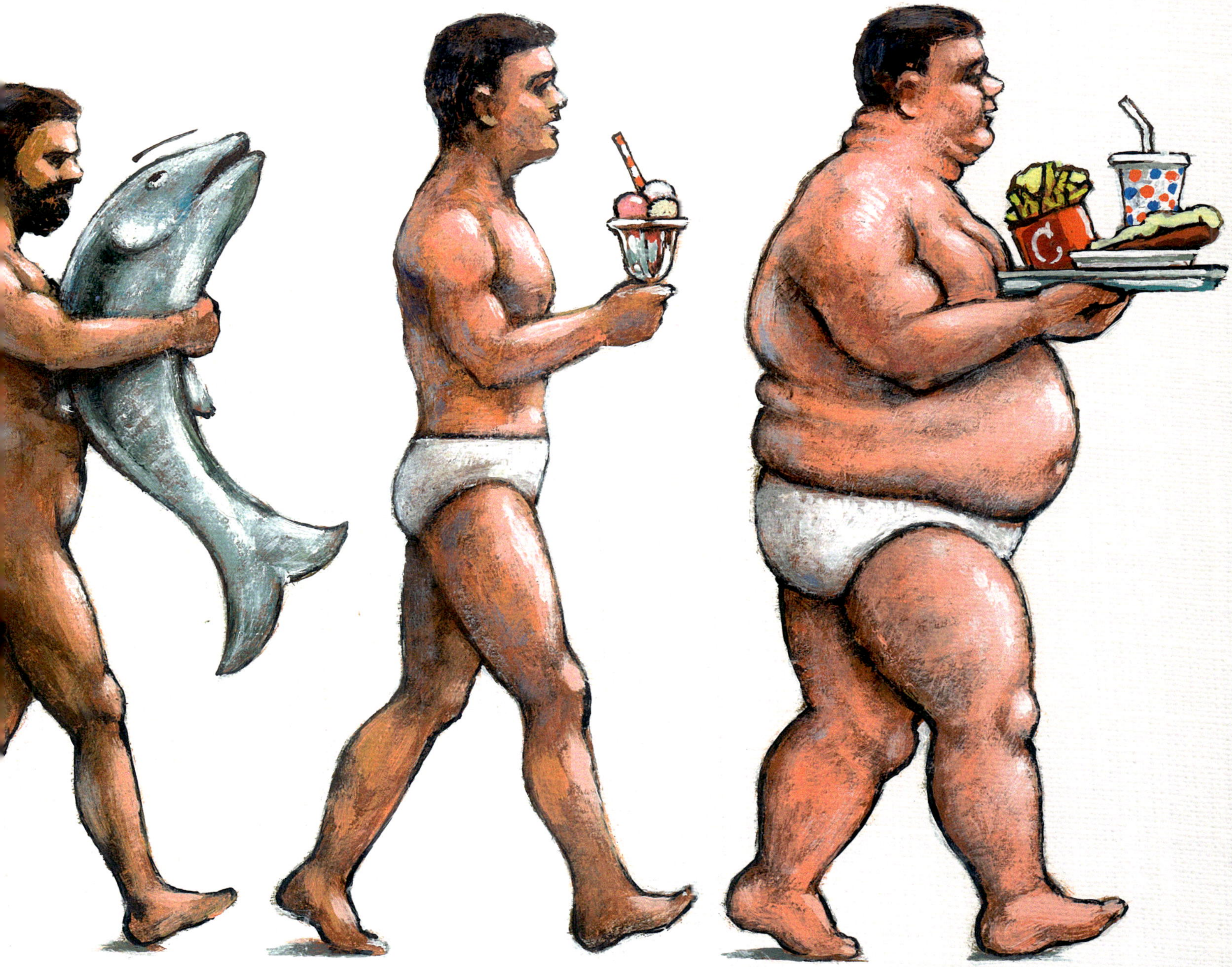

Beweegtip

Neem plaats op een stoel achter een tafel of bureau. Zorg dat je rug de rugleuning niet raakt. Houd je knieën gebogen en til je voeten 2 centimeter op. Je voeten mogen de grond net niet raken. Doe precies hetzelfde met je handen boven het tafel- of bureaublad. Doe dat meerdere malen gedurende 30 tellen. Probeer deze oefening steeds iets langer vol te houden. Je zult zien dat dit niet meevalt.

Nog wat tips:

- Neem wat vaker de trap in plaats van de roltrap
- Neem wat vaker de fiets in plaats van de auto
- Kies een bewegingsvorm die je prettig vindt, bijvoorbeeld zwemmen of fietsen, voetballen of golfen
- Begin rustig en bouw het op
- Vraag een vriend of vriendin mee, de zogenaamde 'stok achter de deur functie', maar het is natuurlijk ook gezellig
- Neem een hond als wandelmaatje

Duizenden jaren geleden toen we nog in een dierenvelletje met een speer in de hand over de steppen renden of met een stok wortels opgroeven, was het leven eenvoudiger. Wie op z'n billen bleef zitten, had niet veel kans om z'n buik rond te eten. Wij zijn honderden generaties verwijderd van die jager/verzamelaars, maar we hebben nog dezelfde genen.
We zijn dus niet zo heel veel anders dan onze verre voorouders. Zij moesten wel bewegen om aan eten te komen, maar wij doen drie stappen naar de koelkast of tien stappen naar de auto en we hebben voedsel in overvloed.
Wat te doen? De auto afschaffen en de koelkast op zolder zetten, zodat we wel in beweging moeten komen? Het is een optie, maar ik zie het je niet snel doen. De beste manier is gewoon te beginnen om dagelijks aan voldoende beweging te komen.

Beweegtip

Kies iedere dag 2 momenten waarop je iets sneller gaat doen of langer. Of bedenk een manier om een keer per dag extra te gaan bewegen.

Denk bijvoorbeeld aan het schrijven van een kaartje dat naar de brievenbus gebracht moet worden. Of doe de boodschappen op de fiets in plaats van met de auto.

Bewegen is belangrijk. Spierweefsel wordt opgebouwd en goed onderhouden door beweging. Daarnaast is voor dit onderhoud en de opbouw ook de inname van eiwitten van belang.
Spierweefsel gebruikt energie. Vetweefsel gebruikt geen energie. Meer spierweefsel betekent dus een iets snellere stofwisseling.
Bewegen heeft een na-effect van 24 – 48 uur. Dat wil zeggen dat de stofwisseling wat langer op een hoger peil ligt dan alleen het moment van bewegen. Maar het is dus ook belangrijk om regelmatig te bewegen. Liever iedere dag een halfuur dan eenmaal per week 2 uur helemaal in het zweet gewerkt.

Wist je dat huishoudelijke klussen ook energie vreten?

EEN AANTAL VOORBEELDEN:

Activiteit	Aantal kcal. per uur
Behangen	293
Dweilen	244
Onkruid wieden	287
Ramen lappen	215
Stofzuigen	215
Boodschappen doen	150

Wist je dat...

Ook de plaats waar je eet belangrijk is. Veel mensen hebben in de auto of op hun werkplek steevast een snoeppot binnen handbereik. Anderen kunnen het niet laten om tijdens het koken te veel te proeven. En wat dacht je van het snoepen achter de computer of voor de tv? Kortom, heel vaak is een plek onbewust gekoppeld aan een verkeerde snoepgewoonte. Het feit dat je dit herkent zal je helpen deze gewoonte te doorbreken.

Meer handige tips vind je op www.eenkiloperweek.nl.

Wist je dat...

We zijn een tamelijk lui volkje: uit diverse steekproeven bleek dat iets minder dan de helft van de Nederlanders gemiddeld minder dan een half uur per dag matig inspannende activiteiten verricht, en 21% doet dat minder dan een half uur per week. Ongeveer 2-4% loopt regelmatig hard of jogt. We zijn dus niet zo sportief. Is het dan wel verstandig om ineens intensief te gaan sporten? Nee, ik adviseer om voorzichtig te beginnen. Eerst korte perioden wandelen en fietsen, dan langzaam opvoeren, en pas als je je goed voelt en geen klachten hebt, ga je joggen, hardlopen of een andere sport intensief beoefenen.

Wist je dat...

Hoe zit het met het hongergevoel en sporten?

Ga je meer eten van sporten? Ja en nee. Sommige sporters gaan na het sporten in de kantine lekker zitten drinken en snaaien. Waarschijnlijk is dat foutief aangeleerd gedrag, want volgens de wetenschap krijg je minder honger van sporten. Er komen bij sporten twee hormonen vrij, hormonen die je hongergevoel verminderen. Deze dragen de exotische namen: ghreline en peptide YY. Dus stop het foutieve gedrag in de kantine. Neem een kop (groene) thee na het sporten en je hongergevoel neemt af, en dat terwijl je je calorieën al hebt verbrand.

Bijzonder voorbeeld uit de praktijk

Hoeveel moet je afvallen om gezonder te worden? Je hoort wel dat sommige mensen vele tientallen kilo's afvallen, maar hoeveel is nu verstandig?
Alvorens daar op in te gaan eerst een bijzondere patiënte uit mijn praktijk. Jannie is een jonge vrouw van in de dertig en woog 252 kg! Hoe is dat zo gekomen? Jannie was altijd wat eenzaam en werd als kind soms gepest. Ze vluchtte in haar lichaam en werd dikker en dikker. Op een bepaald moment kreeg ze lichamelijke klachten en meldde zich op mijn obesitasspreekuur. Jannie startte met het Dr. Frank-dieet. Ze gebruikte extra eiwitten in de vorm van poeders waarmee ze een shake maakte. Nog nooit heb ik een patiënte gezien die zo makkelijk kon afvallen. Nooit heeft Jannie geklaagd, ze had geen honger en viel gestaag af. Uiteindelijk is ze zonder problemen 152 kg afgevallen! Jannie weegt nu 95 kg. Aanvankelijk weigerde de zorgverzekeraar de huidcorrectie te betalen. Na wat heen en weer gepraat is de zorgverzekeraar toch akkoord gegaan. Eind goed, al goed.
De gemiddelde patiënt die zich meldt in onze afvalkliniek heeft een BMI van 37. Het gemiddelde gewichtsverlies is zo'n 10% lichaamsgewicht na een jaar. Vanuit wetenschappelijk onderzoek weten we dat 7% gewichtsverlies al leidt tot een aanzienlijke gezondheidswinst. Val je ongeveer 7-8 kg af, dan is de kans om suikerziekte te ontwikkelen met bijna 60% afgenomen.

Kortom, je hoeft niet zoveel af te vallen om gezonder te worden, alle kleine beetjes helpen!

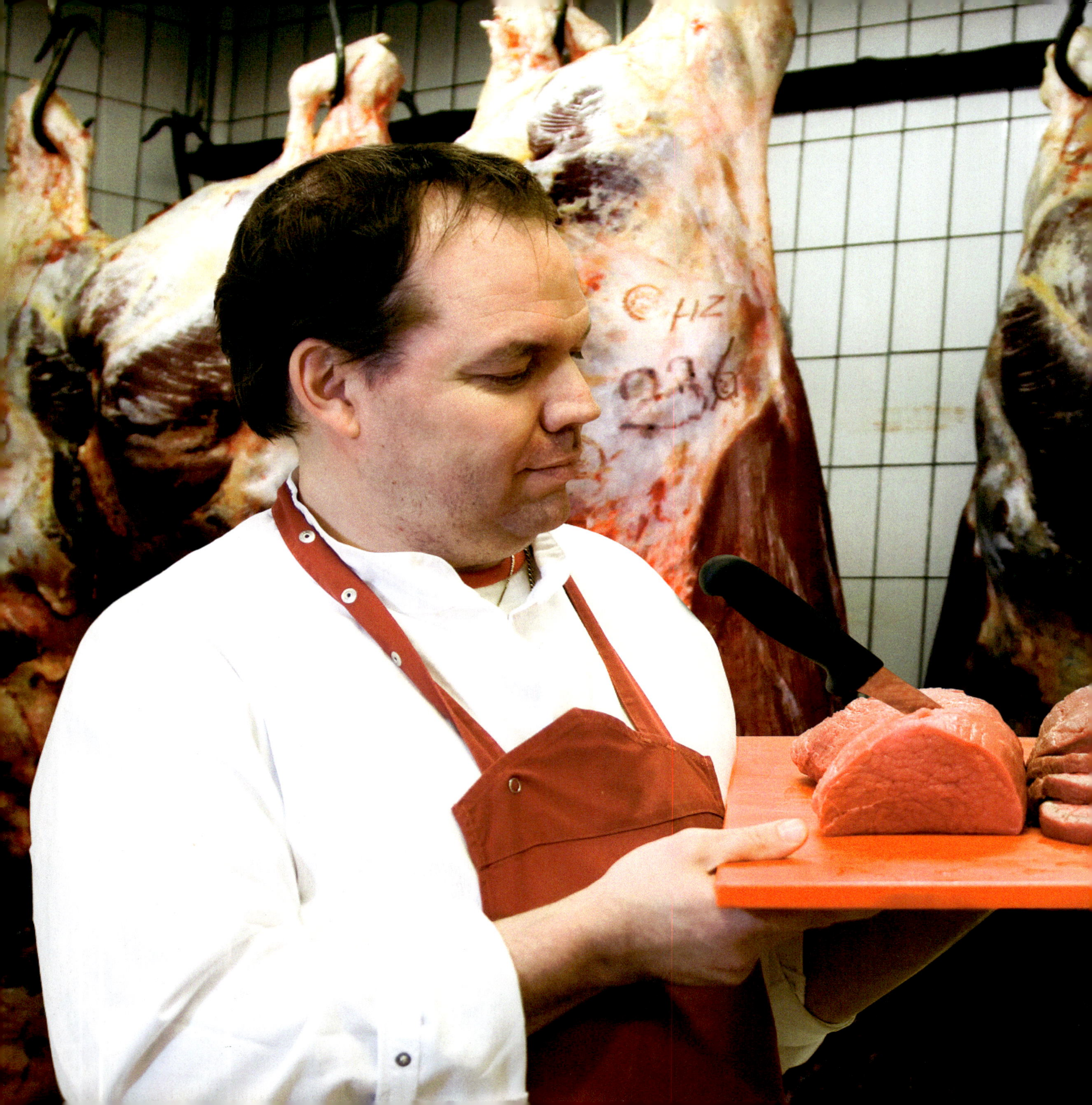

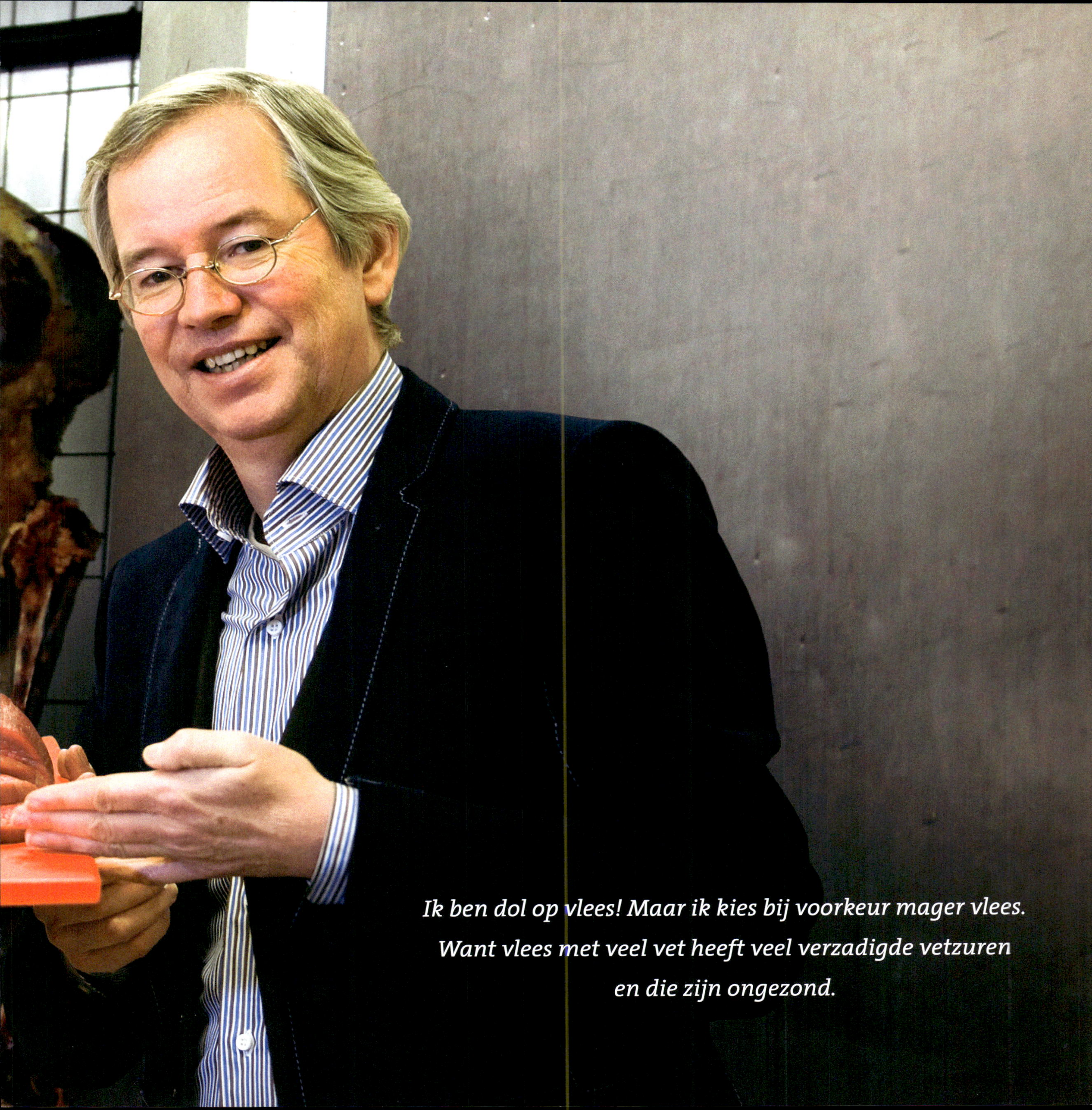

Ik ben dol op vlees! Maar ik kies bij voorkeur mager vlees. Want vlees met veel vet heeft veel verzadigde vetzuren en die zijn ongezond.

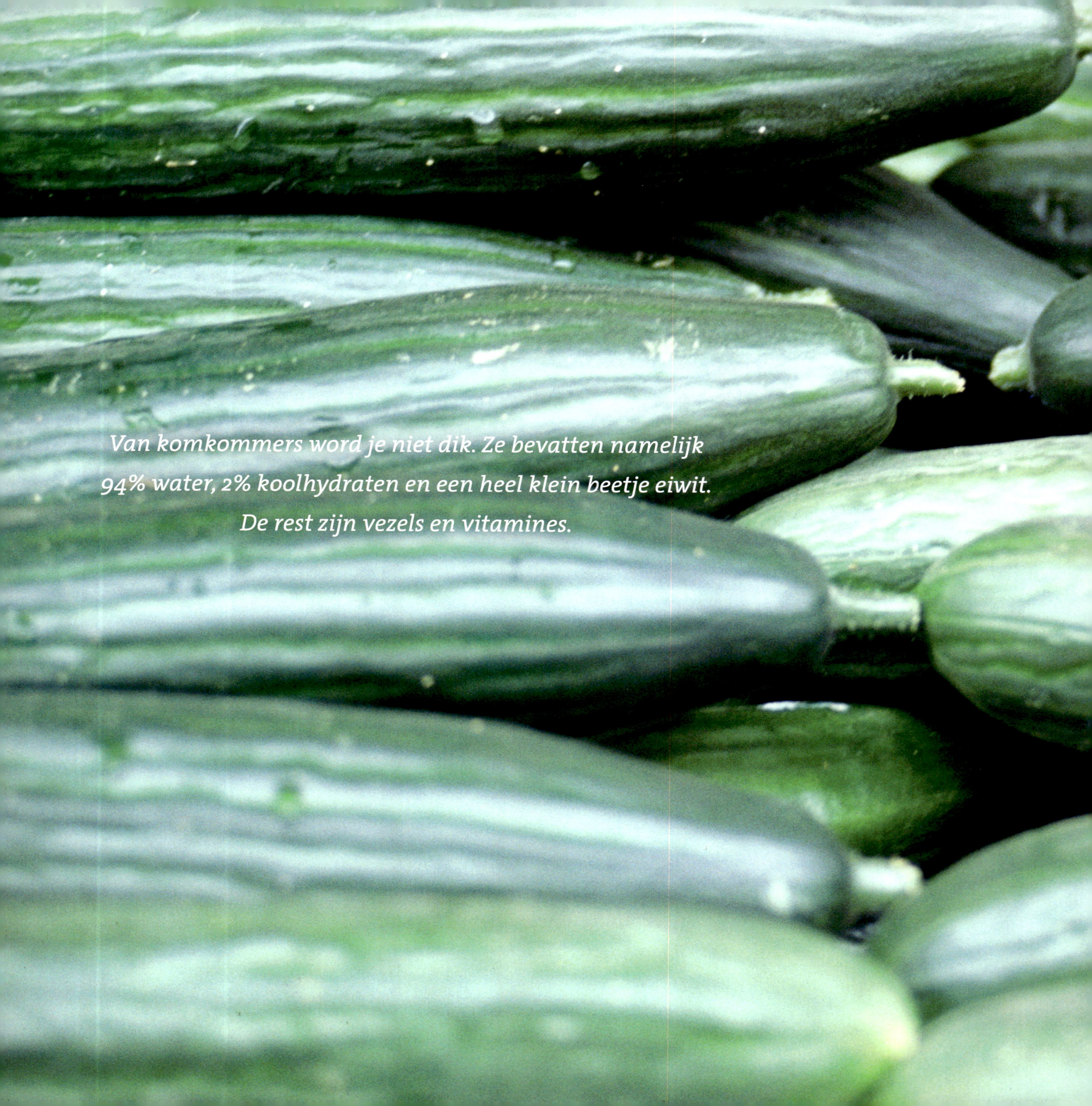

Van komkommers word je niet dik. Ze bevatten namelijk 94% water, 2% koolhydraten en een heel klein beetje eiwit. De rest zijn vezels en vitamines.

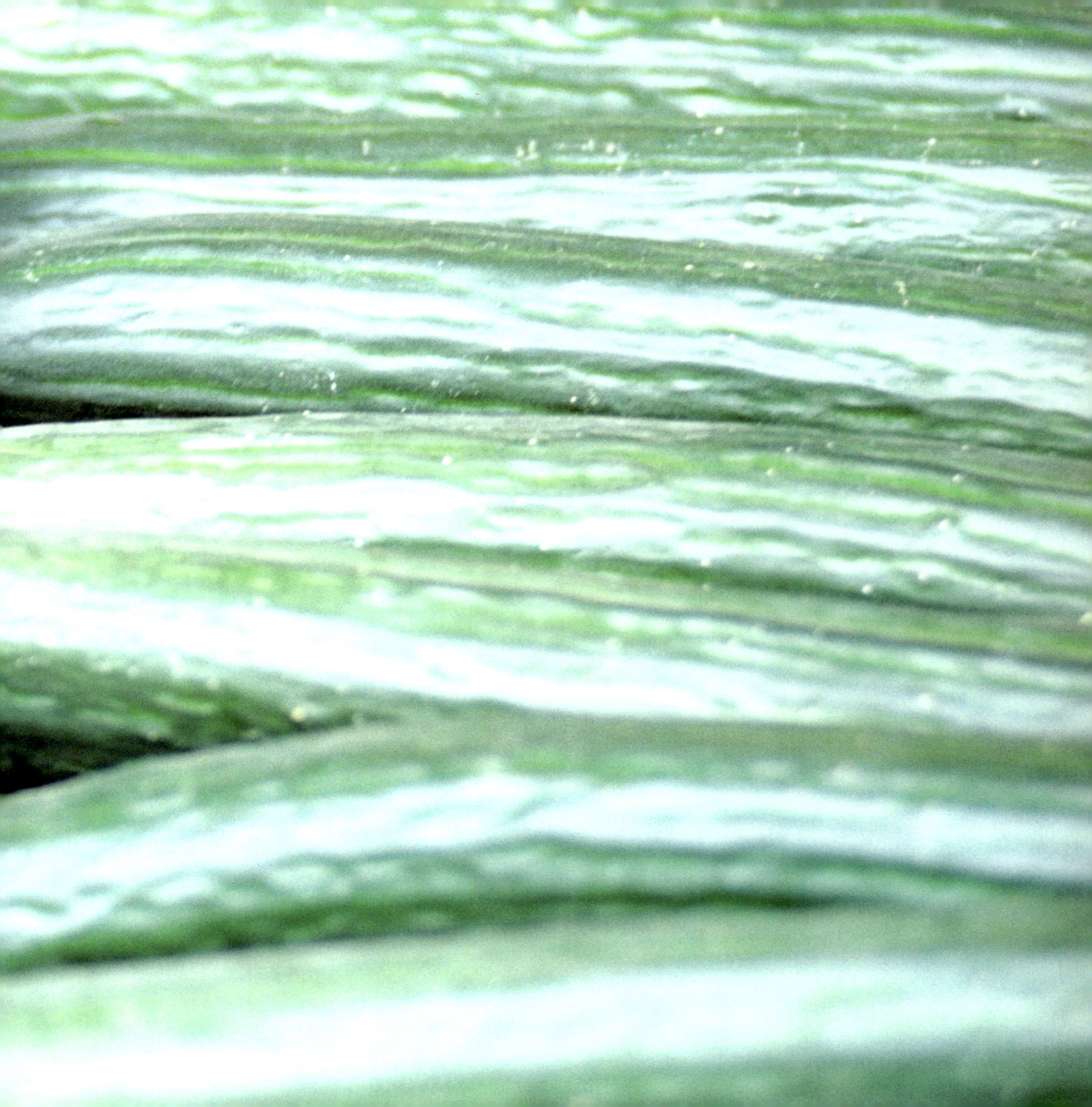

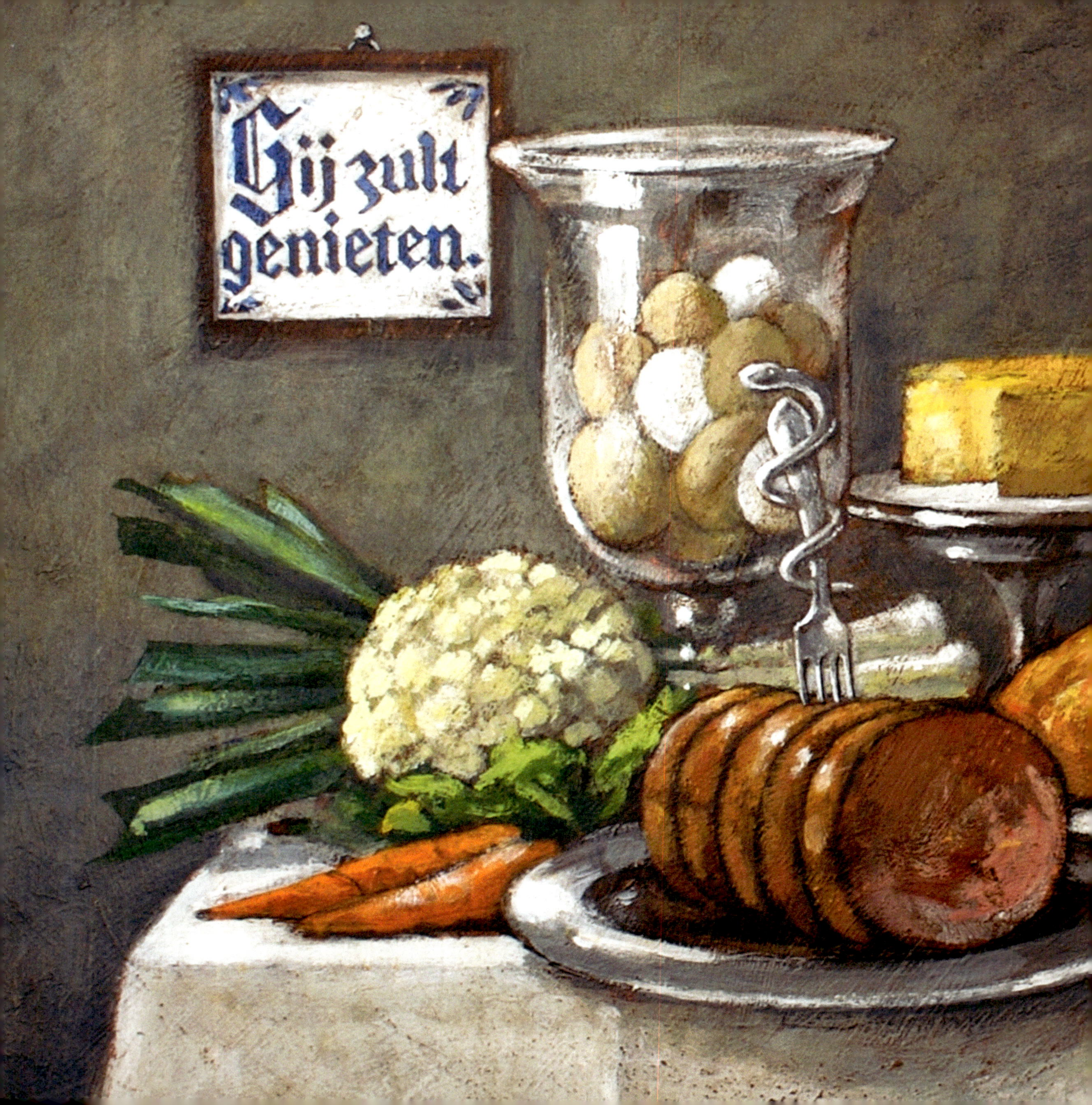
Gij zult
genieten.

De afvaller wint!

Is het Dr. Frank-dieet in de praktijk goed vol te houden? Aan wie kunnen we dat nou beter vragen dan aan mensen die het dieet ook echt hebben gedaan? Want is het wel zo goed te doen? En werkt het ook echt? Nou en of!

Mijn oproep in *De Telegraaf* om mijn dieet te gaan volgen kon rekenen op vele tienduizenden reacties. Een kleine groep mensen heeft het dieet inmiddels onder mijn begeleiding gevolgd. En bepaald niet zonder succes. Sterker nog: de resultaten waren verbluffend! Uiteraard raakten de deelnemers allemaal vele kilo's kwijt. Hieronder waren ook drie mensen met diabetes. Alle drie konden tijdens het Dr. Frank-dieet de insuline stoppen. Wat een overwinning! Elke diabetespatiënt weet welke belasting er dan van je af valt. Laat je dus vooral inspireren door de verhalen en ervaringen van je 'collega-lijners'. En geloof me, ook jij kunt het!

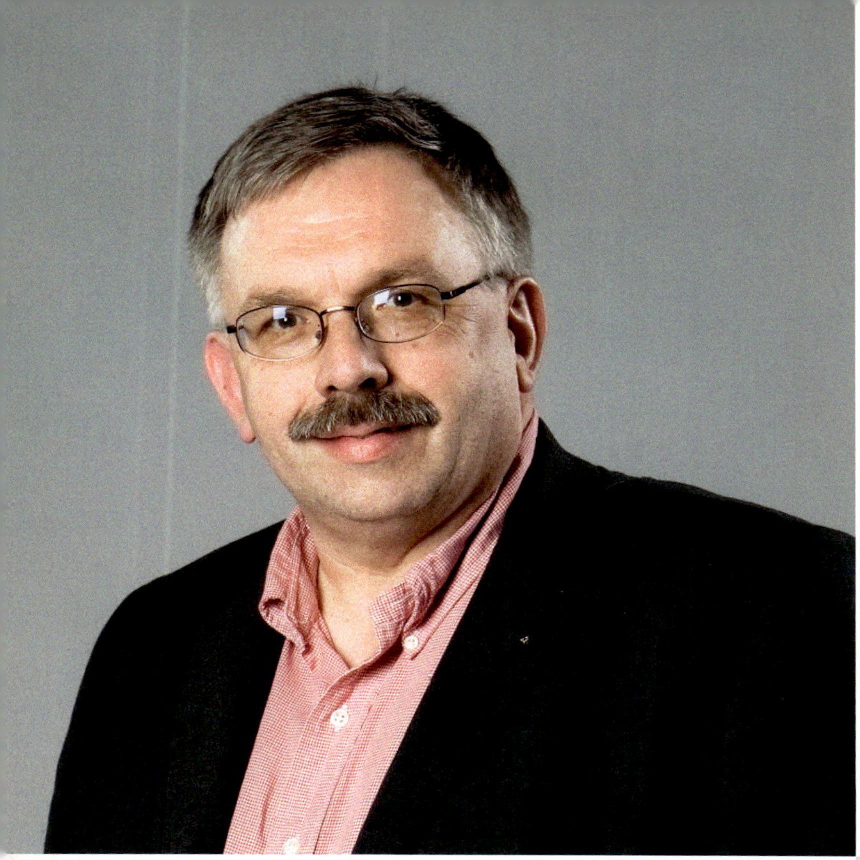

'Er heerst een 'hoera-stemming' nu ik zoveel ben afgevallen. Eigenlijk zouden er meer artsen moeten zijn als Dr. Frank die zich zo inzetten voor mensen met overgewicht. Hij heeft een prima dieet ontwikkeld dat goed is vol te houden, zonder dat je constant een hongerig gevoel hebt. Daar liepen andere afvalpogingen bij mij op stuk.'

ABEL BUURMA
verloor 13,3 kg. in 8 weken

'Door het Dr. Frank-dieet ben ik echt radicaal anders gaan leven. M'n eetgedrag is gewijzigd en bovendien ben ik veel gaan sporten. Van de week heb ik bijvoorbeeld vijfmaal een uur en een kwartier doorgebracht in de sportschool. De komende tijd ga ik gewoon door met het dieet, want het is met lekker en gevarieerd eten immers buitengewoon goed vol te houden.'

HANS VAN DE LOO
verloor 15 kg. in 8 weken

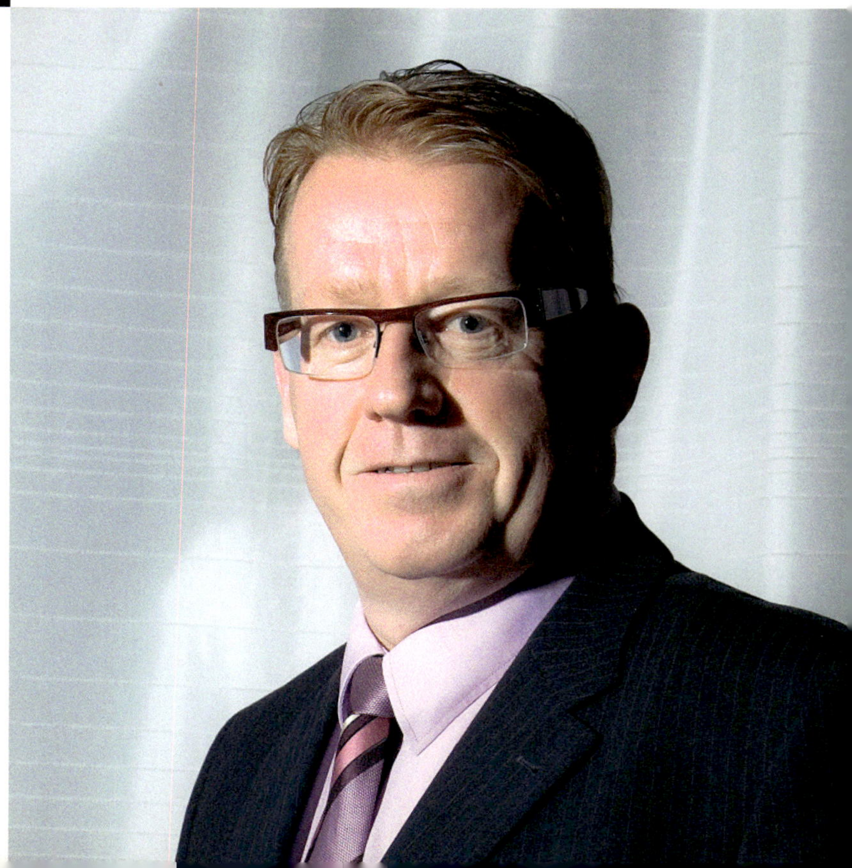

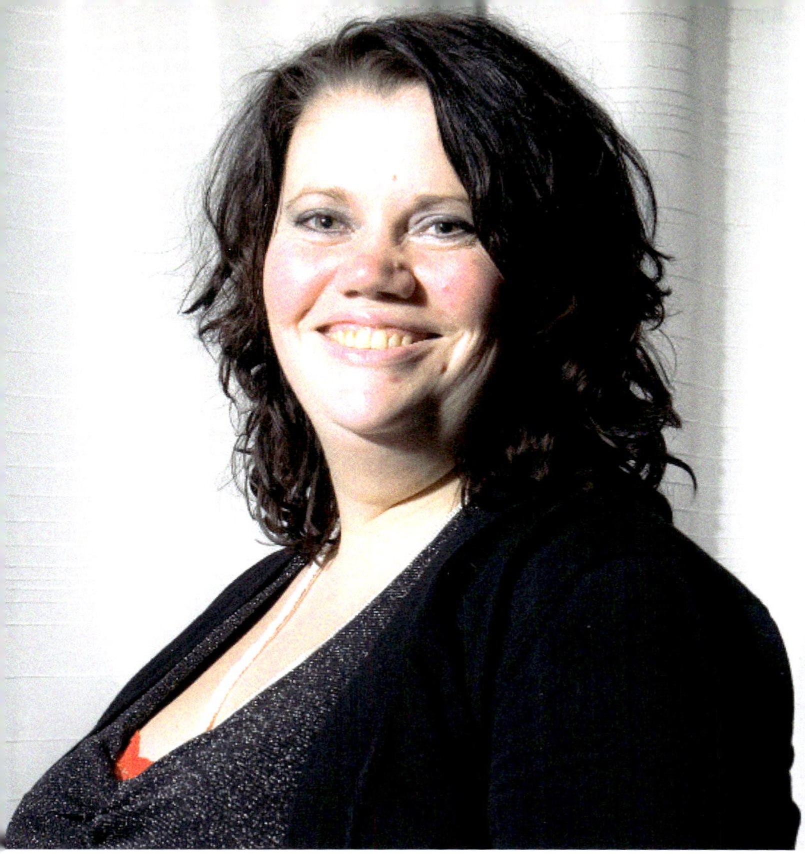

'Mijn knopje moest om, dat was ik verplicht aan mijn gezin. Bovendien deed ik het voor mezelf, want over m'n uiterlijk was ik niet tevreden. Ik voel me er nu prettiger bij en sta zekerder in m'n schoenen, doordat ik meer zelfvertrouwen heb gekregen. Het Dr. Frank-dieet heeft me daarbij ontzettend geholpen.'

SANDRA DE BRUIN
verloor 10,7 kg. in 8 weken

'Het resultaat verwondert me. Het dieet is met lekkere gerechten gewoon gemakkelijk vol te houden en je valt er ook nog eens van af. M'n vrouw heeft telkens heerlijke maaltijden bereid, bijvoorbeeld een salade met verse spinazie, uien, knoflook, tomaat, olijfolie en biefstuk. 's Avonds had ik helemaal geen last van een hongergevoel, terwijl dat vroeger wel zo was.'

MATH BROODS
verloor 11,7 kg. in 8 weken

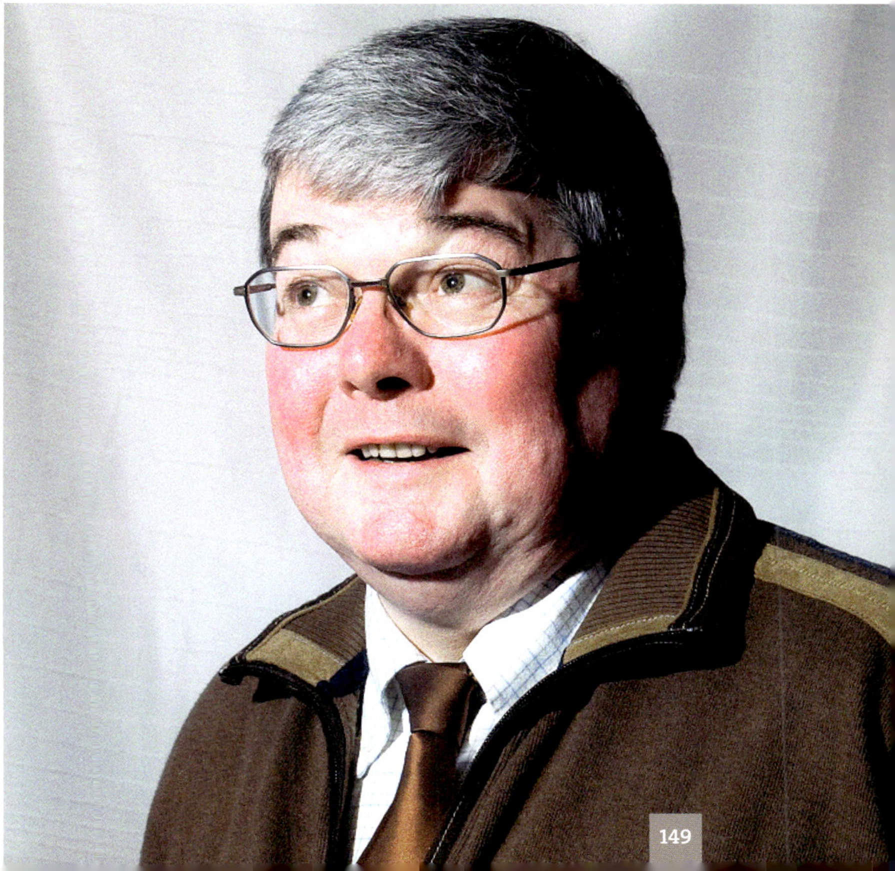

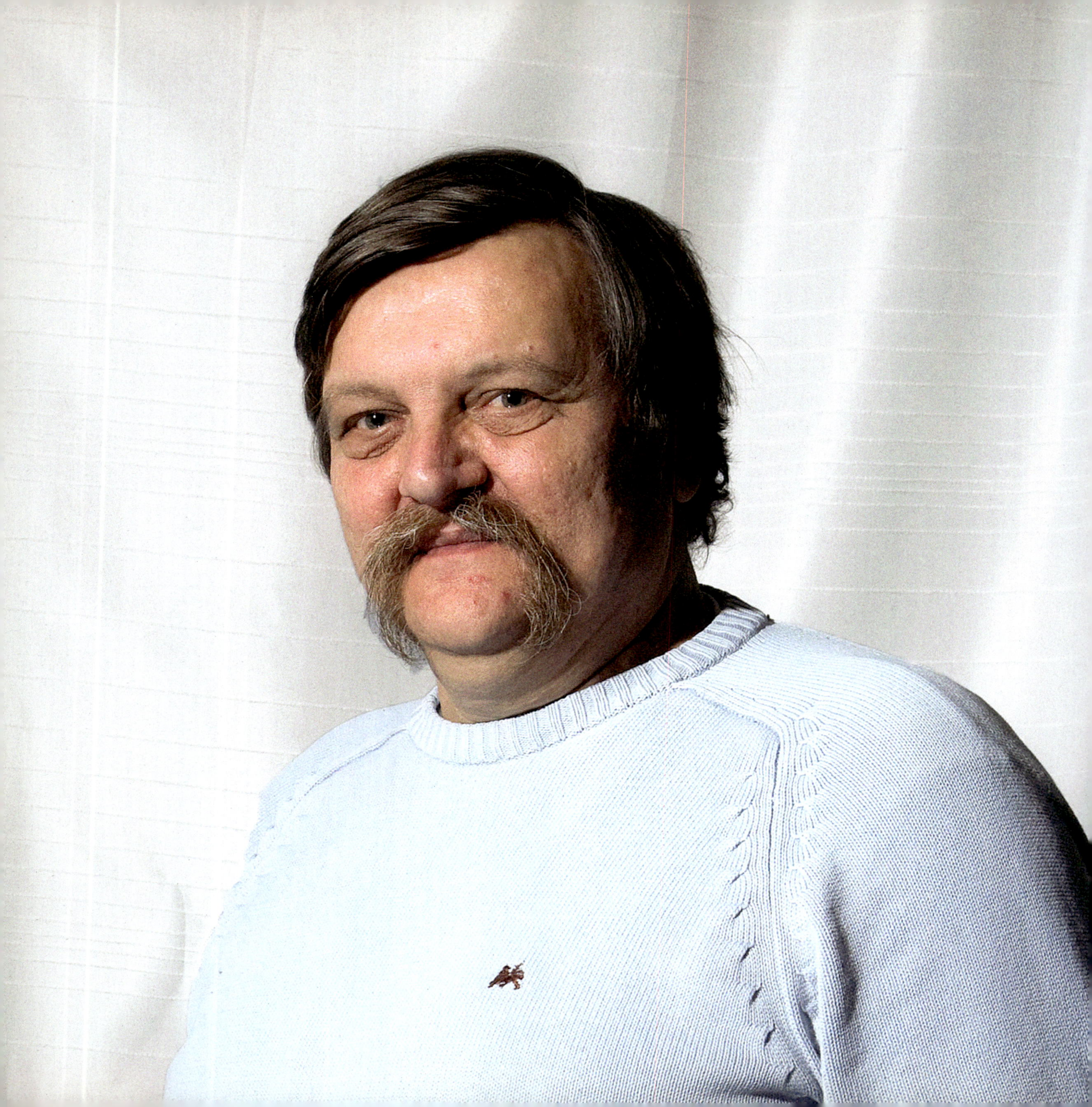

'Als ik voorheen honderdvijftig meter moest lopen, was ik doodop en moest ik rusten. Maar van de week had ik nergens last van toen ik van 13.00 tot 17.00 uur heb gewandeld. En je merkt het ook aan de buik, die niet meer in de weg zit als ik m'n schoenen aantrek. Ik ben erg blij dat ik met de insuline kon stoppen, dat had ik nooit verwacht. Ik voel me kortom een stuk prettiger dankzij het goede dieet van Dr. Frank.'

HENK JANSEN
verloor 10,2 kg. in 8 weken

Peterselie is een veelzijdig kruid dat veel gerechten smaak geeft, denk bijvoorbeeld aan soepen, vis en groenten.

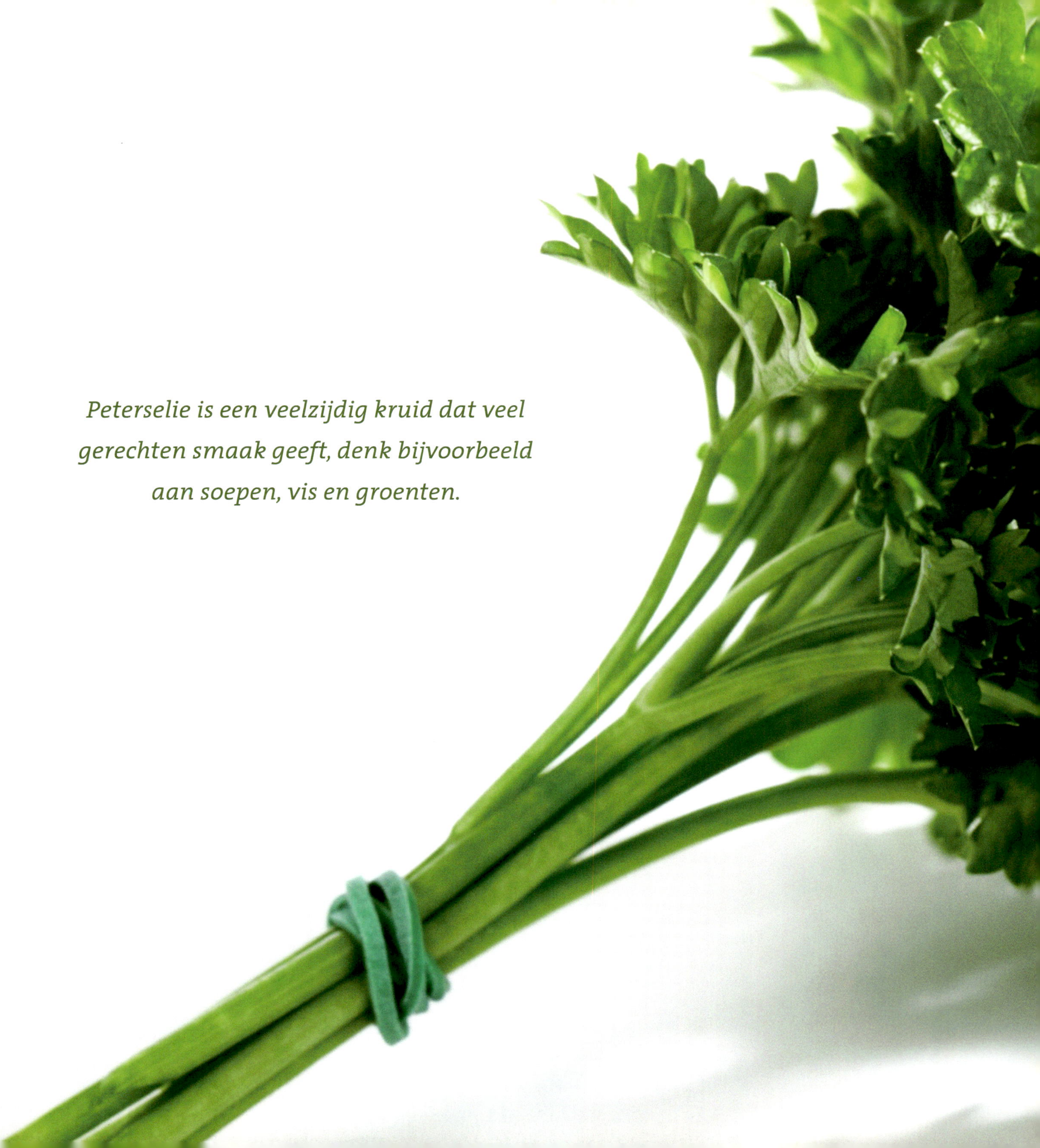

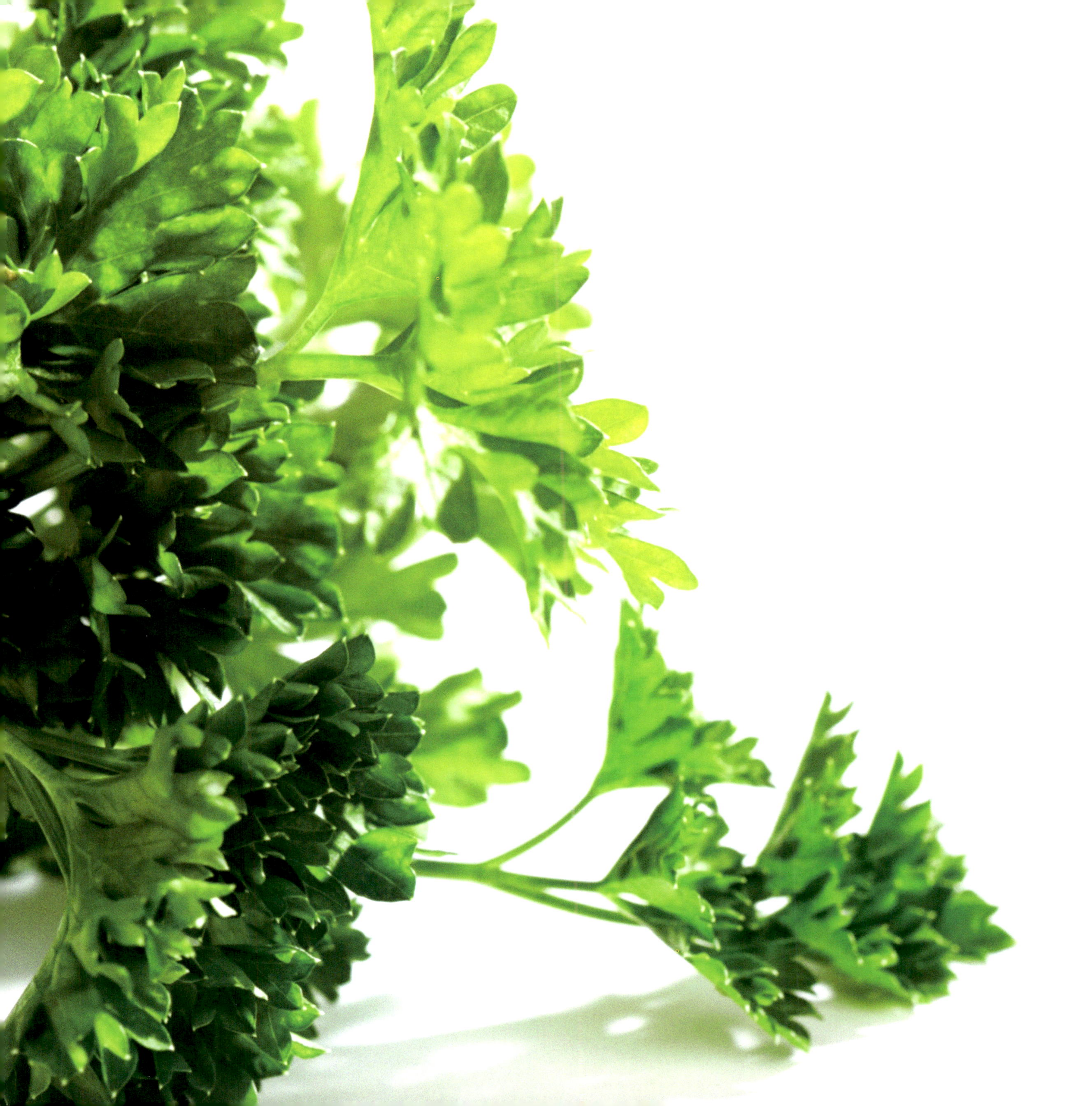

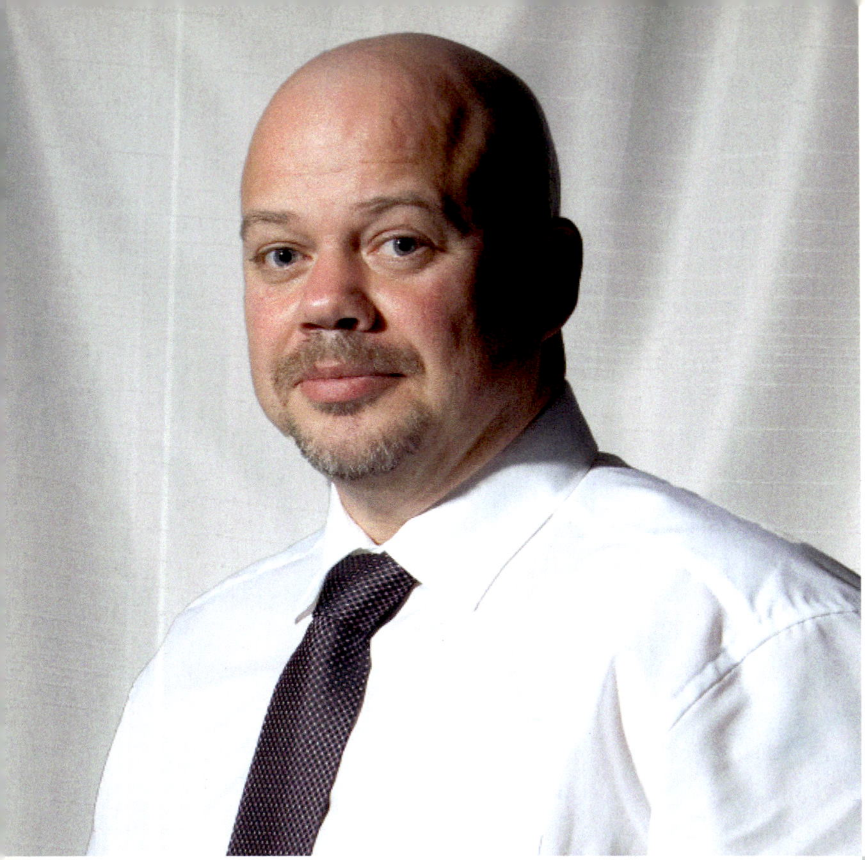

'Succesvol is het beste woord dat bij het Dr. Frank-dieet past, ook al ben ik niet zoveel afgevallen als andere deelnemers. Ik ben immers wat grover gebouwd. Toch is het resultaat goed zichtbaar, zo blijkt uit reacties van bekenden. "Je krijgt een mager bekje," wordt er wel eens gekscherend gezegd. Daar moet ik ze wel gelijk in geven, want het is lang geleden dat ik zo mager was.'

RICHARD DE BODE
verloor 10,2 kg. in 8 weken

'Het dieet heeft een spectaculair resultaat opgeleverd: ik ben van al mijn gezondheidsklachten af. Iedereen mag weten dat ik er versteld van sta hoe snel zoiets kan gaan. Ik ben flink afgevallen en leef nu bewuster als het gaat om eten. Daarnaast heb ik op sportief terrein een mooie winst geboekt. We wonen in een heuvelachtige omgeving en toen ik voorheen een stukje ging lopen, had ik de tong al snel op de schoenen liggen. Maar nu kan ik veel meer aan.'

MICHEL AKKERS
verloor 14,6 kg. in 8 weken

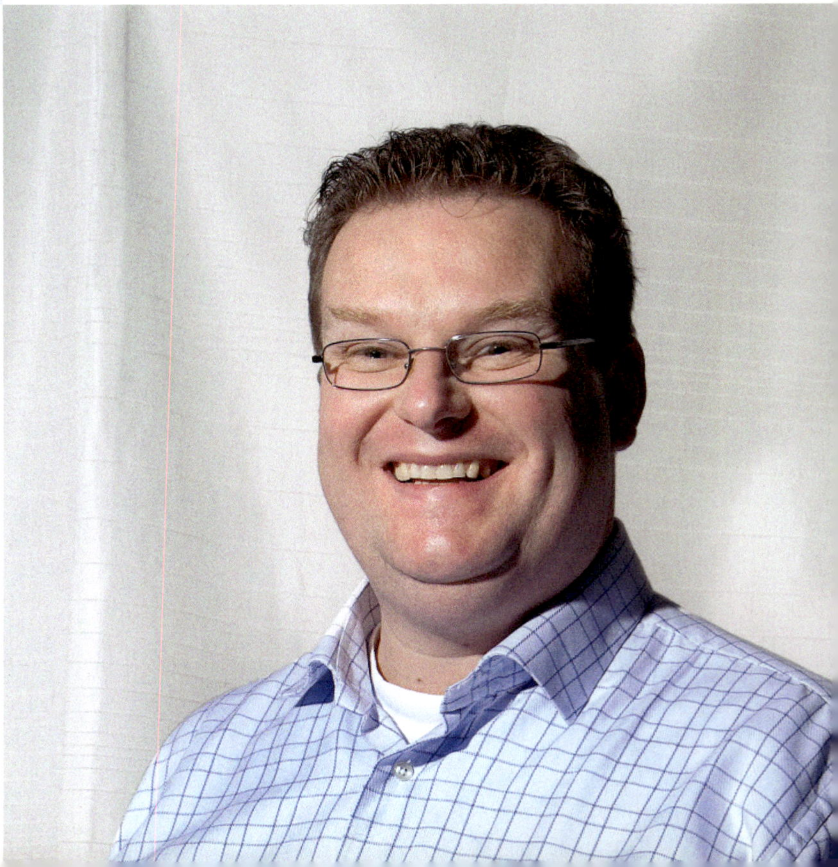

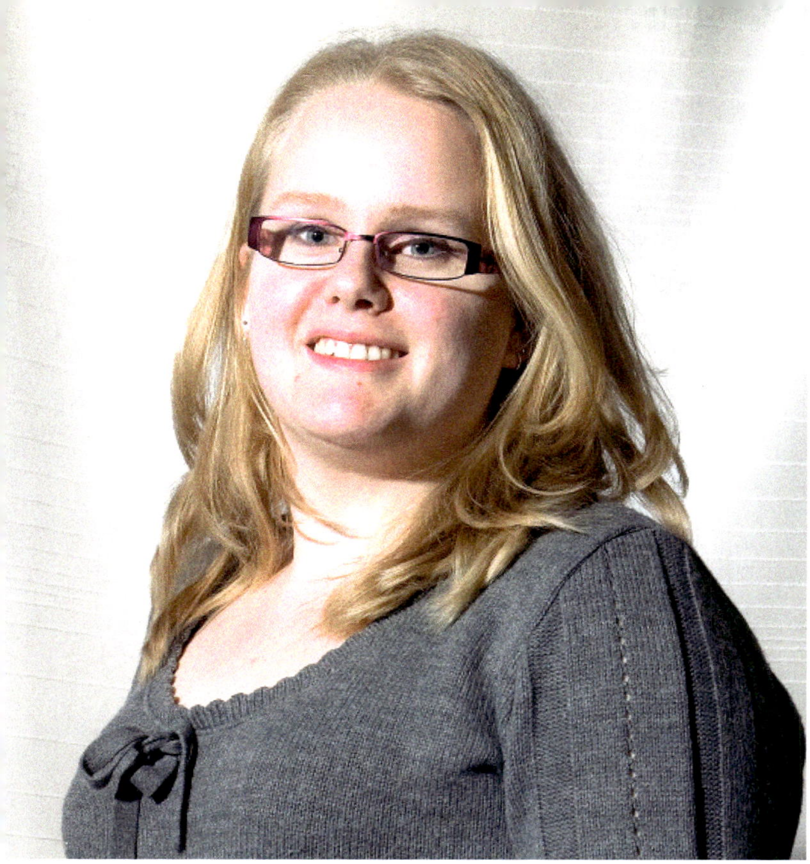

'Mijn zelfrespect is enorm gegroeid. Ik durf weer naar mezelf in de spiegel te kijken nu ik zo ontzettend veel kilo's ben afgevallen. Dat heeft ook gevolgen voor de buitenwereld: ik ben assertiever geworden en durf mijn mening te laten gelden. Het dieet kan ik aan iedereen aanbevelen, want het werkt echt zoals je ziet. Mijn tip is om anderen van tevoren kenbaar te maken dat je dieet, zodat zij er rekening mee kunnen houden. Dat heeft bij mij goed gewerkt.'

WENDY HAVERKAMP
verloor 15,9 kg. in 8 weken

'Hoogtepunt van het dieet is dat ik binnen drie dagen van de insuline af was. Ik gebruik nu geen enkel middel meer om m'n suiker op peil te houden. Dat was mijn grote drijfveer om mee te doen. Bovendien ben ik veel kilo's afgevallen en ga ik verder. Volgens Dr. Frank is 80 kilo een reëel gewicht, maar ik ben tot op het bot gemotiveerd om binnen een jaar 65 te wegen.'

ELLEN VAN DE VEN
verloor 10,1 kg. in 8 weken

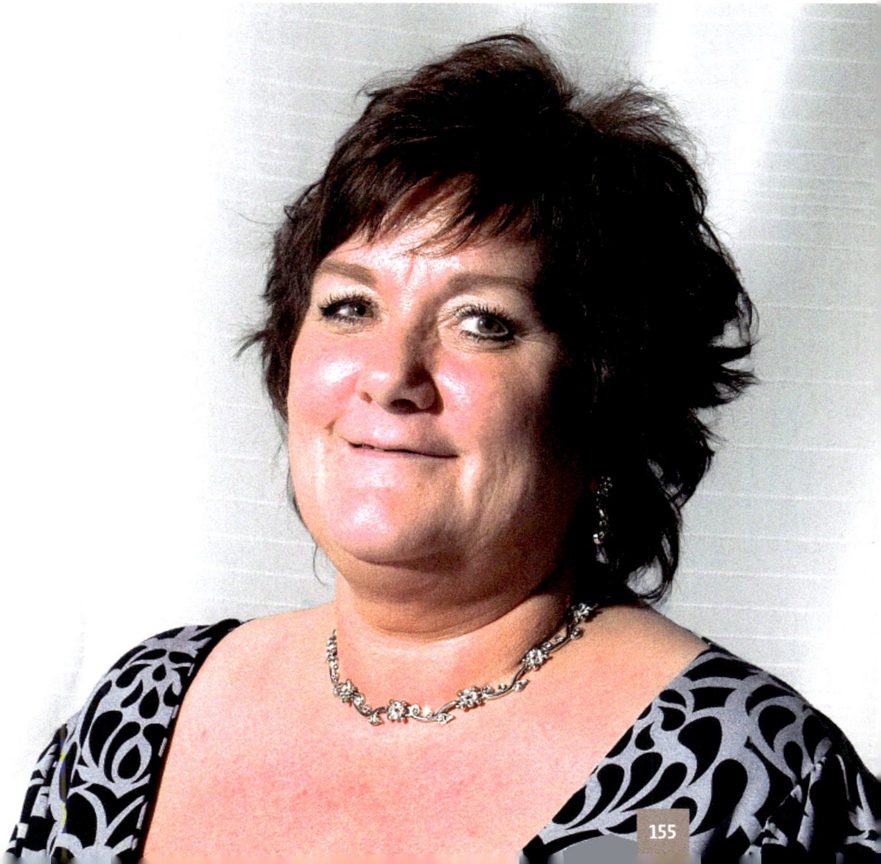

'Het geboekte resultaat is in één woord super. Ik heb er goed aan gedaan om met het Dr. Frank-dieet aan de slag te gaan, want ik voel me nu tien keer beter en bovenal ben ik van de insuline af. Ik heb het gevoel dat m'n lichaam weer beheersbaar is geworden. Voorheen was het de hele week feest met bezoekjes aan de snackbar en het restaurant, maar nu kan ik de verleiding weerstaan.'

BERT PATER
verloor 14,9 kg. in 8 weken

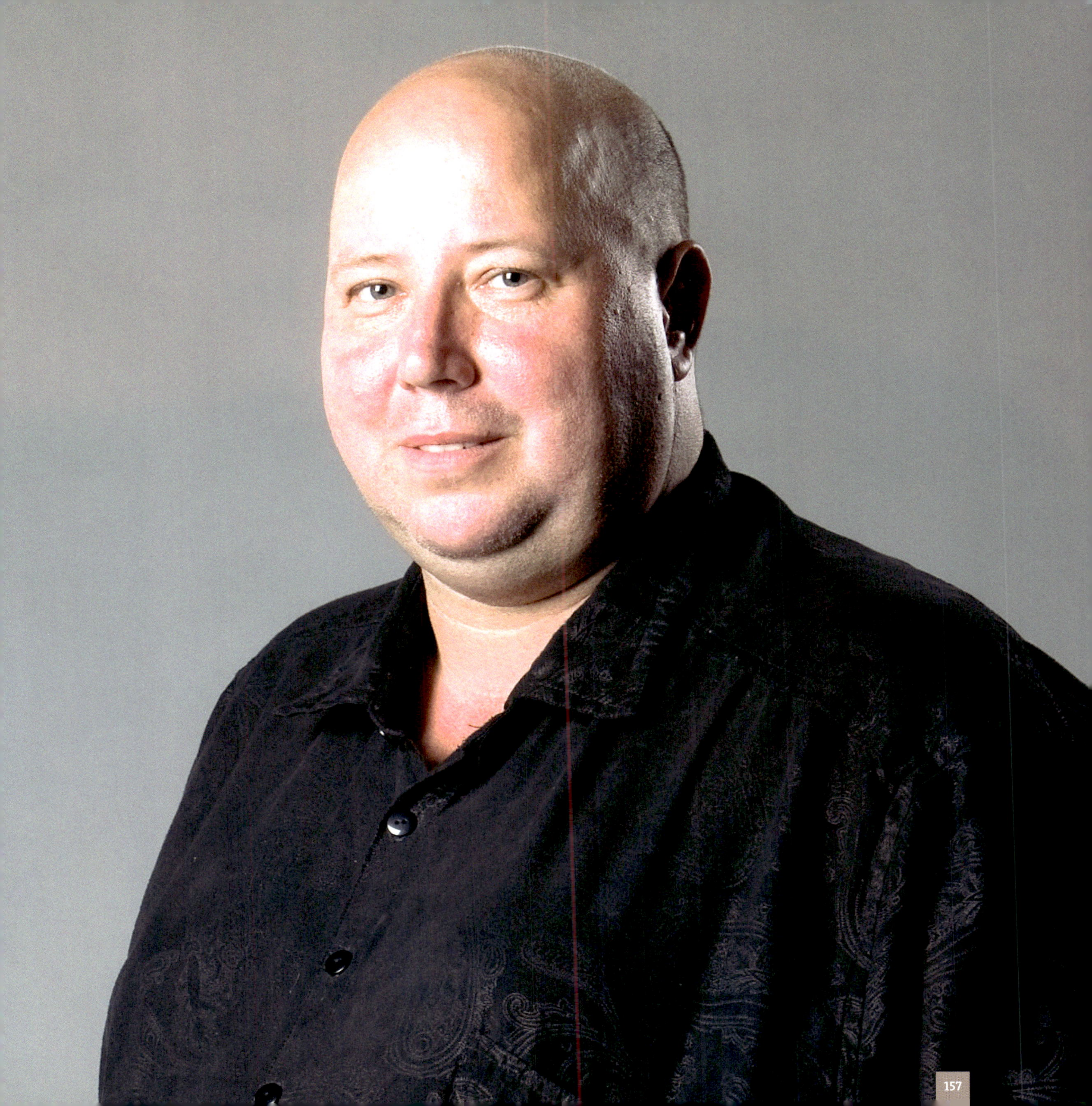

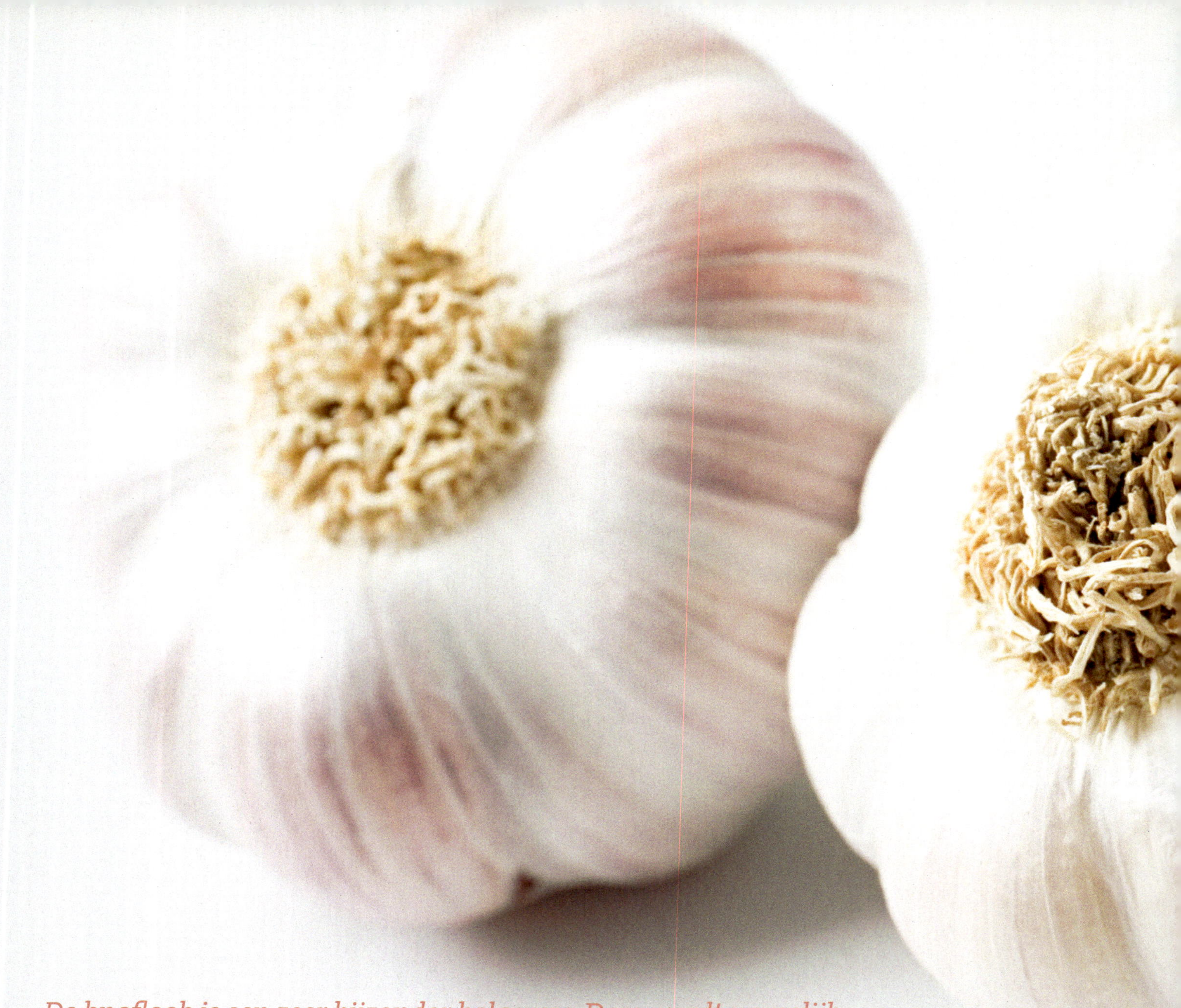

De knoflook is een zeer bijzonder bolgewas. Deze wordt namelijk vermeld in de Talmoed, de Bijbel en de Koran. Er wordt nogal veel geneeskrachtige werking aan toegeschreven. Wij gebruiken het voornamelijk als smaakmaker. Maar wel een leuk weetje.

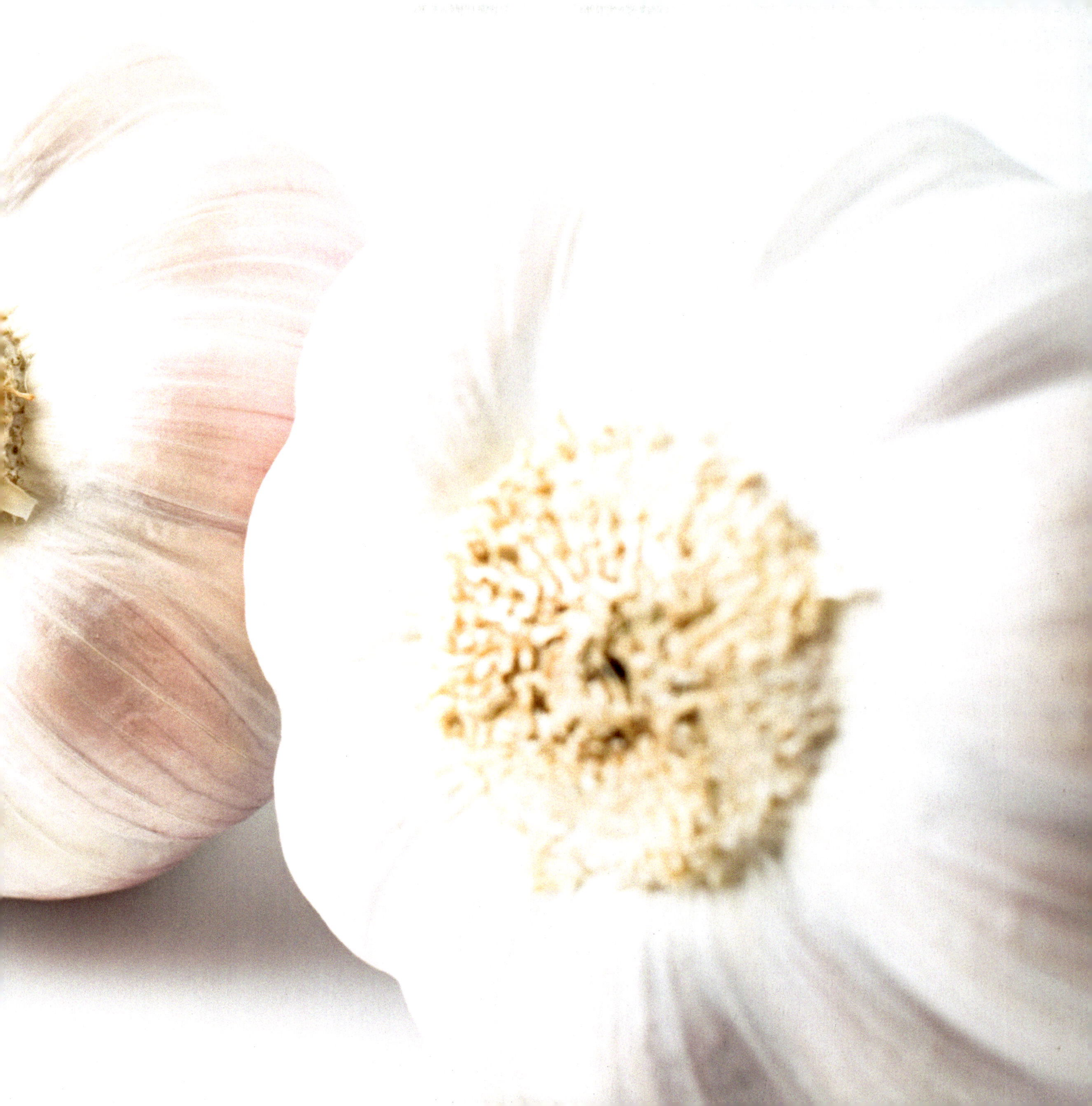

Tip: Via www.voedingscentrum.nl kun je de *Eettabel* bestellen. In dit boekje zijn de koolhydraten van 1600 producten terug te vinden. Ook de vetten, vezels en kilocalorieën staan erbij.
Je kunt ook telefonisch bestellen.

Eetmeter: Je kunt je gratis aanmelden bij de Eetmeter van het Voedingscentrum en daar via internet je dagelijkse maaltijden invullen. De Eetmeter rekent diverse waarden voor je uit, ook de koolhydraten. Zo kun je je eigen maaltijden uitstippelen en controleren of je niet te veel koolhydraten eet.
Het Voedingscentrum koppelt adviezen aan dit programma. Die zijn echter niet afgestemd op het dieetplan van dit kookboek. Het zijn adviezen, gebaseerd op de algemene normen.
Dat kan voor jou verwarrend werken, omdat deze adviezen niet zijn afgestemd op het Dr. Frank-dieet.

Kookworkshop: Zoek of er bij jou in de regio een mogelijkheid is om een kookworkshop te volgen waar je leert om diverse koolhydraatarme gerechten te maken en inspiratie op te doen voor de dagelijkse keuken.

Extra vezels: Via toevoegingen aan de maaltijd: lijnzaadolie, Fibrex®, tarwezemelen, tarwekiemen, haverzemelen.

Tip voor een soepele darmwerking: Week een eetlepel lijnzaad gedurende een nacht in een vol glas water. Zeef de volgende morgen de geweekte zaadjes eruit, gooi die weg. Drink het weekwater op vóór het ontbijt. Dagelijks herhalen.

Drink meer epi gallo catechin gallaat-3!

Als je 2-3 koppen groene thee per dag drinkt (want daar hebben we het hier over) dan verbrand je 180 kcal per dag extra! En het is nog lekker ook.

Verder zijn er diverse vezelproducten te koop in poedervorm, capsules of pillen. Ze worden prebiotica genoemd. Enkele voorbeelden: Inuline, Psylliumvezels, Fructo-oligosaccariden of combinaties daarvan.

Referenties

Pennington A.W. *'Treatment of obesity with calorically unrestricted diets'. The Journal of clinical nutrition* 1953;1:343-348.

Pennington schreef een lovend artikel over de zogenaamde 'calorically unrestricted diets' diëten waarbij je onbeperkt mag eten. Zoals het Banting Dieet. Ook adviseert Pennington voorzichtig te zijn met zout, regelmatig te leven en eten, en iedere dag een halfuur te wandelen.

Soenen S. *Thesis: Efficacy of macronutrients on targeting obesity and beyond*. ISBN: 978 90 5278 907 1.

In dit proefschrift worden de eerste resultaten besproken van de Lower study. Dat is het onderzoek dat ik in Hengelo samen met de universiteiten van Groningen en Maastricht verrichtte naar het effect van eiwitrijke koolhydraatarme voeding. De gebruikers van dit dieet (het Dr. Frank-dieet) deden het beter dan de deelnemers van de andere onderzochte diëten.

Bos M.B., Wolffenbuttel B.H.R., de Vries J.H.M., Feskens E.J.M., Verhagen H., Hillege J.L. 'De prevalentie van het metabool syndroom in Nederland: verhoogd risico op hart- en vaatziekten en diabetes mellitus type 2 bij een kwart van de personen jonger dan 60 jaar' NTVG 2007;151:2382-8.

Dit artikel beschrijft het metabool syndroom en heeft onderzocht dat het metabool syndroom voorkomt bij circa 1 miljoen Nederlandse volwassenen jonger dan 60 jaar. Het metabool syndroom wordt als voorloper gezien van diabetes type 2 mellitus.

Richtlijn Diagnostiek en behandeling van obesitas bij volwassenen en kinderen ISBN 978 90 8523 184 4.

Dit is een richtlijn waar alle behandelaren in Nederland zich aan houden.

Sun Q., Townsend M.K., Okereke O.I., Franco O.H., Hu F.B., Grodstein F. 'Adiposity and weight change in mid-life in relation to healthy survival after age 70 in women: prospective cohort study' *BMJ* 2009;339:b3796.

Dit grootschalige wetenschappelijk onderzoek heeft aangetoond, dat een gewichtstoename van 10 kg. tijdens je leven de kans op een ziektevrije oude dag met 50% doet afnemen; kom je 20 kg aan; dan daalt die kans zelfs met 80%. Slechts 10% van de Amerikaanse deelnemers aan dit onderzoek was ziektevrij op hun 70ste levensjaar. Waarschijnlijk is de situatie in Nederland niet veel beter.

Knowler et al. Diabetes Prevention Program Research Group. 'Reduction in the incidence of type 2 diabetes with lifestyle intervention or metformin'. *N Engl J Med.* 2002;346:393-403.

Een belangrijk onderzoek over het belang van leefstijlaanpassingen en het voorkomen van diabetes mellitus type 2: slechts 7% gewichtsverlies leidde bij deze groep deelnemers tot 58% minder kans op suikerziekte.

Redmon J.B., Raatz S.L., Reck K.P., et al. 'One-year outcome of a combination of weight loss therapies for subjects with type 2 diabetes'. *Diabetes Care.* 2003;26:2505-2511.

Het bovenstaande onderzoek leert ons hoe belangrijk gewichtsverlies is voor een goede regulatie van de bloedsuikers bij patiënten met diabetes, 10 kg gewichtsverlies leidt tot bijna 1% daling van het HbA1c (dat is een maat voor de glucoseregulatie van de diabetes).

Banting W. *Letter On Corpulence*. 1864:3e druk.

Bestseller uit 1864 over een eiwitrijk, koolhydraatarm dieet waarbij ad libitum (onbeperkt) mocht worden gegeten.

Jazet I.M. *Insuline Resistance in Obese Patients with Type 2 Diabetes Mellitus. Thesis 2006* ISBN 90 8559 161 9.

Dr. Jazet heeft prachtig onderzoek verricht met een laag calorieëndieet en diabetes type 2. Zij toonde aan dat met een streng dieet het metabool syndroom en de diabetes konden worden behandeld. Veel van haar patiënten met diabetes mellitus type 2 moesten de insuline staken. Moeilijke materie, alleen voor professionals geschikt.

Manders R., van Loon L. 'Eiwit supplementatie als voedingsinterventie ter verbetering van de glycemische controle in type 2 diabetes mellitus'. *Ned T voor Diabetologie* 2009;2:49-56.
Een goed leesbare Nederlandse samenvatting van de gunstige effecten van eiwitten op onder andere de insulineproductie en de bloedsuikers.

Gannon M., Nuttall F.Q. Effect of a High-Protein, Low-Carbohydrate Diet on Blood Glucose Control in People With Type 2 Diabetes. Diabetes 2004; 53:2375–2382.
Deze studie beschrijft de kortdurende effecten van een vergelijkbaar dieet als het Dr. Frank-dieet op bloedsuikers.

Davis J.A., Tomuta N., Schechter C., Isasi C., Segal-Isaacson C.J., Stein D., Comparative Study of the Effects of a 1-Year Dietary Intervention of a Low-Carbohydrate Diet versus a Low-Fat Diet on Weight and Glycemic Control in Type 2 Diabetes. Diabetes Care 2009;32/7 (1147-52).
Dit onderzoek heeft geen resultaat opgeleverd aangaande de effecten van het laag koolhydraat-dieet op verbetering van de glycemische controle. Dus niet alle onderzoekingen kunnen de gunstige effecten van deze diëten bevestigen. Ook dat is wetenschap.

Nordmann A.J., Nordmann A., Briel M., Keller U., Yancy W., Brehm B.J., Bucher H.C. Effects of Low-Carbohydrate vs Low-Fat Diets on Weight Loss and Cardiovascular Risk Factors A Meta-analysis of Randomized Controlled Trials Arch Intern Med. 2006;166:285-293.
De auteurs beschrijven de resultaten van 5 onderzoeken waaruit blijkt dat een laag koolhydraat dieet zonder calorie-beperking minstens zo effectief is in het bereiken van gewichtsverlies als een laag vet dieet met caloriebeperking. Het voordeel is dus dat je met laag koolhydraat diëten onbeperkt mag eten!

Boden G., Sargrad K., Homko C., Mozzoli M., Stein P. Effect of a Low-Carbohydrate Diet on Appetite, Blood Glucose Levels, and Insulin Resistance in Obese Patients with Type 2 Diabetes. Ann Intern Med. 2005;142:403-411.
Dit onderzoek geeft informatie over mijn dieet bij patiënten met diabetes en gaat dieper in op de onderliggende mechanismen.

Foster G.D., Wyatt H.R., Hill J.O., et al. A randomized trial of a low-carbohydrate diet for obesity. N Engl J Med. 2003;348:2082-2090.
Belangrijk onderzoek in een vooraanstaand tijdschrift, een van de eerste goede studies over koolhydraatbeperking (Atkins) en gewichtsverlies.

Stern L., Iqbal N., Seshadri P., Chicano K., Daily D., McGrory J., Williams M., Gracely E.,Samaha F. The Effects of Low-Carbohydrate versus Conventional Weight Loss Diets in Severely Obese Adults: One-Year Follow-up of a Randomized Trial. Ann Intern Med. 2004;140:778-785.
Wederom een belangrijk onderzoek in een goed tijdschrift, een van de eerste studies (waarin deelnemers een jaar zijn vervolgd) over koolhydraatbeperking in vergelijking met een standaard dieet en gewichtsverlies.

Brinkworth G.D., Noakes M., Keogh J.B., Luscombe N.D., Witter G.A., Clifton P.M. Long-term effects of a high-protein, low-carbohydrate diet on weight control and cardiovascular risk markers in obese hyperinsulinemic subjects International Journal of Obesity 2004;28:661–670.
Geleidelijk aan verschijnen er studies over het eiwiteffect op gewichtsverlies. Is eiwitverrijking belangrijker dan koolhydraatbeperking?

Flechtner-Mors M., Ditschuneit H.H., Johnson T.D., Suchard M.A., Adler G. Metabolic and weight loss effects of long-term dietary intervention in obese patients: four-year results. Obes Res 2000;8:399-402.
Ook de lange termijn effecten op gewichtsbehoud (langer dan een jaar) zijn belangrijk.

Ditschuneit H.H., Flechtner-Mors M., Johnson T.D., Adler G. Metabolic and weight-loss effects of a long-term dietary intervention in obese patients. Am J Clin Nutr. 1999;69:198-204.
Een onderzoek waarbij onder andere gebruik werd gemaakt van maaltijdvervangers.

Pascale R.W., Wing R.R., Butler B.A., Mullen M., Bononi P. Effects of a behavioral weight loss program stressing calorie restriction versus calorie plus fat restriction in obese individuals with NIDDM or a family history of diabetes. Diabetes Care 1995;18:1241-1248.
Nogmaals een wetenschappelijk onderzoek met aandacht voor gedragsveranderingen (leefstijlaanpassingen).

Gardner C.D. et al Comparison of the Atkins, Zone, Ornish, and LEARN Diets for Change in Weight and Related Risk Factors Among Overweight Premenopausal Women The A TO Z Weight Loss Study: A Randomized Trial JAMA. 2007;297:969-977.
Wetenschappelijk bewijs dat het Atkins-dieet betere effecten heeft dan de andere diëten op gewichtsverlies en gunstige effecten vertoond op de goede vetten in het bloed.

Westerterp K.R., Wilson S.A.J., Rolland V. Diet induced thermogenesis measured over 24h in a respiration chamber: effect of diet composition. Int J of Obesity 1999;23:287–292.
Onderzoek van eigen bodem, waarom werkt een lichte eiwitverrijking zo goed op het gewichtsbehoud?

Westerterp-Plantenga M.S., Lejeune M.P.G.M., Nijs I., van Ooijen M., Kovacs E.M.R. High protein intake sustains weight maintenance after body weight loss in humans. Int J of Obesity 2004;28:57–64.
Eiwitverrijking (beter gezegd een continuering van de eiwitinname) leidt tot minder gewichtstoename na afvallen.

Sacks F. et all Comparison of Weight-Loss Diets with Different Compositions of Fat, Protein, and Carbohydrates. N Engl J Med 2009;360:859-73.
Groot onderzoek naar matige eiwitverrijking op gewichtsverlies en behoud, geeft geen steun aan de overige eiwitonderzoekingen.

Veldhorst M.A.B. Thesis. Dietary proteins and energy balance. ISBN 978 90 5278 865 4.
Recent proefschrift uit Maastricht over de effecten van eiwitten op onze stofwisselingshuishouding, bevat goede Nederlandse samenvatting.

Krieger J.W., Sitren H.S., Daniels M.J., Langkamp-Henken B. Effects of variation in protein and carbohydrate intake on body mass and composition during energy restriction: a meta-regression. Am J Clin Nutr 2006;83:260 –74.
Dit is een zeer omvangrijke samenvatting van 67 verschillende studies naar koolhydraatbeperkingen en eiwitverrijking. Zo'n samenvatting noemt men een meta-analyse, dat wordt beschouwd als het hoogste wetenschappelijke bewijs. De conclusie is dat koolhydraatbeperking leidt tot meer verlies van vetmassa en eiwitverrijking tot meer behoud van spiermassa. Mede daardoor hebben deze diëten meerdere voordelen boven de andere diëten.

Barents E. Koolhydraten tellen. Over zin, weerzin en hoe... DiabetesSpecialist 2009;8:11-13.
Uitstekende Nederlandse handleiding hoe je als diabetesbehandelaar en als patiënt met diabetes de bloedsuikers beter kunt reguleren door de techniek van koolhydraattellen toe te passen, een must voor alle diabetesbehandeleren en diabetespatiënten.

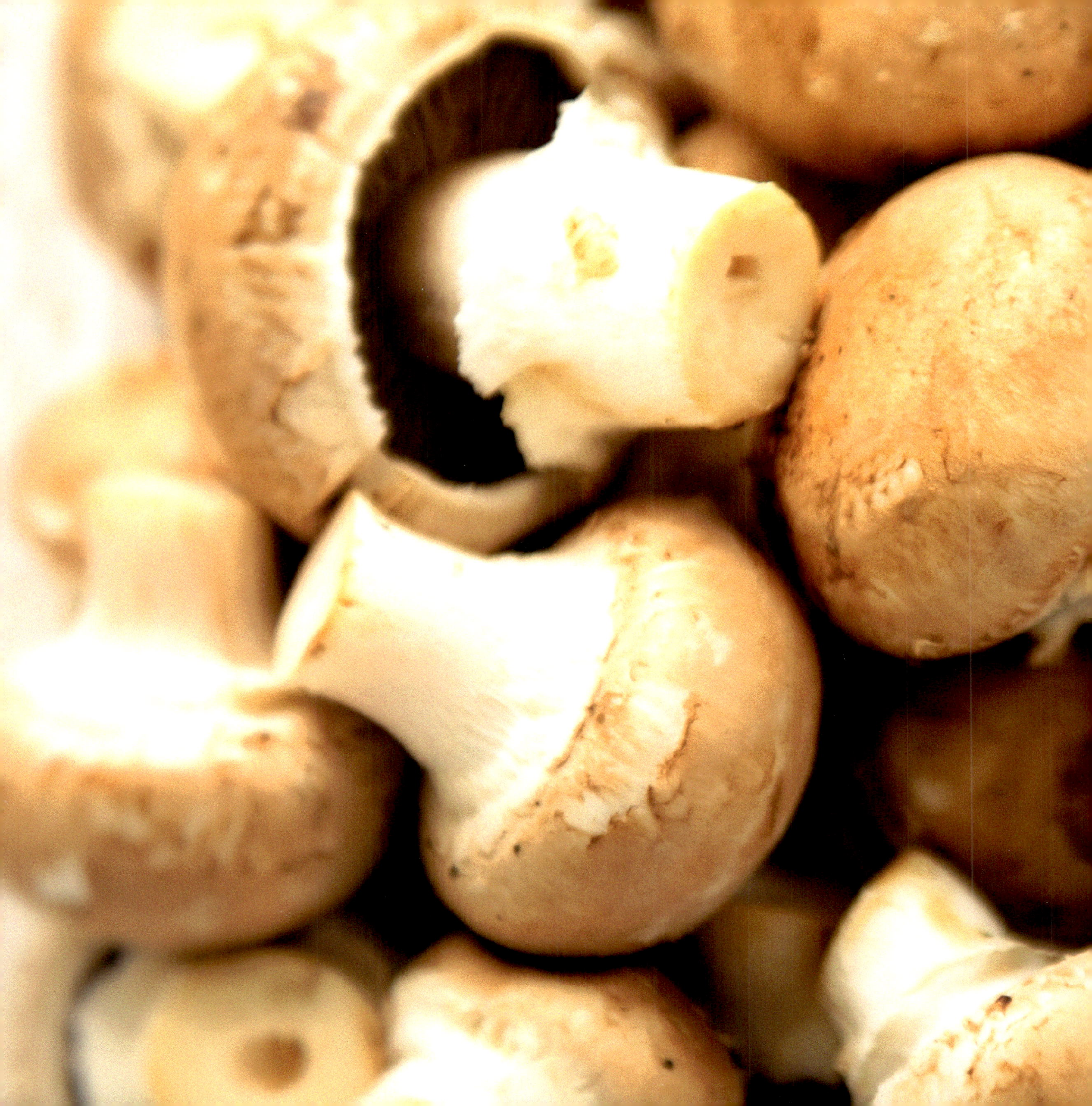

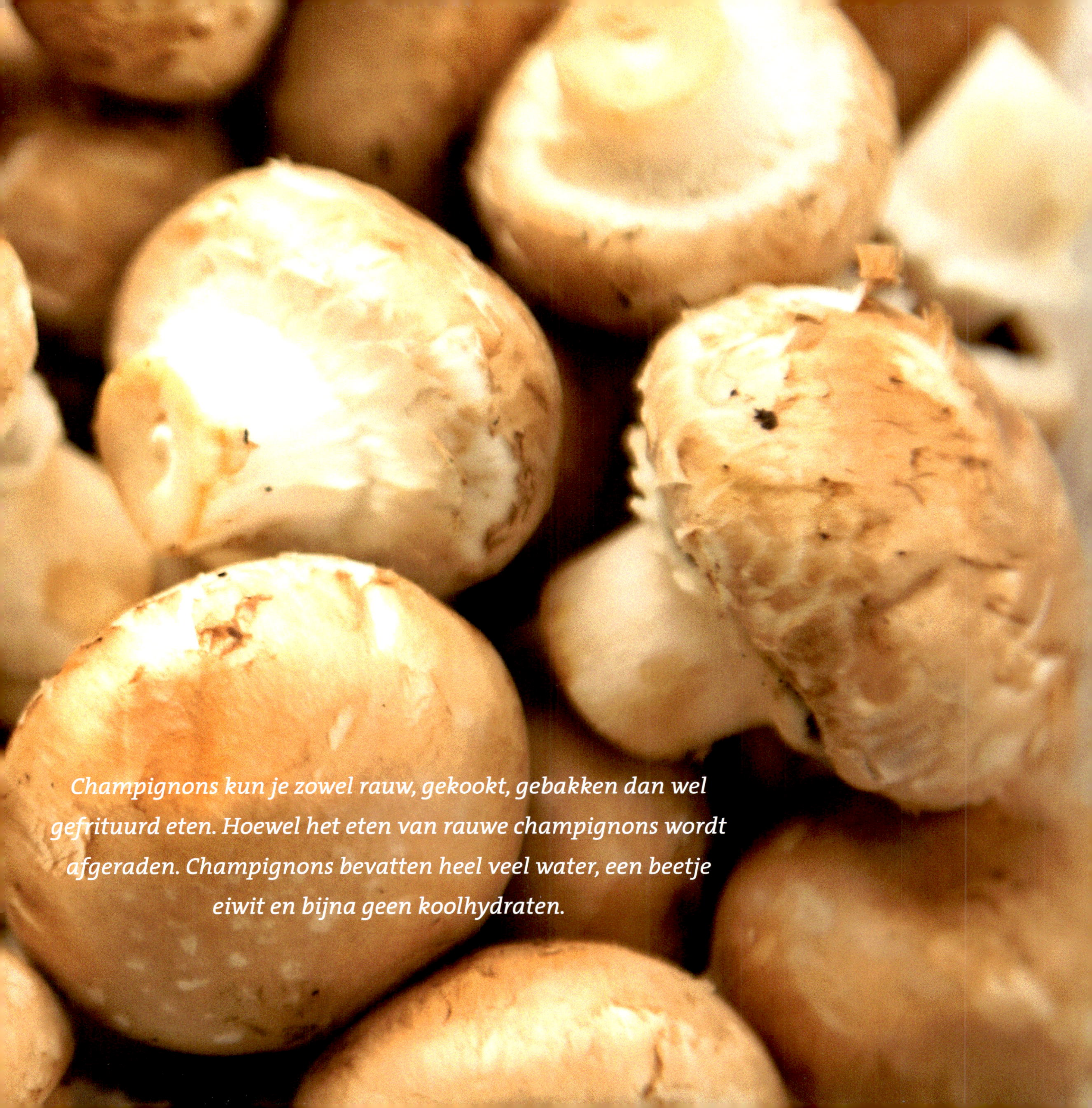

Champignons kun je zowel rauw, gekookt, gebakken dan wel gefrituurd eten. Hoewel het eten van rauwe champignons wordt afgeraden. Champignons bevatten heel veel water, een beetje eiwit en bijna geen koolhydraten.

De auteurs hebben met grote zorgvuldigheid dit boek samengesteld, niettemin zijn onjuistheden niet altijd te voorkomen. De berekeningen zijn gebaseerd op de Nederlandse Voedingsmiddelentabel 2006. Bij gebruik van een nieuwere tabel zullen er mogelijk verschillen ontstaan met de afgedrukte getallen. Deze verschillen treden met name op bij groenten en avocado. Dit komt door nieuwe analyses van deze voedingsmiddelen. Tevens kunnen er verschillen ontstaan in berekening door gebruik van andere hoeveelheden dan de auteurs hebben gebruikt bij hun analyse. Deze verschillen in voedingswaarde zijn echter niet dusdanig groot dat het invloed zal hebben op het gewichtsverlies.
De onverzadigde vetten (ovv) worden niet vermeld in de Nederlandse Voedingsmiddelentabel. Zij zijn berekend door de vetten te minderen met de verzadigde vetten.

Hoeveelheden

Ontbijt is voor 1 persoon
Lunch is voor 2 personen
Diner is voor 2 personen + een extra aanvulling voor de partner
Snelmenu's zijn altijd voor 1 persoon

Heeft uw partner overgewicht, dan is het mogelijk dat hij of zij ook dit dieet samen met u volgt en de suggesties voor aardappelen, rijst, pasta e.d. negeert.

Gebruik van zout

In de recepten wordt zout vermeld. Het is echter beter om geen zout toe te voegen.
De Nederlander krijgt voldoende zout binnen. Een te hoge inname van zout verhoogt de kans op een hoge bloeddruk. U hoeft niet bang te zijn voor een tekort aan zout, omdat er in diverse voedingsmiddelen al zout is verwerkt of het komt er van nature in voor.

Dankwoord

Hengelo, januari 2010

De vele uren die we gezamenlijk in het Dr. Frank-project hebben gestoken waren welbesteed. Op een efficiënte en daadkrachtige wijze werd in goede sfeer een enorme hoeveelheid werk verricht. Hierbij heb ik veel steun gehad van Annemieke Izeboud, Sylvia Scheepens en Willem-Jan Toebes. Ze hebben soms tot diep in de nacht en in de weekenden aan het manuscript meegewerkt.

Ook de overige hulp van de medewerkers van Previtas is onmisbaar gebleken voor de totstandkoming van dit boek.

De gerechten zijn samengesteld en ontwikkeld door Marion Menkens en Elly Poll. De snelmenu's zijn gemaakt door Annemieke Izeboud, diëtiste van Previtas.

Het boek stelt mij in de gelegenheid om de ervaringen die ik de afgelopen 28 jaar heb opgedaan op het gebied van de behandeling van overgewicht te delen met een groter publiek. Uiteraard is complexe materie zoals overgewicht moeilijk te comprimeren tot een eenvoudig dieet en vuistregels. Het inzetten van het Dr. Frank-dieet is slechts de eerste stap op de lange weg naar een gezonder leven. De volgende stap is het permanent veranderen van foutieve, ingesleten eetgewoonten en het bewust werken aan een gezonder beweegpatroon. Leefstijlaanpassingen zijn uiteindelijk onmisbaar om niet terug te vallen in de oude, dikmakende leefwijze.

De belangrijkste mensen wil ik als laatste bedanken: mijn patiënten. Zij hebben hun gezondheid aan mij toevertrouwd. Zonder dat ik het aanvankelijk zelf besefte, heb ik meer geleerd van mijn patiënten dan destijds in de collegebanken. Hun ervaringen met overgewicht (en de daaruit resulterende ziekten) hebben de basis gelegd voor mijn Dr. Frank-dieet.

Ik hoop dat dit boek inspirerend werkt voor degenen die willen werken aan een gezonder gewicht en het behoud daarvan.

Frank van Berkum.